受精卵診断と生命政策の合意形成

ドイツ連邦議会審議会答申

受精卵診断と生命政策の合意形成

現代医療の法と倫理（下）

松田 純 監訳

多田　茂・池田　喬
大河内泰樹・中野真紀 訳

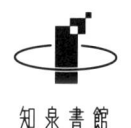

知泉書館

凡　例

(1)　本書はドイツ連邦議会のもとに設置された「現代医療の法と倫理」審議会（2000年3月-2002年9月）が2002年5月に連邦議会に答申した最終報告書
　　Deutscher Bundestag Referat Öffentlichkeit (Herausgeber), *Enquete-Kommission. Recht und Ethik der modernen Medizin. Schlussbericht*. Berlin 2002

の翻訳である。同審議会事務局（当時）から翻訳の許可を得ているが，翻訳の責任はすべて監訳者にあり，ドイツ連邦議会にも審議会にもない。下巻には原書のC1，D，E，Fを収めた。それぞれ第I，II，III，IV部に対応する。

(2)　書名について

Präimplantationsdiagnostik〔Prä（前）+implantation（着床）+diagnostik（診断）〕は文字通りは「着床前診断」であるが，わが国では「受精卵診断」という言葉が広く普及していることを考慮して，書名は「受精卵診断」とした。ただし，本文のなかではすべて「着床前診断」と訳した。D，E，Fは残された今後の課題と，現代医療の法的・倫理的問題への政策的対応のあり方について叙述されているため，「生命政策の合意形成」と総括し，書名の後半に採用した。

(3)　章節番号について

原書では章節番号の階層が最高7段階まであり，そのままでは分かりにくいため，独自の章節構造に改めた。ただし原答申の内容をいっさい変更していない。

(4)　注について

原注のうち単なる出典注は巻末に一括し，1），2）で表示した。内容を含む原注は脚注とし，i），ii）で表示した。訳注は脚注にして，＊，同一頁に複数あるときは＊1），＊2）で表示した。図表に関する注は，出典源以外は図表の下に配置した。

(5)　訳語について

・適応（Indikation）と適用（Anwendung）：「適応」はIndikationの訳語で，医療分野において，治療や検査など医療行為の正当性，妥当性を意味する。或る医療行為を適用する理由は「医学的適応事由（medizinische Indikation）」。着床前診断技術などを用い実施するなど，一般的に「用いる」を意味する場合は，「適用（Anwendung）」である。

- Krankenversicherung は，日本では「健康保険」とも呼ばれているが，「医療保険」で統一した。Krankenkasse は「疾病金庫」と訳されてきた。中世ギルドの互助制度とのつながりを髣髴とさせるメリットもあるが，古色蒼然としている。本書では「医療保険組合」という現代的な用語を採用した。
- Gesundheitswesen または Gesundheitssystem は広義には，公衆衛生や保健医療に関する制度や政策全般を意味する。狭くは医療保険に関する制度や政策を指す。前後の文脈からして，後者を指す場合が圧倒的に多い。前者を指す場合は「保健制度」等と訳した。

(6) その他

- 原書の強調は傍点・・・で表した。ゴチック部分はゴチックにした。
- 訳者による補足は〔 〕で表した。
- 原書における文献の発行年などの間違いは，分かる範囲で適宜修正した。

目 次

凡 例   v

第Ⅰ部
着床前診断

はじめに   3

第1章　体外受精と着床前診断   5
  Ⅰ　本審議会の審議事項の限定   5
  Ⅱ　生殖補助医療   6
    1　生殖補助医療の歴史的発展   6
    2　定　義   8
      2-1　生殖医療と不妊症   8
      2-2　生殖補助   9
  Ⅲ　体外受精という治療   11
    1　体外受精治療の手順   11
      1-1　ホルモンによって女性を刺激して複数の卵の成熟と排卵を誘発する   11
      1-2　卵子と精子の採取   13
      1-3　受　精   14
      1-4　胚培養   16
      1-5　胚移植   17
      1-6　妊娠確認検査   17
    2　冷凍保存   17
    3　卵提供に伴う諸問題   21

4　不妊症の医学的な原因とその診断，生殖医療による
　　　　　さまざまな治療可能性　　　　　　　　　　　　　　　26
　　　　4-1　女性生殖障害の医学的診断　　　　　　　　　　　26
　　　　4-2　男性生殖障害の医学的診断　　　　　　　　　　　27
　　　　4-3　女性が不妊症である場合の治療法　　　　　　　　28
　　　　4-4　男性が不妊症である場合の治療法　　　　　　　　28
　　　5　体外受精治療に伴う医療上のリスク　　　　　　　　　29
　　　　5-1　女性にとってのリスク　　　　　　　　　　　　　29
　　　　5-2　子供にとってのリスク　　　　　　　　　　　　　32
　　　6　体外受精およびその変形手法に対する適応事由の発展　33
　IV　臨床における生殖補助医療　　　　　　　　　　　　　　　35
　　　1　欧米における生殖補助医療の概観　　　　　　　　　　35
　　　　1-1　ヨーロッパ　　　　　　　　　　　　　　　　　　35
　　　　1-2　アメリカ合衆国　　　　　　　　　　　　　　　　38
　　　2　ドイツにおける生殖補助医療　　　　　　　　　　　　40
　　　　2-1　制度上の発展　　　　　　　　　　　　　　　　　40
　　　　2-2　生殖補助技術へのアクセスと利用
　　　　　　　および費用負担に関する法的整備　　　　　　　44
　　　　2-3　生殖補助医療へのアクセスと法的医療保険による
　　　　　　　費用の弁済　　　　　　　　　　　　　　　　　53
　　　　2-4　ドイツにおける生殖補助医療の登録制度と品質保証　60
　V　希望しても子どもができないという問題の射程と
　　　それの扱い　　　　　　　　　　　　　　　　　　　　　　66
　　　1　子ができない原因と，そのもろもろの原因　　　　　　69
　　　2　子がほしいという願いの実現，それともその克服？
　　　　　生殖補助医療と心理社会学的カウンセリングへの需要　72
　VI　結　論　　　　　　　　　　　　　　　　　　　　　　　　75
　　　1　生殖補助から「生殖遺伝学」への発展　　　　　　　　75
　　　　1-1　人間の生殖に対する生殖遺伝学の4つの介入レベル　75
　　　　1-2　生殖遺伝学の一部としての着床前診断　　　　　　77
　　　2　法律で定められた基準に従って生殖補助の記録を

	保持する必要性	78
3	「赤ちゃんを家に連れて帰れる割合」という成功基準	79
4	生殖技術的介入の医学的リスクの評価	80
5	望んでも子どもができない場合のカウンセリング	80

Ⅶ 提言と残された課題　81
  1　提　言　81
    1-1　生殖補助の法的規制（「生殖医療法」）　81
    1-2　研究の必要性　84
    1-3　市民との討論　86
  2　今後ともさらに審議と説明，場合によって
    行動が必要とされる残された問題　86

第2章　着床前診断の検討のために参照すべき出生前遺伝子診断に関する経験　91

Ⅰ　本審議会が提言する事項の限定　91
Ⅱ　定　義　92
  1　出生前遺伝子診断　93
  2　さまざまな診断技術　94
    2-1　侵襲のない技術（無侵襲的技術）　94
    2-2　侵襲的技術　95
Ⅲ　出生前遺伝子診断の発展　96
  1　費用補助と審理に関する仕組みの定着　98
    1-1　ドイツ学術振興会の重点プログラム
       「遺伝性障害の出生前診断」　98
    1-2　法定医療保険の給付対象表に出生前診断が採り入れられる　98
    1-3　刑法第218条以下の1976年改正　99
    1-4　各州による人類遺伝学的相談所の設置と拡充　100
  2　出生前診断の導入とそのさらなる発展に見られる
    考え方についての検討　101
  3　出生前診断への医学的適応の拡大　102
  4　出生前診断がすべての妊婦に対して遺伝的リスクを解明

　　　　　するための通常手続きにまで発展したさらなる要因　104
　　　4-1　医師の責任に関する1983年の連邦最高裁判決　104
　　　4-2　出生前診断に対する法定医療保険による費用補助　106
　　　4-3　ドイツ連邦医師会1987年堤言　111
　　　4-4　妊婦からの需要の増加──「心理学的適応」　111
　　　4-5　医師側からの提案の拡大，誘導された需要??超音波検査
　　　　　およびトリプルテストとその帰結　112
　　　4-6　ドイツ連邦医師会「病気およびその素因に関する
　　　　　出生前診断についての指針」1998年　116
　　5　損害としての子供　117
　Ⅳ　帰　結　124
　Ⅴ　提　言　126

第3章　着床前診断　129
　Ⅰ　状　況　129
　　1　方法の説明　129
　　　1-1　胚生検　130
　　　1-2　個々の細胞の分析　131
　　　1-3　適応〔症例〕　133
　　　1-4　着床前診断に対する代案　138
　　　1-5　着床前診断の適用状況　139
　　　1-6　全能性　143
　　2　国内外の法的規制　143
　Ⅱ　議論状況　148
　　1　倫理的議論　148
　　　1-1　胚保護と個人の諸権利　148
　　　1-2　社会に及ぼすさまざまな結果　155
　　2　法律的議論　162
　　　2-1　胚保護法に基づく法的状況　162
　　　2-2　胚保護法の規範と他の法的訴規制との間にある評価矛盾　164
　　　2-3　憲法上の議論　166

Ⅲ　規制と行動の必要性　170
　Ⅳ　法的規制におけるさまざまな選択肢と提言　171
　　1　法による，着床前診断の禁止　172
　　2　法による，着床前診断の許可　172
　Ⅴ　評価と提言　175
　　1　評　価　175
　　　1-1　カップルの利害関心と希望および諸権利　175
　　　1-2　胚が保護に値すること　176
　　　1-3　適応の制限　178
　　　1-4　医師への治療委任　178
　　　1-5　社会におよぼすもろもろの結果　179
　　2　提　言　179
　　　2-1　着床前診断を限定的に許可することに賛成する少数意見A　180
　　　2-2　着床前診断を拒否する，本議会の多数意見B　189

第Ⅱ部
議論と参加

第1章　民主主義に伴う要求　203

第2章　提　言　221

第Ⅲ部
残された課題

第1章　規則を必要とする諸分野　225
　Ⅰ　配分（Allokation）　225
　　1　問題の概観　225
　　2　人間像と健康理解　226
　　3　技術がもたらす結果の評価・

　　　　　技術評価〔技術アセスメント〕　　　　　　　　　227
　　4　医療保険制度の構造　　　　　　　　　　　　　　　　229
　　5　問題設定の要約　　　　　　　　　　　　　　　　　　231
II　同意能力のない人に対する研究　　　　　　　　　　　　　232
　　1　医学研究が許される前提要件　　　　　　　　　　　　232
　　2　情報提供の形式という問題群における未解決の諸問題　233
　　3　利益とリスクとの比較考量における未解決の問題　　　234
　　4　同意能力のない人に対する医学的な研究の許容　　　　234
　　　　4-1　概念規定　　　　　　　　　　　　　　　　　　234
　　　　4-2　同意能力のない人に対する試験的治療と臨床試験　235
　　　　4-3　同意能力のない人に対する，本人以外の役に立つ検査　237
　　　　4-4　欧州連合理事会「人権と生物医学に関する協約」
　　　　　　　1997年における規則　　　　　　　　　　　　237
　　5　薬事法　　　　　　　　　　　　　　　　　　　　　　240
　　6　結　論　　　　　　　　　　　　　　　　　　　　　　241
III　死の看取り，臨死介助
　　1　死の看取りに関わる諸問題　　　　　　　　　　　　　244
　　　　1-1　病院またはホームでの死の看取りの改善　　　　245
　　　　1-2　緩和医療の拡充　　　　　　　　　　　　　　　245
　　　　1-3　〔在宅〕通院介護の改善　　　　　　　　　　　245
　　　　1-4　サービス業務の協力の改善　　　　　　　　　　245
　　　　1-5　家族やボランティアによる援助の拡大　　　　　246
　　　　1-6　ホスピスのさらなる拡充　　　　　　　　　　　246
　　2　臨死介助（Sterbehilfe 安楽死）の諸問題　　　　　　 246
　　　　2-1　法的状況と倫理的判断　　　　　　　　　　　　246
　　　　2-2　連邦医師会の諸原則　　　　　　　　　　　　　248
　　　　2-3　患者による事前指定　　　　　　　　　　　　　250
　　　　2-4　欧州連合理事会報告書　　　　　　　　　　　　251
　　3　結論と提言　　　　　　　　　　　　　　　　　　　　252
IV　移植医療　　　　　　　　　　　　　　　　　　　　　　　253

第 2 章　全体を貫くテーマ　　　　　　　　　　　　255
　Ⅰ　医師－患者関係　　　　　　　　　　　　　　　255

第Ⅳ部
倫理的議論をさらに進めるための全般的な提言

　Ⅰ　審議の仕方と方法　　　　　　　　　　　　　　263
　　1-1　立法手続きおよび決定手続きに審議が伴走する　　263
　　1-2　意見の分かれるテーマにおける調整方法と記述方法　264
　Ⅱ　公衆との対話　　　　　　　　　　　　　　　　265
　Ⅲ　ドイツならびに外国における倫理をめぐる議論の構造　265

出典注　　　　　　　　　　　　　　　　　　　　　269
文献一覧　　　　　　　　　　　　　　　　　　　　277
解　説　　　　　　　　　　　　　　　　　　　　　301
監訳者あとがき　　　　　　　　　　　　　　　　　307
索　　引　　　　　　　　　　　　　　　　　　　　309
訳者紹介　　　　　　　　　　　　　　　　　　　　318

第Ⅰ部

着床前診断

はじめに

　本章では着床前診断（PID，英語では Preimplantation Genetic Diagnosis, PGD）を取り扱う。この診断方法を用いれば，母体外で作られた複数の胚から細胞を取り出し，それらに特定の遺伝形質（genetische Merkmale）や染色体異常（Chromosomenstörungen）がないか調べることができる。染色体異常が見られず，また遺伝形質が将来親になる人の希望と期待に応じたものである場合にのみ，胚は女性の子宮に移植される。合衆国ではすでに1990年から着床前診断が行われ，ヨーロッパでもすでに大半の国で行われているが，ドイツでは胚保護法があるためにこの診断法は禁止されている。ドイツでも着床前診断を認めるよう迫る学者とカップルが少数ながらいるということが，着床前診断がもつ問題性を本審議会が検討するきっかけになった。

　着床前診断はもっぱら体外受精と結びついて行われるので，体外受精技術も審議会の審議事項に入れなければならなかった。ただしその場合にも体外受精（In-vitro-Fertilisation, IVF）の分野全体を取り扱うつもりはなかったし，その必要もなかった。本審議会では体外受精のうち特に着床前診断に関連した部分に審議を限定した。こうした限定はとりわけ体外受精に関する提言部分〔第1章Ⅶ「1 提言」（p.81-89）〕に見られるが，この部分は着床前診断に関する提言部分〔第3章Ⅴ「2 提言」（p.179以下）〕に比べて，より踏み込んでいるわけでも，それ以上に広い範囲を含んでいるわけでもない。

　着床前診断（Präimplantationsdiagnostik）と出生前診断（pränataler

Diagnostik, PND）とは繰り返し比較される。そのためここでも出生前診断をも主題化する必要がある。その際，認識を促す関心は，とりわけ出生前診断の発展と適用の歴史にある。着床前診断を認可して適用することになった場合には，われわれは出生前診断のほぼ30年にわたる実践からどんな教訓を引き出すことができるだろうか。特にどのような誤った発展を避けなければならないだろうか。出生前診断というテーマは着床前診断という主要な章に対する補足にすぎないので，これに関して最後にまとめた提言〔第 2 章 V「提言」（p.126-128）〕も最小限の範囲に留めている。

　体外受精と出生前診断についての提言は審議会の合意のもとでまとめられた。着床前診断については合意に至らなかった。あい異なる見解がＡおよびＢという二つの立場で表されている〔p.179-199参照〕。

第 1 章

体外受精と着床前診断

I　本審議会の審議事項の限定

「現代医療の法と倫理」審議会の見解によれば，着床前診断について専門的に的確な議論をするためには，生殖補助医療に関わる複合的なテーマ群のうち以下のようないくつかの局面に光を当てることがどうしても必要になる。

　いろいろな「生殖補助技術」（ART, Assisted Reproductive Technology）を適用するに当たっては，自分たちの血を引く子供がほしいというカップルの願望が行動を導く。生殖補助技術についての議論はそれゆえ，子供のないこと，および子供がほしいという（満たされない）願望といった社会的に重要なテーマにも関わってくる。

　体外受精ならびに生殖補助技術による治療のさまざまな結果やそれに伴う負担やリスクを叙述し，それらに関する資料を整備し，治療の質を確保する措置を記述すること，こういったことが生殖補助技術を総括する作業に含まれる。

　広義の生殖医療（Reproduktionsmedizin）と狭義の生殖補助（assistierte Reproduktion）に関わる諸問題のうち，着床前診断と体外受精との関係を越える部分については，ここでは詳しく論じることができない。ただ手短に触れるだけである。そういった問題としては次のようなものが考えられる。

- 生殖技術に近寄ろうとすることがもつ諸問題
- 法規定のない,非配偶者による精子提供[i],あるいは胚保護法（ESchG）によって禁じられている卵子提供[ii],およびそれらと結びついている医療技術的,心理学的,倫理的,法的な諸問題
- 代理母[iii]
- セクシュアリティや生殖,妊娠についての見方の変容という根本的な問い,女性ないし子供の役割についての問い,医療技術によって補助された生殖という文脈のなかで家族のもつ意味についての問い
- 生殖医療の処置を受ける前後および途中での適切なカウンセリングについての構想

II　生殖補助医療

1　生殖補助医療の歴史的発展

1978年に初めて体外受精（IVF）による子供が誕生した。「技術上の父親」であるエドワーズとステプトーは,(人間の)生殖に介入するための,それまでに利用できるようになった知見を,1963年から自分たちの研究に用いるようになった[1]。

20世紀のなかで,人為的授精[*]を実際に成功させるために必要なさまざまな技術が開発されていった。体外受精と胚移植（ET, Embryotransfer）

---

　i)　（匿名で）提供された精子による受精,いわゆる「非配偶者間人工授精」〔AID〕はドイツでは特に法律で定められていないが,これまで約7万人の子の誕生に用いられてきた。Günther/Fritsche 2000, S. 249 参照。
　ii)　(冷凍保存されたいわゆる「余剰」)胚の提供は胚保護法のなかでは,卵子提供(胚保護法第1条第1項で〔禁止〕)とは区別され,明確に規制されてはいない。これについては本章III「3　卵子提供に伴う諸問題」〔p.21以下〕を参照。
　iii)　胚保護法第1条第1項第1,2,6,7号,第2項第2号。本章III「3　卵子提供に伴う諸問題」〔p.21以下〕参照。
　*)　künstliche Befruchtung は日本で言う人工授精と体外受精を包括するため,日本で言う人工授精との違いが分かるよう「人為的授精」と訳す。ただし,限定なしの künstliche Befruchtung でも,体外受精のみを念頭に置いている場合が多い。

表 1 体外受精の確立

出来事	実験対象	年	実験者
哺乳動物を用いた人工授精に初めて成功	イヌ	1780	スパランツァーニ[2]
哺乳動物を用いた体外受精の初めての実験	ウサギ、モルモット	1878	シェンク
（事前の体外受精なしに）初めて胚移植に成功	アンゴラウサギ	1890	ヒープ
卵子および胚を培養する技術の開発開始	ウサギ、ハツカネズミ	1930, 1949	ピンカス、ハモンド
複数の卵胞を同時に成熟させるホルモン刺激（過剰排卵）	〔空欄〕	1940	ピンカス
農業家畜での初めての胚移植	羊	1944	カシーダ
人間に対する体外受精（成功は未確認＊）	ヒト	1944	ロック、メンキン
精子成熟（受精能獲得）の観察	ヒト	1951	チャング
受精卵の凍結保存	ウサギ	1952	スミス
卵と胚の培養液を確定	マウス	1956	ウィッテン
（移植胚を臨月まで宿すことで）初めて明確に証明された体外受精	ウサギ	1959	チャング
RIA（放射免疫測定法）により LH〔黄体形成ホルモン〕およびエストラジオール〔卵巣ホルモンの一種〕を迅速に決定する方法を開発	ヒト	1962	ベルソン、ヤロー
人間になされたおそらく初めての体外受精	ヒト	1962	エドワーズ
人間の最初の体外受精児誕生	ヒト	1978	エドワーズ
ICSI（細胞質内精子注入法〔顕微授精〕）	ヒト	1992	パレルモほか[3]

出典） Ottmar 1995, S. 6（修正）

訳注＊） John Rock（1890-1984）と Miriam F. Menkin は1944年に初めて実験室でヒトの受精胚を作成したが、このときは子宮に移植されなかった。

が動物で成功し、胚培養のために特定の培養液が、ホルモン決定のための確かな検査と同様に利用できるようになった。ホルモンによって誘発される過剰排卵（多数の卵細胞の同時成熟）が1940年代からいろいろな哺乳動物で応用されるようになった。1968年には、ホルモン刺激によってできた6つ子の帝王切開例が報告されている。女性の体内における精子の成熟現象（受精能獲得）もすでに1951年から知られている[iv]。

1973年、デクレッツァーを中心とする研究グループが体外受精による妊

娠を初めて成功させたが，流産に終わった。エドワーズとステプトーは何度かの失敗の後「1977年11月10日，腹腔鏡によって卵母細胞を取り出して，培地において体外受精させ，普通に分割して8細胞になった胚を2日半後に子宮に移植して」妊娠させることに成功した[4]。こうして1978年7月25日，体外受精による初めての子，ルイーズ・ブラウンが誕生した。

2 定　　義

2-1　生殖医療と不妊症

生殖医療は人間の生殖に関わるあらゆる問題（発達，機能，機能障害，診断，治療）に取り組む。そこでは女性および男性の生殖器官の生成に関わる発生生物学的な問題だけでなく，特に性的に成熟した人間が関心の中心になる。このなかには女性および男性の生殖器官に対するホルモンの調整と働きについての研究と知見が含まれる。また例えば希望しているのに子供ができないといった機能障害がある場合，診断や治療に関わるさまざまな処置も含まれる。

　希望しても子供ができない場合の医学的な原因は両性にほとんど均等に求められる。原因のそれぞれ40％が男性と女性の不妊性障害にあると考えられ，残り20％が「イディオパティッシュ idiopathisch」，すなわち医学的には原因不明であると見なされる。

　医学の分野で不妊症（Sterilität）と言えば「生殖子の結合がないこと」[5]，つまり受胎能力がないこと[6]を意味する。世界保健機構（WHO）の定義では，「避妊手段をとることなく2年間定期的に性交があったにもかかわらず，妊娠が起こらない」場合に，そのように判断される[7]。最近

---

　　iv）精子は女性生殖路のなかで，まだ完全には知られていない「Kapazitation（受精能獲得）」と呼ばれる生化学的変化を通して，初めて受精の能力を獲得する。体外受精という条件下では，精子を遠心分離した上で，アルブミンを含む培地において培養することによって受精能が獲得される（いわゆる「精子洗浄（sperm washing）」，あるいは「精子準備（sperm preparation）」）。人為的授精の医療的処置に関して「医師・医療保険組合連邦委員会」が定めた給付条件第3番によれば，「男性精液の検査と，場合によっては受精能獲得措置を含む洗浄・精選に関連した処置に関しては……夫の方の医療保険組合が給付の義務を負う」。これについては本章IV 2，2-2「(ii)　医師・医療保険組合連邦委員会指針」〔p.46-48〕参照。

では，妊娠しない状態が1年間続くだけで不妊症の疑いがかけられることも多い[8]。この定義[v]では生殖能力に障害が起こっていることの原因もその予後も考慮されていない。生殖医学では，生存能力をもった子を臨月まで宿して産むことができないことを不妊（Infertilität）と呼んでいる[vi]。

2-2 生殖補助

「生殖補助」あるいは（北米の用語法で）「生殖補助技術」（ART）と呼ばれるのは，外科的な手段によって女性の卵巣から卵子を取り出して，男性の精子と受精させることに関わるすべての医療処置と手続きである。それには現在次のものがある[9]。

- 胚移植（ET）を伴った体外受精（IVF）[vii]
- 胚移植を伴った，卵子への細胞質内精子注入（ICSI）〔顕微授精〕[viii]
- 卵管内配偶子移植（GIFT）[ix]
- 卵管内接合子移植ないし胚移植（ZIFTbzw. EIFT）[x]

---

v) これに関しては，「女性に一度も受胎経験のない原発性不妊（primäre Sterilität）と，子供を実際に産んだかどうかは別にして，少なくとも一度は受胎経験があるがその後受胎のない続発性不妊（sekundäre Sterilität）とが」区別される（Nave-Herz et al. 1996, S. 18）。連邦健康啓発センター（Bundeszentrale für gesundheitliche Aufklärung. BZgA）の依頼で実施された無作為抽出検査では，質問を受けた女性のうち望んでも子供のいない女性（上記の定義では原発性不妊 „primär steril" と呼ばれ，BZgA の定義では原発性不妊 „primär infertil" と呼ばれる）が1.7%，少なくともひとりの子をもうけた後に続発性不妊（„sekundär infertil" もしくは „sekundär steril"）になっている女性が1.8%という数字である。また15%の女性がそれまでにいずれかの時期に不妊状態に陥った経験があると答えている。Bundeszentrale für gesundheitliche Aufklärung 2000, S. 14参照。

vi) Mettler et al. 2000, S. 194参照。国民平均と比較して受精能力が劣っている不妊カップルは，治療をしなければ受胎が起こらないケースと，確かに生殖能力の低下は見られる（生殖能力不全 Hypofertilität）ものの，治療をしなくとも受胎の起こり得るケースとに分けられる。European Society of Human Reproduction and Embryology (ESHRE) 2000（ヨーロッパ生殖医療学会2000年度年報）参照。

vii) In-vitro-Fertilisation（試験管内受精）は，卵子と精子を体外において融合させることを意味する。それゆえ「体外受精（extrakorporale Befruchtung）」とも呼ばれる。胚を子宮に移植することは「胚移植」と呼ばれる。

viii) 精子をひとつ注入することによって起こる卵子の受精。精子は射精によるか，精巣上体または精巣から採取することができる。

ix) カテーテルを用いて女性の卵管に卵子と精子を移植すること（Gamete-Intrafalopian-Transfer）。〔この方法では〕受精が成功したかどうかが妊娠によって初めてわかるため，受精卵もしくは胚が卵管に移植されることもある。

x) 受精卵（接合子）もしくは胚を女性の卵管に移植すること（Zygote-Intrafalopian-

・前核期（Vorkernstadium）[*]での受精卵の冷凍保存（KRYO），あるいはそのように「精子注入された」冷凍保存卵を生殖補助医療のなかで用いること。

　胚移植を伴う体外受精では，原則的に卵管を経ないで受精がなされる。卵巣をホルモンによって刺激した後，成熟した卵を，たいていは経腟エコー下で穿刺によって採取し，女性の体外で受精させる。受精に成功してから約48時間後に胚として経腟で子宮に戻される。体外受精治療について詳しくは本章Ⅲ〔次頁以下〕で述べる。

　これ以外の処置法はすべて体外受精の特殊例もしくは異型と見なすことができる。それらは，受精段階で（細胞質内精子抽出が），女性の体内に受精卵を戻す段階で（配偶子卵管内移植，接合子卵管移植，胚卵管移植が）行われることで，典型的な体外受精から区別される。冷凍保存は本質的には，前核期にある受精卵の保存もしくは胚の保存（ドイツでは[xi]例外的な場合にのみ許可）のための技術の進歩を表している。精子も冷凍保存される。また幾つか未解決な問題がある場面に，実験的に卵子あるいは精巣や卵巣の組織が冷凍保存されることもある[xii]。

　すべての生殖技術に共通しているのは，女性の身体への介入と結びついていることである。例えば，卵成熟を促すホルモン刺激，外科手術による採卵，胚や配偶子の子宮への移植などが行われる。

　これらの介入は今日では，女性の生殖能力そのものに欠陥がない場合にも行われる。結果的に見て，男性の生殖不能の治療が女性において行われているわけである。というのも，1980年代の初めには，もっぱら卵管が欠損しているか詰まった状態の女性に対する治療として体外受精が勧められたが，80年代末からは，男性に生殖不能が見られる場合にも，こうした介

Transfer, ZIFT bzw. Embryo-Intrafalopian-Transfer, EIFT）。

　[*]　前核期とは，精子と卵細胞それぞれの前核が卵細胞内で融合する前の段階。胚保護法では，この段階の細胞は保護の対象外となっている。

　[xi]　ドイツ体外受精登録簿（DIR）のデータによれば，ドイツでは1998年と2000年の間に全部で406個の胚が「緊急事態として」冷凍保存され，そのうち335個が再び解凍されて体外受精治療の一環として遺伝子上の母の胎内に移植されている（Felberbaum　2001）。Deutsches IVF-Register 2000, S. 26 参照。さらに詳しいデータについては本章Ⅲ「2　冷凍保存」〔p.17以下〕参照。

　[xii]　本章Ⅲ「2　冷凍保存」参照。

入が勧められるようになったからだ[xiii]。

III 体外受精という治療[10]

生殖補助，またより広い意味では生殖遺伝学に関わるさまざまな方法の「核心」にある体外受精とは，厳密にとれば，体外の試験管内で卵細胞と精子細胞とを合体させることにほかならず，本来の受精が試験管内で起こり，(成功すれば) そこで最初の細胞分割も始まるのである。

しかし体外受精の完全な治療過程には，それ以上に次のような処置が含まれ，治療は全体で数週間にも及ぶ。
- ホルモンによって女性を刺激して複数卵の成熟と排卵を誘発する
- 卵子および精子の採取
- 受精
- 胚の培養
- 胚の移植
- 監視観察

1 体外受精治療の手順

1-1 ホルモンによって女性を刺激して複数の卵の成熟と排卵を誘発する

通常は女性の各月経周期において卵巣のなかで一個の卵だけが成熟する。生殖補助医療では，月経周期に対するホルモン統御に介入して，ある時点で複数の卵の成熟が起こるように調整し，試験管内での受精やその後の胚移植で好成績を収めることができるようにする。
- 本来の体外受精治療が始まる１カ月前に排卵抑制剤[i]を用いて**女性を**

---

xiii) 例えば細胞質内精子注入法によるもの。本章IV2-3「(i) 特例としての細胞質内精子注入法〔顕微授精〕」〔p.55-58〕参照。〔訳注；この場合，女性の生殖能力に問題がなくても，顕微鏡下で体外受精させるため，女性も体外受精の一連の介入を受けなければならない。〕

i) 体外受精に必要な卵子刺激（卵胞刺激）にはいろいろな治療方式が用いられている。例えばultra-long-protocol, ultra-short-protocol, low-dose-protocolはその一例である。

予備治療する。すなわち定期的な月経開始後最低15日間，最大22日間，毎日排卵抑制剤を飲み続けた後，すぐに2回か3回製剤を注射して身体固有の卵胞刺激ホルモンLH [ii]を抑制する。
- **卵の成熟を刺激する**（卵胞刺激）　月経が起こった後で何度もホルモン（例えば卵胞刺激ホルモンFSH）を与えて卵巣を刺激し，複数の卵胞を同時に成熟させる。このことによって受精可能な複数の卵子を採取できるチャンスが高まる。続いて超音波検査と血中ホルモン値によって卵成熟を定期的に監視する。
- 卵巣刺激が始まって約1週間後にホルモンHCG [iii]を筋肉注射することで**排卵を誘発する**（排卵誘発 Ovulationsinduktion）。そこでは定期的に行われる超音波検査で卵胞の大きさが最大で直径およそ18-20 mmあり，血中ホルモン値が卵成熟に十分な数値となっていることが前提となる。

ホルモン刺激と過剰排卵は「一部の患者で排卵過剰刺激症候群が起こる危険性が高まることに結びつく」[iv]ので，現在はそれに替わる方法が研究されている。例えば卵子を獲得する際にホルモンによる刺激を完全にあるいは部分的に断念したり[v]，未熟な卵子を取り出して体外で成熟させたり

連邦健康啓発センターによれば，このホルモン刺激には，治療方式に応じて異なったホルモン製剤が用いられる（http://www.familienplanung.de/kinderwunsch/daten/f3_02.htm）（更新日：2002年3月27日）。このサイトによれば，通常次のような処置がとられる。
- 脳下垂体ホルモンの放出を促す薬剤刺激により卵胞内のホルモン形成を促す，もっぱら間接的な刺激法。
- 間接的な刺激法に続いて，卵胞を直接刺激して複数卵の成熟を促すために卵胞刺激ホルモン（FSH）およびヒト閉経期性腺刺激ホルモン（hMG）を注射する。
- 上記の刺激法に，身体内のゴナドトロピン（性腺刺激ホルモン）放出ホルモン（GnRH）に類似した，あるいはそれと正反対の作用を及ぼす製剤を併用する。これによって続いて起こる卵子の成熟と放出時期をいっそう適切に制御することができるようになる。

投入される製剤と投薬量が異なるために，投与時点は適用される治療方式ごとに変動する。ここでは例として，いわゆる ultra-short-protocol〔ウルトラ・ショート・プロトコール；月経開始後2－3日目からGnRHアゴニストを2-3日間のみ使用〕について説明する。

　ii)　LH＝黄体形成ホルモン。
　iii)　HCG＝ヒト絨毛性ゴナドトロピン。
　iv)　Seehaus et al. 2000, S. 105. 女性が受けるホルモン治療によるリスクについては本章III5-1「(i)　ホルモン治療によるリスク」[p.30] 参照。
　v)　例えば Nargund et al. 2001. S. 259-262. 男性パートナーの受精能パラメータが正常

する処置(いわゆる〔未熟卵子〕体外培養 In-vitro-Maturation, IVM)が試みられている。

1-2 卵子と精子の採取

特定のホルモンの投与を経て，卵子獲得の時点がきわめて正確に確定できるようになる。精液の獲得は，男性，女性の生殖細胞が次の受精に最適な形で準備されるよう，時期を見計らって行われる。

- **卵子の採取** 卵はヒト絨毛性ゴナドトロピン（HCG）を注射してから約35時間後に，細長い穿刺針を用いた手術によって採取する。採卵には基本的に二つの可能性がある（卵胞穿刺）[11]

    1) **腹腔鏡を用いた卵胞穿刺**（長所：切り口を入れて臍窩に挿入された，いわゆるトロカール*)を通して挿入した光学視管で直接見ながら卵胞穿刺をコントロールできるので，出血の際に即座に治療できる。短所：たいてい完全麻酔下で行われる。手術に危険が伴う。卵巣の奥にある卵胞を見つけることが困難）

    2) **超音波ガイド下で行われる（通例，経腟での）卵胞穿刺**（超音波によるガイド。この場合，超音波変換器と穿刺針が腟に挿入される。腟壁に突き刺さった後，穿刺針によって卵胞を吸い出すことができるようになる。長所：まれにしか麻酔が必要でない。外来診療が可能。短所：痛みを伴う。腹部に出血が起こる危険がある。炎症が起こりうるが，これを見落とす可能性がある）[12]。

    異なった方法の成功率にそれほどの違いはない。通常，8個から10個の卵子が採取される。

- **精子の採取と準備** 精子は通常マスターベーションによって採取される。採卵の日に，夫が射精したものを男性科検査室で分析し，培養液

値を示す女性52人において，総じて181の体外受精周期（女性一人当たり3.5周期）が達成されたという受精成功例を評価して，著者たちは，ホルモンによって刺激を与えた体外受精周期よりも「自然な形の体外受精周期」の方が安全で女性の身体に対する負担も少ないという結論に達した。同時に従来の体外受精と比較して経費を節約できる可能性があることを強調した。本章III5-1「(i) ホルモン治療によるリスク」〔p.30〕参照。

  *) 身体の中と外を連絡する専用の器具。これを身体に固定し，内視鏡手術に使う内視鏡や手術器具を，このトロカールを通じて身体の中に挿入する。

を加えながら〔遠心〕分離する。その際もっとも力強い前進運動を示す精子が精液からより分けられて、受精のために用いられる[vi]。

男性の側に男性特有の受精能障害（例えば精管閉塞）がある場合には、精子を精巣[vii]あるいは精巣上体[viii]から外科的手段によって直接採取することができる。こうして採取された精子のひとつが、引き続き細胞質内精子注入法（ICSI 顕微授精）によって、マイクロピペットを用いて直接卵子に注入される。

1-3 受　精

従来の体外受精では、卵子を採取してからだいたい2時間から4時間後に、精子を精選してから1時間後に、培養液の中で約10万個の精子と1個の卵子がいっしょにされ、孵卵器に入れて温度を約37℃に保ちながら2日間培養される。

精子成熟に障害がある場合は別であるが、予め冷凍保存しておいた卵子を解凍して受精させる場合にも、細胞質内精子注入法（ICSI 顕微授精）が優先的に用いられる。この方法はヨーロッパ生殖医学会（ESHRE）によって着床前診断の標準的方法として推奨されている[ix]。約18時間たつと受精が成功したかどうかが顕微鏡で確かめられる。そのために二つの前核の存在とそれらの形態学的な発達について、専門的な鑑定が行われる。

受精は、ひとつの精子が卵に付着することに始まり、前核同士が融合す

---

　vi)　生殖補助医療では、精子を処理するためにいろいろな濾過処理法や遠心分離法が用いられる。いずれの場合にも、動き回る精子を分離し、射精物から、受精結果を低下させる種々の因子を取り除くことが目標になる。これに関しては Tinneberg 1995b, S. 118ff. 参照。

　vii)　精巣内精子採取術（TESE）。

　viii)　顕微鏡下精巣上体精子吸引術（MESA）。

　ix)　科学・技術上のさまざまな発展段階が生殖医療に組み込まれていく様は見渡しがたい。そこでヨーロッパ生殖医療学会（ESHRE）では、胚から取り出された細胞標本に父親の DNA が混入するのを防ぎ、それによって分子遺伝学検査の信頼性を高めるために、細胞質内精子注入法（ICSI）を着床前診断の標準的方法とすることが推奨された。通常の体外受精では、受精に際して卵に入ることができなかった精子が卵の外層に留まり、この残滓が取り出された標本に混じることで、検査結果の精度が落ちることがある（これについては第3章I「1-2　個々の細胞の分析」〔p.131-133〕参照）。全般的にみて、検査精度の向上および副作用の減少が見込める措置を採用すべきか否かについては、学術論文のなかでいろいろな議論がなされている。

第1章 体外受精と着床前診断　　15

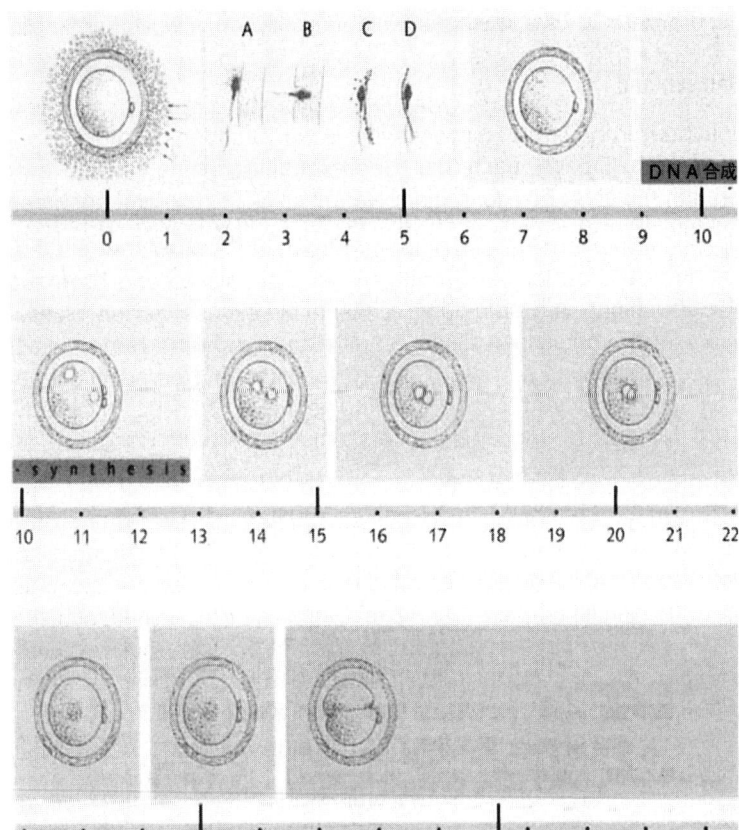

図1　受精プロセス

図1の注：受精の起こる時点がゼロで表されている。精子が先体反応（A）の起こる透明体に達する。この反応に応じて精子は積極的に透明体に進入する（B）。最初の精子が卵子の細胞膜と融合するや否や，皮質を作る顆粒が放出され（C），そのために透明体は他の精子にとって透過不可能になる。透明体に進入した精子が卵子に取り込まれる（D）。精子の頭部が変形して行く（溶解 Dekondensation），約8時間後に終結するひとつのプロセス。第2の極体が放出され，前核の形成が始まる。受精から約12時間後に前核の形成が完了する。9時間後にDNAの合成が始まり，9時間後から13時間後の間に頂点に達し，その後は急速に減少する。前核は受精から約20時間後に中心に移動し，そこで互いに寄り添う。約22時間後に前核が溶解し始める。配偶子の接合が約23時間後に起こり，その直後に染色体の凝縮と最初の有糸分裂が始まる。

出典) Cleine 1996, S. 140

ることで完結する連続的なプロセスである（図1参照）。胚保護法の意味で受精卵として問題となるのは，二つの前核膜がなお存在し受精過程がまだ完了していない胚細胞である。胚保護法の第8条第2項では次のように定められている。

「一細胞期を越えて発達できないことがこの時期の終了以前に確定された場合は別として，ヒトの受精卵は……核の融合後24時間以内は発達能力があると（見なされる）」

前核の発達能力についての診断を越えて，移植前に顕微鏡を用いて胚を形態学的な観点から選抜することが胚保護法によって許されていないことに対して，生殖医学者から批判の声が出ている[x]。

その間も，最適な前核診断を行うための特別な得点プログラムないしは判定プログラムが試行されている。

「妊娠率は前核段階では，最大得点で55％である。前核の大きさが最低4 mmほどはっきりと違ってくる場合には，大きさの違いだけでなく，モザイクとなるリスクと前核期で発達が止まってしまうリスクがより高くなるように思われる」[13]。

1-4 胚 培 養

培養技術そのものは現在のところまだ改良の余地があると見られており，体外受精研究の重点のひとつになっている[14]。培地に女性生殖器から取り出した特定のタイプの細胞〔子宮内膜細胞〕を加えたいわゆる共培養（co-culture）と並んで，特に胚盤胞培養を用いることの可否が議論されている。そこでは新たに開発された液体培養によって胚が3日目を越えて培養される。このことによって子宮への移植が5日目に行われ，自然受精の場合に近い時点で移植を行う可能性が開かれる。その長所として，胚の発達状態をよりよく評価することができ，着床のチャンスが高まること，そのために体外受精によって起こる多胎妊娠の割合が減少することが挙げられる[15]。しかし，受精5日後の胚の発達能力の方が，実際に卵子あるい

---

x) 2001年3月26日の非公開聴聞におけるリカルド・フェルバーバウム教授の口頭報告。形態学的に見て「理想的な」二つの胚を移植した場合には，一回の移植につき25％の妊娠率が達成され，検査なしに移植した二つの胚の場合は9％をやっと越える程度とのことである。

は前核段階の受精卵の発達能力よりも正確に評価できるのであろうか？ この点については，これまでのところ比較研究によって解明されているわけではない。対照研究*)によれば，着床率と妊娠率，多胎率と流産数との間に差は見られない[xi]。この方法をマウスを使った実験から人間にあまりにも急いで応用したことについては，批判的に論じられている。培養期間を長くしたことが長期的にどのような結果を招くかはまだ知られていない。牛の胚や羊の胚を用いた実験は，それが奇形や発達障害（特に「巨大児」large offspring syndrome）と関連している可能性を示唆している[16]。

1-5 胚移植

一個あるいは複数個の卵子の受精に成功し，前核段階での顕微鏡下の判定も終了し，培養中に最初の分割が始まると，採卵から2日目に，胚が（ドイツでは3個まで），細くしなやかなカテーテルを用いて膣と子宮口を通して子宮腔に移植される。

1-6 妊娠確認検査

妊娠の定着は，妊娠に特有の蛋白質が母体の血清中にできていることによって確認できるか，または超音波によって確認することができる。

> 「子宮内妊娠は受胎後2週間で胎嚢ができることで知ることができる。……もっともそれは，受胎後35日になって可能となる心臓の鼓動の確認によって，初めて確実なこととなる」[17]。

2 冷凍保存

卵子，精子，前核期の卵（Pronukleusstadien），胚，精巣柔組織，卵巣柔組織，精原細胞，生殖体の幹細胞およびあらゆる種類の前駆細胞は，超低温下で長期間保存することができる。このいわゆる冷凍保存は，特別な

) p.59)参照。

xi) Coskun et al. 2000. また Alper et al. 2001 も参照。これまでのところ，特別に選ばれた患者グループにおいてのみ，他よりも高い妊娠率が確認されている（Brown 2000）。Kollek 2000, S. 41-44 も参照。

冷凍剤と培養剤（凍結保護剤）を加えて，1，2時間のうちに一挙に約マイナス180℃まで温度を下げることによって行われる。その上で細胞あるいは柔組織は窒素の充満した特殊タンクの中にマイナス196℃で貯蔵される。

精子の冷凍保存は，最近では型通りに行われるようになり，精子パラメータ[*]が極端に変更されないかぎり問題がないとみなされるようになった[xii]。すでに1940年代に，冷凍保存された精子試料を用いた受精と妊娠の最初の成功例が報告されている[18]。

卵巣柔組織と精巣柔組織の冷凍保存も何年も前から行われている[19]。その方法も時を経るにつれて洗練され，良好な結果が得られるようになった[20]。冷凍保存された柔組織から採取された精子を注入することで，妊娠させることもできるようになっている[21]。

今日，胚の冷凍保存は世界中で多くの研究グループによって行われ，それぞれの国の法状況に従って不妊治療のなかに完全に組み込まれている[xiii]。精子を注入された卵，いわゆる前核期受精卵（Pronukleusstadien, PN）を冷凍保存することが今日では同様に標準的な手法によって可能となり，ドイツでは広く行われている。「余剰」胚を作り出したり〔胚を〕冷凍することが〔胚保護法によって〕禁じられているためである。だが文献を比較してみると，この方法による〔妊娠の〕成功率にかなり大きな差が目立つ[22]。

未受精卵（卵母細胞）の冷凍保存は，長い間科学者たちによって追求されてこなかったため，依然として実験的な性格をもっている[xiv]。卵母細胞の冷凍保存が細胞分割段階における染色体配分に必要な紡錘体[*]をどの程

---

[*] 精子の濃度や総数，運動能，形態など精子の状態を表す変数。

[xii] 初めて精子の冷凍保存が行われたのは1938年。その自然科学的な事情についてはSiebzehnrübl et al. 1997, S. 20以下参照。精子パラメータについてはまた，本章III「4-2 男性生殖障害の医学的診断」〔p.27以下〕を参照。

[xiii] 胚の冷凍保存は1983年から行われている。これについては次の文献に一覧が載っている。Siebzehnrübl et al. 1997, S. 20ff.

[xiv] 卵を冷凍保存する可能性が1986年から提供されている。Seehaus et al. 2000参照。

[*] 紡錘体（spindle apparat）は，細胞分裂の有糸分裂で，赤道面にならんだ染色体を包む形で両極と赤道板との間に生じる。染色体の分裂や核の分裂に重要な役割をはたしている。1本1本は糸状物質で，紡錘糸という。分裂の中期から終期にかけて現れるが，その

度傷め，その結果，子の染色体障害の増加にどの程度影響を与えるかについてはさまざまな意見がある[23]。だが，紡錘子に生ずるかもしれない傷みとは別に，解凍後の卵の生存率が不安定であることを確認しておく必要がある。胚と比較して卵の冷凍がいっそう困難であるのは，その表面積と容積の比が極めて不都合な関係にあるために，細胞膜にかなりの浸透圧がかかってしまうことにひとつの原因がある[24]。例えば急速冷凍した場合に，細胞内に氷の結晶が出来て細胞に損傷を与えることがある。凍結保護剤（保存液）として何を選ぶかということも，卵母細胞を安全に冷凍保存するための決定的に重要な要因となる。また透明帯（外側の被膜）の変質も，解凍後の受精率低下の一因となる[25]。結局のところ，学術文献に見られる卵母細胞の冷凍保存についての言及にはまだ統一見解がないため，現在あるわずかな研究を基にそれについて確定的な評価を下すことはむずかしい。英国の「人の受精および胚研究認可局」（Human Fertilisation and Embryology Authority, HFEA）はこうした幾多の疑義があるにもかかわらず，2000年初頭に体外受精による冷凍保存卵の使用に許可を与えた[xv]。

1997年，細胞質内精子注入法〔顕微授精〕と組み合わせて卵母細胞を冷凍保存する方法によって初めて子が誕生した[26]。ポルクを中心とする研究グループが，100例を越す冷凍保存を試みた後に，卵母細胞の平均生存率55％，受精率60％，妊娠率17％の達成に成功したことを報告した。

つまり，少し前まで，卵母細胞の冷凍保存によって達成される成果はまだ満足できるものではなかった。それゆえこの方法は，今のところ，臨床の通常措置のなかで確立した地位を得るには至っていない。

最近になってようやく成功を約束する複数の手法が現れてきた。最近の研究成果によれば，相応の貯蔵条件を整えることによって卵母細胞の生存率を80％以上に高めうることが証明されている。なかでも高濃度のショ糖[*]濃縮液で卵を冷凍した場合，きわめて高い生存率を達成できる。低温

後消失する。

xv) Human Fertilisation and Embryology Authority HFEA 2000, 6. Policy update and issues for the coming year 参照。「冷凍保存卵を治療に用いても十分に安全であることを示す十分な医学的研究があることを人の受精および胚研究認可局（HFEA）は明らかにできなかった」が，このレポートに基づいて許可が与えられた。HFEA による経験報告はまだ出ていない（2002年3月27日現在）。

処理に入る前に卵を比較的長い時間，凍害防止剤に漬けた場合にも，同じく生存率に肯定的な影響が見られるようである。冷凍速度と保存媒体も，卵母細胞の冷凍保存にとって重要な要素になるとみることができる[27]。依然として確かなことは，さらに研究を進めることがこの分野では必要だということである。

冷凍保存技術はもともと，化学療法や放射線療法を受けなければならない女性や男性や子供のために開発された。こうした癌治療法は後に生殖不能になるリスクと結びついているので，患者が治療後にも生殖能力を保持することのできる可能性を生殖子の超低温保存のうちに求めたのである。

今日，生殖補助医療においては広く冷凍保存技術が用いられている。その際，特に技術的な理由から，あるいは法律的または宗教的な理由から胚を冷凍することができない場合には，卵母細胞の冷凍保存がそれに代わる措置となる。また年齢とともに女性の妊娠能力が減退するのに対処する目的で，卵子の冷凍保存が生殖医療によって提供される[28]。

生殖子あるいは前核期受精卵を冷凍保存する処置は，ドイツでは生殖医療技術と違って，法定医療保険の給付対象となっていない。このことは目的如何に関わらない。すなわち腫瘍治療の枠内でも，不妊治療との関係においても，医療保険からの費用支払いは認められていない。冷凍保存の実情について本審議会がドイツにおける先進的な生殖医療センターに対して行ったアンケート調査によれば，年間保存料は1試料当たり平均250-400ユーロ〔約35,000-56,000円〕になる[xvi]。生殖補助医療の大半（80％以上）が民間の施設で行われているので，生殖子ないし前核期受精卵の冷凍保存も同様に大半が民間の診療所で行われている。

患者に対する説明と情報提供に関して，あるいは冷凍保存されたものの

---

*) 砂糖（サッカロース C12H22O11）。カンショおよび砂糖大根から得られる甘味結晶。

xvi) Bundesverband Reproduktionsmedizinischer Zentren 2001（ドイツ生殖医療センター2001年度報告）。無期限の保存は論外であるが，10年を越える保存も可能であることを前提にしなければならない。次の経験値が集計されている。精子は10年以上，卵子は5年以下，前核（Pronuklei）は臨床で約9年，胚は臨床で約7年，精巣柔細胞は臨床で約6年，卵巣柔組織はこれまでは実験例があるのみ。これについては van der Ven/Montag 2001 参照。

処置に関して基礎となる法律がドイツには存在しない。通常はしかし冷凍保存の方法と実施に関して男性患者が文書と口頭による説明を受けることになっている。冷凍保存されたものの解凍，処置，処分に際しては，男性患者が文書による同意を与える。前核期受精卵を保存する際には，冷凍保存の方法と，後にそれを妊娠に利用しうるチャンスについて，患者夫婦が文書と口頭による説明を受ける。冷凍保存を認める契約書には夫婦それぞれが署名し，前核期受精卵を解凍する前に，両人が共に移植を希望していることを両人が確認しなければならない[29]。保存期間は通常，前核期受精卵が2年，精子が1年である[30]。患者カップルは冷凍保存に入る前に，〔卵〕細胞が必ずしも生存し続けるわけではないことについて説明を受ける[31]。胚保護法第4条第1項第3号によれば，生殖細胞を〔提供者の〕死後に利用することは禁じられている[*]。それゆえ当事者の死が確認された場合，保存されていた生殖細胞も廃棄される。

　現在知られているかぎり，ドイツでもさまざまなセンターで未受精卵および前核期受精卵の冷凍保存が行われている。だがそれを正確にリストアップすることは不可能である。冷凍保存物の貯蔵に関する情報を集約した全般的な登録簿が存在しないからである。

　ドイツ体外受精登録簿1999年版から取った数値を見てみると，冷凍保存される受精卵の割合が非常に低いことが目を引く。1999年には43,378回の月経周期から総数397,377個の卵が採取された。このうち冷凍保存された卵は0.03%（118個）しかない[32]。生殖医療センターが従来と違ったサービスと情報収約方針をとるようになれば，この数字はもっと高いものになろう。また，1998年から2000年までの間に，総数126,772個の前核期受精卵が冷凍保存されている[33]。

3　卵子提供に伴う諸問題

a)　ドイツの法事情
・生殖を目的とした卵子提供

---

[*]　胚保護法第4条第1項「3　ある男性の死後に，その死を知りながら，その男性の精子で卵細胞を受精させる者は，3年以下の自由刑または罰金刑に処する」。

胚保護法は生殖を目的とした卵子提供を禁じている。これはなかでも母性が遺伝上の母（卵子ドナー）と生物学上の母（臨月まで子を宿す女性）とに分かれることを防ぐ目的でとられた措置である。二重の母性は子供のアイデンティティの発展に，まだ解明しきれていない影響を与え，場合によっては子供に不幸をもたらすかもしれないからである[xvii]。

卵子提供の禁止は，次の胚保護法第1条第1項第2号に基づいている。
「以下の者は最高3年の自由刑，又は罰金刑に処せられる。
1．女性に第三者の未受精卵を移植する者
2．卵細胞が由来する女性の妊娠を助けるのとは違った目的のために，その卵細胞を人為的に受精させることを企てる者」

この条項によって罰せられるのは，卵細胞に対する医療的処置である。卵細胞を提供した女性と提供を受けた女性は罪に問われない（胚保護法第1条第3項第1号）。ここで問題とされているのは個人ごとの処罰阻却事由[34]であり，それゆえ卵子提供がもつ違法性はこの条項では触れられていない。

・**生殖外目的のための卵子提供**

これらの卵子を用いる際，胚保護法によって処罰されるような行為をまったく意図していなかった場合には[xviii]，生殖以外の目的での卵子提供は刑法，民法，医療法などの一般原則に従って規定される。卵子提供において問題となるのは，女性に健康障害を引き起こすリスクを伴う侵襲的手術が他者の利益のために行われることである。人に対して他者の利益のために行われる介入（手術）——例えば医学的な人体実験や生体臓器移植——については，たとえ本人の同意が得られていても，法秩序は限られた条件の下でしかそれを許さない。たとえ医師から全般的な説明を受けた上で同

[xvii] 卵子提供によって（卵子を提供する女性が遺伝上の母で，提供を受ける女性が生物学上の母というように）母性が分裂する。これに対応するような分裂は，男性には起こらない。これに対して，遺伝上の父性もしくは母性と，社会的な父性もしくは母性への分裂は，男性の側にも女性の側にも起こりうる。また母性の分裂を通して，mater semper certa est（母はつねに確か）という歴史的に事実とされてきたことが成り立たなくなってしまう点も強調しておかなければならない。

[xviii] 「治療を目的としたクローニング」やキメラ，ハイブリッドの作成についても，卵子を「提供した」女性を処罰することはできない。これについては，Keller et al. 1992, §6 Rz. 14; §7 Rz. 44参照。

意されたことであっても，それが他者の利益のためになされる介入を正当化できるのは，介入による負荷が介入目的につりあう程度である場合に限られる。そうでない場合は，同意者の同意は道徳に反しており，無効とみなされる[35]。当の同意が道徳に反する場合には，同意にもかかわらず身体に対する侵害行為は依然として刑法第228条に照らして違法である[*]。また胚保護法に基づいて処罰されうるような行為（クローニングや，キメラ，ハイブリッドの形成など）が卵子提供によって意図されている場合にも，身体に対する侵害行為は，たとえ同意があっても反道徳的行為と見なされる。

b) 科学の発達状況から見た，生殖以外の目的（研究と将来の治療）のための卵子の需要

細胞移植によるいわゆる「治療目的の」クローニングには，科学の現在の水準ではおびただしい数の卵子が必要になる。〔イギリス〕ロスリンにある PPL Therapeutics 社のアラン・コールマンとクローン羊「ドリー」の科学上の産みの親であるアレクサンダー・キントが動物実験をもとに計算したところ，クローン化されたヒト幹細胞を一株樹立するのに少なくとも280個の卵子が必要になるという[36]。このことは，ヒトクローン幹細胞研究を行えば，何十万個とまでは言わないまでも何千個という女性の卵子が消費されることを意味している。これだけの卵子の需要をどうやってまかなえばよいのか，答えはない。ホルモン刺激後の採卵では，平均して一回に8個から10個の卵が採取されるにすぎない。

c) 卵子提供に伴うリスク

精子提供が男性に与える負担とは異なって，卵子の提供は女性にとって大きな負担を伴う処置である[xix]。卵子提供をめぐる最近の議論では，決してリスクがないとは言い切れない採卵に必要な侵襲的介入に話が及ぶ。何週

---

[*] ドイツ刑法228条（同意傷害罪）「被害者の同意を得て傷害を加えた者は，被害者の同意にも拘らず，その行為が良俗に反する場合に限り，違法に行為したものとする」。

xix) 以下の各節を参照。本章III「1-1 ホルモンによって女性を刺激して複数の卵の成熟と排卵を誘発する」〔p.11-13〕，「1-2 卵子と精子の採取」〔p.13-14〕，「4-1 女性生殖障害の医学的診断」〔p.26〕。

間にもわたるホルモン刺激は，なかでも危険な過剰刺激症候群に陥るリスクを伴い，卵巣ガンを誘発する疑いもある[37]。卵胞穿刺も損傷や出血，炎症の危険を伴う。

d） 卵子提供に関する倫理的・社会政策的論議

卵子提供は第三者の利益のためになされる身体への外科的介入である。その介入はこの場合ドナーである女性自身が得る健康上の利益によって比較考量できるようなものではなく，もっぱら第三者（研究者や将来の患者グループ）に奉仕する行為にすぎない。倫理的に見た場合，このことは医師の行為に当てはまる傷害禁止原則（primum nil nocere　なによりもまず害を与えてはならない）[*]を犯すことになり，患者の救済という，医師の個人倫理として伝統的に拘束性をもってきた委託とも合致しがたい。それゆえ，生殖以外の目的で卵子提供を認めるとすれば，医者－患者関係のなかに新しい質を持ち込むことになり，医師と卵子提供者との間の一種のサービス関係を含意することになろう[xx]。

研究を目的として「治療のための」クローニングを許可すると，卵子に対する大きな需要が発生してしまうということを立法者は十分考慮すべきであろう。卵子への大きな需要は，社会的に見て問題があると見なされる事態へと発展する可能性がある。

「治療のための」クローニングに関わる研究の側から生じる卵子需要が卵子提供の商業化を引き起こす可能性を排除できない。経済的に不利な状況にある女性たちが金銭を目当てに採卵へ誘発されることも考えられる。

---

[*]　ヒポクラテスの誓いのなかに掲げられた，医療行為に関する基本原則。別の版には患者を「救済せよ。あるいは少なくとも害を与えてはならない」という表現もある。

[xx]　医師による介入では，それに対して自発的なインフォームドコンセントがあることが，医師の行為が罪に問われないための法的前提になる。この介入には起こりうる種々の危険が結びついており，そうであるかぎり，この危険を埋め合わせるだけの治療や検査の必要性，問題となっている処置の必要性による正当化が必要であり，診断の正確さ（実証力）による正当化が必要である。医師による外科的介入はそれゆえ，ただ患者の希望に応じて行われうるようなものではなく，倫理的・法的にさらに別の規範による拘束を受ける。したがって患者による同意は，医師のあらゆる介入を許す特許状ではない。臨床研究には特別な条件があり，インフォームド・コンセントはそのための必要な前提ではあるが，十分な前提ではない。Schneider 2002 参照。

他の国々（例えば米国）では，卵子提供に対する報酬が，旅費や欠勤等のために生じた「費用に対する補償」と表示されることによって，隠蔽されている事態が生じている。ところが最近，いくつかの地域では，卵子の市場がすでに出来てしまっている。

　例えば家族内に見られるような利他的な卵子提供についても，社会科学や倫理学の観点から議論されている。一方では生体の提供に類似した事情が見られる。生体の提供は臓器移植法によって認められているが，親密な間柄のなかに限られ，特別な委員会の審査にかけられる。これに対し，卵子において問題となるのは，ある意味で「再生可能な身体部分 (Körpersubstanzen)」であり，そのかぎりではむしろ献血に類似した事情があると言える。他方，生殖細胞がもっている「人間の生命を次世代に伝えるもの」としての特別な質，および生殖細胞を担う女性〔Keimgutträgerin〕と遺伝子によって切り離しがたく結びついている関係にも注目すべきであろう。それゆえ例えば生殖細胞がもつ物件としての質が認められるのか，それどころか財産価値のある経済財として，それを所有し処分できるのかが，法学文献のなかで論議の対象となるであろう[38)]。

　専門家の間での国際的な議論では，今後家族間の卵子提供においてすら生じうると予想される金銭その他の手段による経済行為に対するチェックは結局不可能ではないか，ということが問題にされている。個人的な人間関係のなかで感情的な依存が生じることによって，卵子提供の際に求められる自発性がなし崩しにされ，社会的義務の葛藤が生ずることもあろう。核移植によるクローニングを治療に適用する際には，家族内に社会的プレッシャーが生じることも予想される。例えば，パーキンソン病を患う父親のために，娘が卵子を提供し，それを用いて遺伝子的に望ましい代替臓器を培養するための胚を作るのに協力するといったシナリオも想定できよう。

　そのため，卵子提供を認めることが，文献によっては，「女性の自己決定」と特徴づけられることもあれば，〔反対に〕「女性を材料提供者として道具化する」と特徴づけられることもある。

4 不妊症の医学的な原因とその診断，生殖医療によるさまざまな治療可能性

女性の不妊症，および（きわめて限られた）男性の不妊症の医学的治療に関しては，生殖補助技術（ART）以外にもまた別の方法が利用されうるが，医師がそれらを実際に利用しうるかについて，生殖補助を実施する前に検討されなければならず，その可能性が排除されたのちに初めて生殖補助技術が実施されなければならない[39]。

不妊症の医学的治療に入る前に，不妊の身体的な原因について診断しておかなければならない。それゆえ適用できる治療可能性に話を進める前に，まず最も重要ないくつかの不妊症とそれらの診断について，概略を説明しておく。

4-1 女性生殖障害（Fruchtbarkeitsstörungen）の医学的診断

女性の不妊症の診断では，既往歴と所見に応じて，超音波検査，ホルモン検査，卵管ならびに子宮への侵襲的な検査あるいは手術による検査といった複数の段階におよぶ検査が必要になることがある[xxi]。

特に女性生殖器の基本的な障害として，一過的あるいは恒常的な不妊をもたらしうる次の障害が区別される[40]。

- 卵巣の機能障害とホルモン障害
- 卵管の損傷
- 子宮および子宮頸部の障害
- 子宮内膜症[xxii]

---

　　xxi）　卵管に損傷もしくは変異が生じている疑いがある場合には，造影法と手術的手法が用いられる。造影法には子宮卵管造影法（Hysterosalpingographie, HSG）と子宮卵管造影超音波法（Hysterosalpingokontrastsonographie, HSKS）がある。手術による検査法としては腹腔鏡検査（Laparoskopie）と子宮鏡検査（Hysteroskopie）が考慮の対象になる。

　　xxii）　子宮の粘膜が卵巣や卵管や膀胱など子宮腔の外に入り込んで発生したような場合に，子宮内膜症が起きる。そのために腹腔のなかで癒着が起こり，妊娠が困難になることがある。子宮内膜症は，月経前と月経中に強い痛みが起きることによって，気づくことが多い。

4-2 男性生殖障害の医学的診断

男性の生殖障害を診断するに当たっては,精巣や精巣上体(副睾丸),さまざまな生殖腺(前立腺,精嚢)を触診や,場合によっては超音波を用いて検査する。

射精液を,精子の有無,数,形態,運動性に関して検査する。続いて精液の質を顕微鏡を用いて判定し,精子発育系図(Spermiogramm)に記録する。精液の質には大きな変動がありうるので,一般に検査は一カ月間をおいて二度行われる[xxiii]。その後に初めて特に血液中のホルモン値測定,精巣生体検査,遺伝子検査が行われる。

一時的あるいは恒常的な不妊もしくは生殖不能を導くことのある男性生殖器官の障害には基本的に次の区別がある。

・精子形成障害
・精子輸送障害[41]

精子形成障害は動きのよい健康な精子がわずかしか作られない場合に起こる。成熟精子(Spermatozoen)の前段階である円形の精子細胞(Spermatiden)が,精巣のなかのいわゆる精原幹細胞から,ホルモンによってコントロールされた細胞分割過程(思春期に始まる)を通して,たえず形成される。精子細胞は「機能不全がきわめて起こりやすい改造過程」[xxiv]のなかで精子に成熟する。それに続いて起こる精巣上体頭部から保存場所となる精巣上体尾部に移動するなかで,初めて精子は生殖能力を獲得する(精子成熟)。

精子が形成されて成熟する過程は,全体で少なくとも82日間に及ぶ。男性の不妊症治療ではこのことを考慮しなければならない。この過程で障害を引き起こす原因としては,遺伝や感染,事故などによる精巣の損傷,環境中の有害物質,ニコチンやアルコールなどの嗜好品の飲み過ぎ,また,

---

　　xxiii) 正常な精液の質を表す標準値として,一般に次の数字が用いられる。精液量が,2-5 mℓあり,精液1 mℓ中に少なくとも2千万個の精子が含まれ,そのうち少なくとも50%が動きがよく,少なくとも30%が正常な形(頭部,鞭毛)をそなえている。
　　xxiv) Schill/Haidl 1995, S. 41. その際になかでもDNAを含み,後にそこから染色体が形成される染色質が凝縮され,女性の卵子に貫入するために必要な先体と,精子の運動にとって必要な鞭毛組織が形成される。

例えば常時高温の職場のような特別な環境からの影響などが考えられる。これらの障害は例えば熱や，はしかのようなウィルス感染による一過性の場合もあるが，例えばムンプス（流行性耳下腺炎＝おたふくかぜ）や精巣が高い位置にあって早期に修正されなかった場合のように永続的になることもある。

精子輸送に障害が生じるのはまれである（たいていは精巣上部で起こる精子輸送路の閉塞，あるいは損傷や感染による遮断，精管切除による断種後などのケース）。その場合は，精子細胞が射精液にまで達することはできない。

細胞質内精子注入〔顕微授精〕を実施する前に，流産や死産や不妊症に関してパートナー双方の家系を分析しておくことが推奨される。

4-3　女性が不妊症である場合の治療法

（i）　**外科的手法**　女性の不妊症治療は，いろいろな体外受精法による以外に，外科的処置によることがある。卵巣（卵巣囊胞の除去）や欠陥のある卵管漏斗部，そして卵管にしかるべき手術を行うことで，その後の妊娠率が40-65％になることが報告されている[42]。

（ii）　**卵子提供と代理母**　それ以外の可能性として，卵子の提供[xxv]や代理母による方法があるが，（生物学上の母と社会的な母とに）母性が「分裂」するのを避けるために，これらはドイツでは胚保護法によって禁じられている。卵子提供がデンマークやフランス，イギリス，スペインにおいて認められているのに対し，代理母による方法はイギリスを例外としてヨーロッパでは禁じられているか，それを許す規則が定められていない[43]。米国ではいずれの処置も許されている。胚の提供も許されている[44]。

4-4　男性が不妊症である場合の治療法

射精不全の治療には薬剤による処置と外科的な処置がある。精子は手術によって直接精巣か精巣上体から採取される。未成熟な精子の前駆形態を採

---

xxv)　本章III「3　卵子提供に伴う諸問題」〔p.21以下〕参照。

取して培養液で成熟させることも理論的には可能である。これはすでに動物実験で成功している。

こうした外科的介入がうまくいかず精子の存在が確認されない場合（無精子症），ドイツでは他の多くのヨーロッパ諸国と同様，「夫以外の」精子で受精させることができる（提供精子を用いた受精）*)。ドイツでは1970年代からこの方法が始まり，これまでに約7万人の子がこれによって誕生している[45]。「体外受精・遺伝子分析・遺伝子治療に関する法務省および科学技術省の作業部会」（いわゆるベンダ委員会）は，1985年の報告書のなかで，非配偶者間の精子提供の適用をやめるよう勧告し，民法上の諸問題（家族成員の諸権利や相続権）について法律が未整備であることを指摘した[xxvi]。

5　体外受精治療に伴う医療上のリスク

これまで取り上げた治療手続きには一連の医療上のリスクが伴っている。これらのリスクは基本的には，女性にとってのリスクと子にとってのリスクとに区別される。精巣の生検や外科的露出などの手術によって精巣ないしは精巣上体から精子を採取することも，出血，感染，組織損傷など，外科的介入が持っている一般的なリスクを伴っている[46]。

5-1　女性にとってのリスク

生殖補助治療を行う場合，女性にとっては，薬剤とホルモンを用いた卵子の成熟促進，手術による採卵，胚移植などの各段階にそれぞれリスクがある。また，子宮にうまく着床した胚の数に応じて，〔多胎など〕体外受精

---

*）　非配偶者間人工授精（AID）のこと。

xxvi）　Bundesministerium für Forschung und Technologie & Bundesministerium der Justiz 1985, S. 25ff. その後，法律上の母の地位（die rechtliche Mutterschaft）が1998年の子供の権利改革のための法律（子供の権利改革法 Kindschaftsrechtsreformgesetz, KindRG）によって定められた。また合意の上で非配偶者間人工授精を実施した場合に，法律上の父の地位に異議を差し挟めないことも，子供の権利をさらに改善するための2002年の法律（子供の権利改善法 Kinderrechteverbesserungsgesetz, KindRVerbG）によって定められた。

によるさらに別のリスクが妊娠に伴うことがある。

(i) **ホルモン治療によるリスク**　身体調整システムへのホルモンによる介入には，必ずといってよいほど副作用が伴う。体外受精の際にホルモン刺激を行うに当たって，しばしば身体状態の全面的低下が観察される。それだけでなく，最大リスクのひとつであるいわゆる「過剰刺激症候群」が発生する。最悪の場合には生命の危険を伴った呼吸困難や，卵巣肥大，血栓症，腹水貯留，胸水貯留が起こる。ドイツ体外受精登録簿では，1997年に全事例の3％で過剰刺激による合併症が報告され，1999年には0.8％，2000年にも0.8％で合併症が報告されている[xxvii]。なかには死亡例も含まれる[xxviii]。諸外国の文献からは，1990年以前にもすでに18件の死亡例のあったことが知られている[47]。1999年にはリューベックで体外受精と関連した心筋梗塞の例が報告されている[xxix]。この間，〔ホルモンによる〕過剰刺激を完全にないしは部分的に断念すべきことが諸文献で書かれるようになり，リスクを減らすのに一役買っているように思われる[xxx]。

　卵巣刺激に用いられる薬剤は子宮外妊娠の発生と関係がある。それが癌を誘発する原因となる可能性も研究の対象となっている。

(ii) **卵子採取に伴うリスク**　採卵は手術によって行われる。約1％内で合併症が起こる。

---

　　xxvii)　1997年と1999年の数字は，2001年3月26日の非公開聴聞におけるリカルド・フェルバウム教授の口頭報告による。2000年の数字は Deutsches IVF-Register 2000, S. 24 から算出した。
　　xxviii)　2001年3月26日の非公開聴聞におけるリカルド・フェルバーバウム教授の口頭報告。
　　xxix)　女性の死は心筋梗塞の結果もたらされたわけではない。Ludwig et al. 1999 ならびに Ludwig 2000 参照。
　　xxx)　現在，ホルモンによる卵巣刺激をまったく行わないかほんのわずか行うだけで採卵しようとする複数の試みが議論されている。そのようにして採取された未成熟卵を種々のホルモンや成長因子を加えて実験室で培養すること（IVM, In-vitro-Maturation 体外成熟）が，幅広い臨床応用にとって決定的に重要である。とはいえ体外成熟はまだ実験段階にある。Seehaus et al. 2000, S. 105f., Rongieres-Bertrand et al. 1999, Nargund et al. 2001 参照。

(iii) 妊娠期間中のリスク　　子供を得たいという希望をかなえるために，通常，同時に複数の胚が女性の子宮に移植される[xxxi]。

ドイツの1999年のデータによれば，胚移植後の臨床妊娠率は，3個の胚を移植した場合26.15％，2個の場合20.7％，1個の場合8.5％である[48]。この臨床妊娠率を女性の年齢層に応じて別にまとめると，次の表のようになる。

表 2　女性の年齢と胚移植数に応じた臨床妊娠率[*]

(％)

年齢層	胚 1個	胚 2個	胚 3個
20以下	0	8.33	9.09
20－24	9.28	22.73	31.76
25－29	11.56	27.32	30.58
30－34	10.12	26.28	31.10
35－39	9.05	21.15	27.01
40－44	5.71	10.01	18.96
45－49	1.79	0	6.67
50以上	0	0	0

出典）　DIR（ドイツ体外受精登録簿）1999, S. 16（形式変更）
原注＊）　「臨床妊娠数÷胚移植数」率がもつ意味については本章IV2-4「(iii)　生殖補助医療の成功とは何か——その成功率はどれほどか？」〔p.63-65〕参照。

生殖補助医療後の一般的な流産リスクは，ドイツの1999年のデータによれば，少なくとも25％にのぼる[xxxii]。このリスク以外にも，多胎妊娠の場合，例えば高血圧や出血，帝王切開などの特別なリスクが妊婦に生じる[xxxiii]。

自然の受胎では約1.2％で多胎妊娠が起こる[xxxiv]のに対し，ドイツ体外受

---

xxxi)　Deutsches IVF-Register 2000, S. 10 によれば，体外受精では平均2.3個の胚が移植される。

xxxii)　Deutsches IVF-Register 2000, S. 14 参照。1999年に臨床的に確認された12,770例の体外受精による妊娠のうち，1,474例についてドイツ体外受精登録簿（DIR）はその経過を報告しえていない。残り11,296例の臨床的妊娠から8,131件の誕生が起こり，380例でいわゆる子宮外妊娠が起こっている。後者は，これとは別に確認されている2,785の流産例には含まれていない。実際の流産率はそれゆえ，25％（確認された流産例）から約36％（確認された流産例＋子宮外妊娠例＋追跡不可能な臨床的妊娠例）の間になる。

xxxiii)　誕生後に起こる諸問題（子供の体重や発達状態）については後に取り扱う。

精登録簿（DIR）1999年版は，およそ25％で多胎妊娠が起こることを記録している。このうち約21％が双子，4％が三つ子で，一度だけ四つ子が誕生した。

体外受精ではこのためにしばしば早産になり，生後4週間以内に死亡する確率が高く，また子供に奇形や発達障害が生ずることがある。

5-2 子供にとってのリスク

すでに述べたように，体外受精によって多胎率が約20倍に高まることが，子供にとってリスクを高める結果を招く。ドイツの1999年のデータによれば，胚をひとつ移植した後に生まれた子供の97.7％が単産児で，2.3％が双子であった。胚を二つ移植した場合には，17.5％が双子，0.6％が三つ子であった。胚を三つ移植した場合には双子の生まれる確率が26.5％になった[49]。

多胎出産の主要なリスクのひとつは早産である。体外受精の場合，妊娠37週目以前に子が生まれてしまう確率は，通常の妊娠による場合のほぼ2倍になる（通常5.6％に対して11.5％）[xxxv]。そのため子の出生時の体重と生存可能性も減少する。多胎出産は母親やそのパートナーにとってと同様に子にとっても大きな負担となり，心理的および社会的にみてかなり問題ある結果を招く[50]。

体外受精もしくは細胞質内精子注入法〔顕微授精〕後の奇形発生率については，文献によって記載が異なっている[xxxvi]。その数値は集計システム

---

　　xxxiv）　多胎児が「自然に起こる」頻度は，ドイツ語圏ではいわゆる「ヘリンの法則Hellin-Regel」にしたがって求められる。この法則によれば，通常の分娩と比較して双子は85対1の割合（1.18％）で，三つ子は7,225対1の割合（$85^2:1$ あるいは0.013％）で，四つ子は614,125対1の割合（$85^3:1$）で誕生する。より詳しくはFuhlrott/Jorch 2001に説明がある。そこにはまた早産と，早産の場合の合併症や成長と死亡の問題，そして多胎児奇形の問題についてのコメントも含まれている。同じテーマはBindt 2001でも取り扱っている。そのなかで著者は1980年と1997年の間に西側工業国において，多胎妊娠が倍増していることに注意を促し，多胎妊娠に伴う特別なリスクと並んで，出産前後に子供と母親とパートナーに（長期にわたって）残る心理的後遺症について報告している。

　　xxxv）　Felberbaum 2001, S. 268. フェルバーバウムによれば，体外受精で生まれた双子の平均体重は妊娠36週の誕生で2,405g，三つ子の平均体重は妊娠33週の誕生で1,745gあった。これに対し単産児の場合には，体重が平均して約3,500gあり，妊娠40週以降の誕生であった。

と記録方法に左右される。1998年にドイツで体外受精後に誕生した子1,570人のうち，詳しい区別は抜きにして，1.34％に奇形が見られた。顕微授精による奇形児の割合は1.8％であった[xxxvii]。

6 体外受精およびその変形手法に対する適応事由の拡張

体外受精はもともと卵管機能が回復不能に陥っている女性，あるいは卵管（Tubae uterinae）のない女性にも妊娠を可能とするために開発された。過去20年間に体外受精の適応事由はたえず拡張され，今では卵管不妊を理由に体外受精が行われるのは約40％にすぎない。

　この治療の提案は，まず不妊が続く女性に拡張された。他のまれな適用はいわゆる子宮内膜症[xxxviii]で，体外受精全体の3.4％を占める。

　[xxxvi]　Ministerium für Arbeit, Frauen, Gesundheit und Soziales des Landes Sachsen-Anhalt 1997（ザクセンアンハルト州労働・婦人・健康・社会福祉省白書1997年）参照。この白書によれば，「発生した全異常の約10％が単一遺伝性の要因で起こり，その約5％が染色体異常，5％が母親の病気が原因で起こっている。奇形の20％は多因子遺伝性の原因による病気であり，60％に関しては現在の認識水準では原因不明である。多因子遺伝性の原因で生まれる奇形や原因不明の奇形に関しては，同時に外的因子が誘発の役割を果たすと考えられる」（5頁）。生まれた奇形児について現実に即したデータを収集することは，この白書では困難である。ドイツ全体の統一的なデータ集計システムを構築することを，1993年に連邦医師会学術諮問委員会が提言した。しかしながら連邦医師会の推定によれば，「生まれた奇形児全体の約10％についてしか実態がつかめておらず」（6頁），生後3月のうちに認めることのできる奇形について法律に定められた報告義務は事実上遵守されていない。1997年1月1日からは，この報告義務もなくなった。先天異常についての欧州登録簿（EUR-OCAT, European Registration of Congenital Anomalies）にまとめられた子の奇形率を把握するための25の登録簿（このなかにはマインツやザクセン・アンハルト州マクデブルクのものも含まれている）によれば，1990年から1996年までの統計では，10,000件の生産〔死産を除く出産〕に対して平均189.8人の奇形が記録されている。この数字は先天異常率1.9％に相当する。個々のセンターの記録では，この値は0.9％から3.7％の幅が見られる。ドイツの上記二つの記録簿では，2.25％（マクデブルク），3.7％（マインツ）と記載されている。これについてはhttp://www.lshtm.ac.uk/php/eeu/eurocat/A03.html（2002年3月27日現在）参照。

　[xxxvii]　Felberbaum 2001, S. 269f. 参照。細胞質内精子注入法〔顕微授精〕後の奇形率をめぐる議論については，さらにNowak 2001, Koch, K. 2001, „Mehr Fertilitätsstörungen durch Spermieninjektion?" 2001参照。細胞質内精子注入法に伴うリスクをめぐる議論については，本章VI 2-3「(i)　特例としての細胞質内精子注入法」〔p.55-58〕で詳述。

　[xxxviii]　子宮粘膜の転移が粘着を引き起こすために，例えば卵子を受けとめる働きに障害が起こる。

1980年代前半に，体外受精全体のおよそ3％で男性不妊症の治療にも適応されるようになるが，その10年後にはすでにこの割合が約40％にまで達した。1999年にドイツで行われた体外受精または細胞質内精子注入〔顕微授精〕による治療の大半は，男性の受精能に制限のあるケースであった[31]。この急激な上昇は，精子を直接卵に注入するいわゆる細胞質内注入法（ICSI）〔顕微授精〕が1992年より利用可能になったことに由来する。女性の受精能にはまったく障害がないのに，顕微授精以外の方法では治療の可能性が低い男性の不妊症を，女性の体外受精治療によって克服しようというわけである。

　体外受精全体の約6％は医学的に説明不可能な「特発性」不妊症のために行われる。これはドイツ連邦医師会の見解では，「すべての診断処置がとられ，第一次の治療の可能性についてすべて説明されている場合にのみ，生殖補助医療の適応例と見なされる（べき）である」[52]。実際には「特発性」という適応は「いわば一種の貯水槽のようなものとして用いられているようで，不十分な診断による症例や長期的に成果の見られない不妊治療と並んで，さまざまな機能障害や心理的葛藤もそこに含まれる」[53]。

　最後に，症例の約0.2％で，免疫が原因となって起こる不妊がある。不妊を引き起こす免疫反応は，男性においても女性においても報告されている[xii]。

　例えば他の生殖医療処置に成果が見られないような場合に診断と治療を融合的に行うことは，体外受精の応用のもう一つの展開と見なすことができる。両性の生殖子への介入は，受精や着床，その後の妊娠の順調な発展の可能性を高めるために，卵子の性質を（顕微鏡でチェックしたり，いわゆる極体診断[xi]の際の分子遺伝学的方法により），精子の性質を（精子の発育段階を顕微鏡でチェックすることにより）分析し，かつ受精の経過全体を分析しコントロールする（培養液を加えたり，もっとも動きのよい精子を分離したり，あるいは細胞質内精子注入や，レーザードリルで透明帯

---

　　xii)　詳しくはReinhard/Wolff 1995, S. 72ff., 特にS.74参照。通常この特徴は女性の不妊症の一つと見なされる。その原因は，（精子と精液との間，または女性の抗体と卵外膜タンパク質との間の）自己免疫的不適合や，精子を固定する女性生殖管の分泌物に含まれる抗体である。

　　xi)　極体診断については第3章I「1-4　着床前診断に対する代案」〔p.138-139〕参照。

に穴を開けることで胚に assisted hatching *)と呼ばれる「孵化補助」をしたりする）ことができるようにした。

もっともよく発達する可能性をもった受精卵を選ぶために，受精プロセスが終わる前の（前核段階の）受精卵の質を（ドイツで認可されているように）顕微鏡下で評価することも，そうした方法のひとつに数えられる。精子の注入された卵子を廃棄しようとする場合には，受精過程が完了〔核が融合〕する前に行わなければならない。

（ドイツで認可されていない）着床前診断（PID）とは，基本的には，子宮に移植する前に胚を分子遺伝学的に検査することである。生殖補助医療の成功率を上げるための新たな診断手段として，体外の初期胚の分子遺伝学的検査（PID）を通例検査とすべきことについて，今日すでにドイツでも議論されている。これらの論者によれば，自然流産の大半の原因となり，女性の年齢が上がると共に増大する胚の異数性（Aneuploidien 染色体異常）を発見するために，着床前診断は用いられる。その見解によれば，異数性を示していない胚を目標どおり選択することによって，移植される胚の数を同時に減らすことができ，体外受精後の多胎妊娠を抑え，したがって体外受精による女性の負担を軽減することができる[54]。

IV 臨床における生殖補助医療

1 欧米における生殖補助医療の概観

1-1 ヨーロッパ

世界中で実施されている体外受精の半数以上はヨーロッパで実施されている[55]。ヨーロッパにおける体外受精全体の半数以上は，フランス，イギリス，ドイツで実施されている[56]。この数字は欧州あるいは EU 規模の体外受精登録簿をもとにしたものではない（そのような登録簿は存在しない）。

---

*) 胚は子宮内で着床前に透明帯から脱出（孵化 Hatching）する。透明帯から脱出できないと着床できない。透明帯からの脱出を補助する治療を Assisted Hatching（直訳：孵化補助→透明帯開口法）という。

表 3 ヨーロッパ21カ国における体外受精データシステム

報告義務のある体外受精登録簿	自由参加による体外受精登録簿	体外受精登録簿はないが、ヨーロッパ人類生殖医学会用の国のデータがある	体外受精登録簿もヨーロッパ人類生殖医学会用データもない
デンマーク イギリス フランス オランダ ノルウェー スウェーデン	ベルギー ドイツ＊） アイスランド ポルトガル ロシア スペイン スイス チェコ ハンガリー	イタリア フィンランド（出生統計のみ） ギリシャ	アイルランド ルクセンブルク オーストリア

出典） Nygren/Nyboe Andersen 2001
原注＊） ドイツの事情については以下の説明を参照。1998年からドイツ医師会指針によって体外受精登録簿への参加が呼びかけられている。だが体外受精センターのすべてが登録簿に参加しているわけではない。

　そうではなく，ヨーロッパ人類生殖医学会（ESHRE, European Society for Human Reproduction and Embryology）が1997年に初めて実施したモニタリング（継続監視）プログラムをもとにしたものである。

　ヨーロッパ人類生殖医学会の第1次モニタリング報告によれば，ヨーロッパ16カ国で体外受精登録簿があるが[i]，イタリアとギリシャにはない（両国では，このモニタリングのためにやっと全国的なデータ集約がなされた）。オーストリア，アイルランド，ルクセンブルクではデータ収約を実施できなかった。

　当モニタリングに報告のあった18カ国のうち，6カ国で国への報告義務があり，その履行状況を国もしくは独立の研究機関が監視している。フィンランドには報告義務はないが，体外受精児は出生統計のなかで別に集計されている。9カ国には体外受精に関する自発的な報告に基づく登録簿または法的に規定されていない登録簿しかない。そのため，当モニタリングに参加しているセンター分の数値がいつも示されるとは限らない。したがって以下にあげる数値はおおよその数でしかないと見なければならない。

---

　[i] 2001年3月26日の非公開聴聞におけるリカルド・フェルバーバウム教授の口頭報告によれば，ヨーロッパ全体に19の体外受精登録簿がある。Felberbaum/Dahncke 2000, S. 800 も参照。

ヨーロッパ人類生殖医学会（ESHRE）によれば，1997年には全部で482センターから203,893件の体外受精例が報告された。学会によればしかしこの報告には一部不完全なものが混じっており，この数字は絶対的なものではない[57]。

最新の報告によれば，現在ヨーロッパでは700の体外受精センターが積極的に活動しており，1998年にはそのうち521センターから232,225件の人工妊娠が報告された。1997年度についての手元のデータと比べてみると，この数字はヨーロッパ人類生殖医学会によって把握された治療件数がおよそ14％増加したことを示してはいる。ところが同時に，登録に参加するセンターが8％増えているのである。ドイツにおいて最も実施件数が増えていることも批判的に評価されなければならない。なぜなら，たしかに報告義務が80年代の終わりに始まって，すでに職業法に採用されることになったが，実際の報告義務は各州医師会によって，異なる時期に，異なる形式で採用されるに至っているからである。1998年になってやっとドイツ連邦医師会指針のなかで全国的に報告が義務づけられ，その結果明らかにそれまでよりも多くのセンターがドイツ体外受精登録簿に報告するようになった（1997年には70センターから，1998年には86センターから報告があった）。

それぞれの国の新生児数で見ると，1998年の体外受精児の割合は北欧諸国で最大になった（アイスランド3.8％，フィンランド2.7％，スウェーデン2.4％，ノルウェー1.7％）。フランスとイギリス（両国とも体外受精について報告義務がある）では，その割合が1.3％と1.1％である。これに比べて，自発的な報告に基づくドイツ体外受精登録簿ではセンターの約80％しか把握していないので，1998年の出産〔Lebendgeburten：死産を除く出産〕で体外受精児の割合は0.98％であった[ii]。

---

　ii）連邦統計局の報告によれば，ドイツでは1998年の新生児（死産を除く）の総数は785,034人であった。ドイツ体外受精登録簿によれば，このうち体外受精児は7,666人であった。しかしながらこの数字はドイツにある約110の体外受精実施施設のうち86施設の報告に基づいたものにすぎない。したがって1998年の新生児全体のうち体外受精児の割合はおそらく総じて約1.2％の規模になると思われる。これについてはhttp://www.destatis.de/basis/d/bevoe/bevoetab1.htm（2002年3月27日現在）およびDeutsches IVF-Register（DIR ドイツ体外受精登録簿）1999, S. 19参照。

治療を受ける女性の多くは30歳から34歳である（その年齢層の割合は国によって異なり，31-45%である）。次に35歳から39歳までの年齢層が続く（22-39%）。ドイツでは治療を受ける女性の3分の1が35歳から39歳であり，合衆国ではその年齢層の女性が約50%に及ぶ。

ヨーロッパ諸国のうち10カ国で，すべての不妊クリニックに登録簿への報告が義務づけられている。これら10カ国において，133,215件の体外受精が行われ，18,899件で誕生に成功し，計24,283人の子が生まれた。このことは赤ちゃんを家に連れて帰れる割合（Baby-take-home-Rate）が14.2%にのぼることを意味している[iii]。

出生児はヨーロッパ平均で，約70%が単産児，26%が双子，3.6%が三つ子，0.2%が四つ子になる。多胎児の割合はヨーロッパでは26.3%で，40%に迫る北米の値を明らかに下回る[58]。目を引くのは，チェコ，ギリシャ，ハンガリー，ポルトガル，スペイン，ロシアで胚移植の際，35-57%で4つの胚が移植されているのに対し，スカンジナビア諸国とイギリスでは，移植される胚は最高でも3個までということである。

1-2 アメリカ合衆国

アメリカ合衆国では1981年から生殖補助技術が用いられるようになった。1992年には連邦議会が「生殖医療の成功率と質保証に関する法」（Fertility Clinic Success Rate and Certification Act）を可決する。この法律に

---

iii) Nygren/Nyboe Andersen 2001. オランダとスイスからは分娩について不完全なデータが報告されていたが，ドイツからは分娩についてなんのデータも報告されていない。Baby-take-home-Rateとは，体外受精周期毎の出産〔死産を除く〕の割合のことであり，テキストにあるように，胚移植数に対する割合〔つまり1回の体外受精の試みにおいて実際に子が生きて生まれる成功率〕ではない。ヨーロッパ人類生殖医学会がヨーロッパの18カ国について次のような成功率を報告している。
- 体外受精に関して。妊娠率26.1%，分娩率（Geburtenrate）20.9%（数字はいずれも胚移植件数に対する割合。体外受精が試みられた周期に対する割合に計算し直すと，妊娠率が18.5%，分娩率が16.7%になる）。
- 細胞質内精子注入法〔顕微授精〕に関して。妊娠率26.4%，分娩率21.5%（数字はいずれも胚移植件数に対する割合。体外受精が試みられた周期に対する割合に計算し直すと，妊娠率22.9%，分娩率17.7%）。出生率（Geburtenrate）は，赤ちゃんを家に連れて帰れる割合（Baby-take-home-Rate）とは異なって，分娩数ではなく，新生児〔死産を除く〕数に関係している。多胎出産のゆえにこちらがより多くなる。

第1章　体外受精と着床前診断

基づいて国立疾病管理予防センター (Centers for Disease Control and Prevention, CDC) は，合衆国の体外受精クリニックにおける妊娠成功率についての報告を公表している。2000年の最新版は1998年の数字を含み，生殖補助医療の潜在的利用者にも注目している[59]。データ集計は遡及的 (retrospektiv) に行われる[iv]。つまり各クリニックは生殖補助技術 (ART) の結果が明らかになってから，それらのデータを電子集計システムに入力する[60]。続いて現場で抜取検査が行われ，データ調整を行った上で，最後に委員会が正式の報告として承認する[61]。

- 1998年に生殖補助技術（ART）を利用した女性の23%は，それ以前にすでに子供を少なくともひとり生んでいた。この技術を利用した女性の51%は33歳と39歳の間であった。
- 合衆国には全部で390の体外受精クリニックがある。そのうち360クリニックに関する記録が疾病管理予防センター (CDC) 報告に収録されている[62]。
- 合衆国では1998年に28,500人の子（死産を除く出生児全体の0.7%相当）が生殖補助技術によって誕生した。
- 1998年には全部で80,634周期[v]の体外受精が行われ，そのうち61,650周期がドナーからのものでない「新鮮な」卵子あるいは胚を基にしていた[vi] (73.3%)。11,228周期の体外受精が冷凍保存胚を基にしており (13.9%)，7,756周期の体外受精が提供された卵子を基にしていた (9.6%　そのうち「新鮮な」胚を基にしたもの7.2%，冷凍保存胚を基にしたもの2.4%)[vii]。

---

　iv) Deutsches IVF-Register (DIR ドイツ体外受精登録簿) には前向き (prospektiv) の予想値が出されている。

　v) 当報告で「生殖補助治療周期（ART cycle）」というのは，定義によれば，女性の卵巣刺激開始期のことである。Centers for Disease Control and Prevention 1998（疾病管理予防センター1998年報告），S. 14参照。

　vi) 当報告では体外受精周期は卵巣刺激開始期であるとはっきりと定義されてはいるが (12頁)，胚が作られたことをもって初めて始まる周期もそこでの数字に含まれているかどうかは定かでない。報告には，これに対する理由も数字も示されていない。もしも数字が上記の両周期「開始期」に基づいているとすれば，「いっそう望ましい」成功数が得られることになろう。

　vii) 卵管内配偶子移植 (GIFT) と卵管内接合子移植 (ZIFT)〔本書p.9および脚注

- 「新鮮な」卵子あるいは胚を基にした61,650周期から49,837件の胚移植[viii]が行われ，そのうち18,800件で妊娠に成功した。これは試みられた周期に対して30.5％の妊娠率に当たる。結局15,367件で分娩があった。赤ちゃんを家に連れて帰れる割合（Baby-take-home-Rate）[ix]が24.9％であったことを意味している。
- 死産を除く出生児（Lebendgeburten）のうち，61％は単産児，28％は双子，11％は三つ児以上の多胎児。

データが遡及的に集約されたものであり，分娩がもっぱら卵巣刺激の周期開始期に関係していることが報告から疑いなく読み取れるわけではないため，上述の成功率をドイツの数字と比較することはできない。

合衆国の人口はドイツのおよそ3倍であるにもかかわらず，合衆国で試みられている体外受精および細胞質内精子注入〔顕微授精〕の件数（1998年80,634件，1997年73,069件）は，ドイツのそれ（1999年の体外受精と細胞質内精子注入を合わせた周期数64,617件）をわずかに上まわっているにすぎない。したがって人口比で見れば，ドイツでは生殖補助治療が合衆国のほぼ3倍実施されていることになる。

2　ドイツにおける生殖補助医療

2-1　制度上の発展

ドイツ連邦共和国では1981年にエアランゲンとリューベックの大学病院に，初めて二つの体外受精チームが立ち上がった。1982年4月，最初の体外受

参照〕とで合わせて3.2％になる。Centers for Disease Control and Prevention 1998（疾病管理予防センター1998年度報告），S. 11 参照。

[viii]　最も高い成功率（生きた子の分娩）は3個の胚を移植した場合に達成され（35.7％），4個の胚を移植した場合がそれに続く（34.1％）。だが両ケースで多胎出産の割合も最も高くなる。Centers for Disease Control and Prevention 1998（疾病管理予防センター1998年度報告），S. 27 参照。

[ix]　この割合は，疾病管理予防センター1998年報告では「出生÷体外受精周期（Live births/cycle）」と呼ばれている。Baby-take-home-Rate はいつも分娩数に関係している（生まれた子の数ではない）。それが「カップルにとって唯一重要な成功の基準」（Hölzle/Wiesing 1991S. 9）であり，体外受精治療を始めた女性100人のうち何人が，（少なくとも）ひとりの生きた児を産むことができたかを示す尺度となる。本章VI「3　赤ちゃんを家に連れて帰れる割合という成功基準」〔p.79〕参照。

精児が旧西ドイツで誕生し，1984年10月には旧東ドイツでもそれが続いた[63]。1984年，連邦共和国〔旧西ドイツ〕にはすでに21の体外受精チームができ，1986年には41になった（このうち21が大学病院，9つが病院，11が診療所)[64]。1985年にはドイツ連邦医師会が最初の指針となる「体外受精および胚移植を不妊治療法として実施するための指針 (Richtlinien zur Durchführung von In-vitro-Fertilisation (IVF) und Embryotransfer (ET) als Behandlungsmethode der menschlichen Sterilität)」を発表した[65]。1987年にドイツ語圏体外受精/配偶子卵管内移植センターの最初の連邦大会がボンで開かれ，36の代表的グループすべてが1982年以来の成果を報告した[66]。

1990年の終わりには旧西ドイツだけで50のグループが活動し（23が大学病院，11が病院，16が診療所），旧東ドイツの大学病院にも6つのチームができ（シャリテ・ベルリン〔フンボルト大学病院〕，ハレ，イェーナ，ライプチヒ，マクデブルク，ロストック），1991年にはドイツ全体で55チームが活動するようになる[67]。

ドイツ体外受精登録簿に登載されたセンター数は，1992年から1997年にかけて51から70へと比較的ゆっくり増加した。「生殖補助医療実施指針」の改訂版のなかで，ドイツ連邦医師会がドイツ体外受精登録簿[68]への参加を求めたために，届出のあったセンター数が1998年には86，1999年には92[69]に増え，2000年の最新データでは103センター[70]が記載されている。ドイツで実際に活動している体外受精チーム数は110と推定されるので[x]，連邦医師会の現行指針を守っていないセンターが約18あると考えてよかろう。（もっとも各州医師会が連邦医師会指針をすべてそのまま職業法〔医師法〕に取り入れているわけではない。たしかにどの州にも報告義務はあるが，しかしその一部は州医師会に対して，ドイツ体外受精登録簿への報告によって補助的に履行されうるような義務である)。1999年にドイツ体外受精登録簿に報告があった92センターのうち27が大学に，14が病院に，51が診療所に属していた。2000年には診療所数がさらに61に増えた。

1992年にベルギーで初めて成功の報告があった細胞質内精子注入〔顕微

---

x) 2001年3月26日の非公開聴聞でのリカルド・フェルバーバウム教授の口頭報告。

授精〕が，「精子を注入された」卵子の冷凍保存（胚保護法にしたがって前核期の受精卵を冷凍すること）と同様にドイツでも1993年から行われるようになる[x]。1994年には細胞質内精子注入が32センターで，冷凍保存が19センターで実施された。1999年にはドイツ体外受精登録簿に登載されている92センターすべてで細胞質内精子注入が，また75センターで冷凍保存の機会が提供された[71]。2000年には98センターで細胞質内精子注入が，77センターで冷凍保存が実施された[72]。

表4 体外受精実施施設の増加

	大学病院	病院	診療所
1981	2	—	—
1984	14	3	4
1986	21	9	11
1990	29（西部23＋東部6）	11	16
1999[a]	27	14	51
2000[b]	27	14	61

原注 a) Deutsches IVF-Register 1999 の参加施設一覧による。1990年以前のデータは旧西ドイツのみの数値。
b) Deutsches IVF-Register 2001 の参加施設一覧，S. 27ff．

表5 ドイツ体外受精登録簿に登載された各種治療数

年	1982	1984	1986	1988	1990	1992	1994	1996	1997	1998	1999[a]	2000
届出センター数[b]	5	14	28	34	53	51	66	66	70	86	92	102
体外受精	742	972	3806	7130	7343	12867	16175	14494	9902	16763	21880	28945
配偶子卵管内移植	0	0	380	1266	985	1283	829	420	104	11	41	25
冷凍保存	0	0	0	0	0	0	499	2660	2656	4616	7661	9457
細胞質内精子注入	0	0	0	0	0	0	5856	16233	15365	23578	21244	15752
体外受精/細胞質内精子注入										424	962	790
その他									2585	67	6600	6562
計	742	972	4201	8579	8653	14770	23684	33993	30676	45459	58388	61531

出典）DIR（ドイツ体外受精登録簿）2000, S. 7（一部修正）
原注 a) Deutschem IVF-Register 1999, S. 7 によれば，1999年からは実施され（終了し）た治療だけが記載されている。
b) Deutsches IVF-Register 2000, S. 6. 図「センター数」による。報告をしているセンター数が体外受精センター全体の数と等しいわけではない。

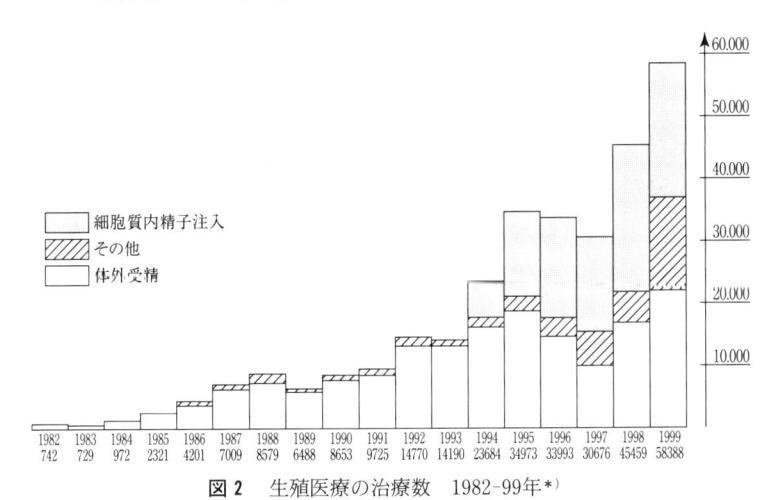

細胞質内精子注入
その他
体外受精

| 1982 | 1983 | 1984 | 1985 | 1986 | 1987 | 1988 | 1989 | 1990 | 1991 | 1992 | 1993 | 1994 | 1995 | 1996 | 1997 | 1998 | 1999 |
| 742 | 729 | 972 | 2321 | 4201 | 7009 | 8579 | 6488 | 8653 | 9725 | 14770 | 14190 | 23684 | 34973 | 33993 | 30676 | 45459 | 58388 |

図2　生殖医療の治療数　1982-99年*)

原注＊）ドイツ体外受精登録簿1999年版には64,617周期が登載されており，58,817例は「納得のいく周期数」と呼ばれ，実施済みおよび実施見込み数を含む。図2は Deutsches IVF-Register 1999（ドイツ体外受精登録簿1999年〔http://www.meb.uni-bonn.de/frauen/DIR_downloads/dirjahrbuch1999.pdf〕），S. 7 のデータに基づく。

ドイツにおいて最初の生殖医療センターが樹立されて数年後に，
「体外受精費用を法定医療保険適用に認めさせる闘いなどが機縁となって，多くの体外受精グループが職業団体に対して政治的なロビー活動を強めるよう求めた。……こうした職業団体による政治的圧力の高まりのなかで，結局，ドイツ産婦人科学会（Deutsche Gesellschaft für Gynäkologie und Geburtshilfe）のなかに婦人科内分泌学・生殖医療研究会（Arbeitsgemeinschaft für Gynäkologische Endokrinologie und Fortpflanzungsmedizin, AGGEF）が」[73]
1993年に創設される。1996年には社団法人ドイツ連邦生殖医療センター協会（Bundesverband Reproduktionsmedizinischer Zentren Deutschlands e. V, BRZ）が創立された。協会は「とりわけ自由診療所や民間クリニックで活動する体外受精専門医の職業政策上の利益を代表する」[74]。

2-2 生殖補助技術へのアクセスと利用および費用負担に関する法整備

(i) アクセスに関して法が求めるもの 生殖補助医療の方法について立法者たちはこれまで社会法と刑法の立場から取り組んできた。1990年,生殖補助技術は社会法典第5巻(SGB V)のなかで法定医療保険からの給付対象と定められた[xi]。給付を受けるための条件は,当該措置が1990年胚保護法(ESchG)の(もっぱら)刑法上の諸規定に違反していないことである。

1990年12月13日成立1991年1月1日施行の胚保護法はまったく刑法的な性格のものであって,生殖補助技術を,刑法的な禁止を超える事柄については,不十分で間接的な仕方でしか規制していない。刑罰による威嚇は治療を行う医師に向けられている。1994年になって初めて連邦に対して,「人における人為的授精(künstliche Befruchtung beim Menschen)」に関する競合的立法権限[*]が委譲された(基本法第74条第1項第26号)。これによって,刑法規定を超えて連邦全体を統一的に規制する法律を公布する可能性が生まれた。

女性もしくはカップルが望んでも子供が出来ない場合に,どの程度病気と認定すべきかについての論議は法的に決着していない。最近になって連邦社会裁判所(BSG)が「医療保険の給付制度における人為的受精の特別な位置」に言及して,こう断定した。「人為的受精はそのものとしては病気治療とは見なされない。それはただ」,社会法典第5巻の関連規定を適用して「費用負担を夫婦双方が加入する医療保険に割り振る」ために,「病気治療に分類されているにすぎない」[xii]。

---

　　xi) 本章IV「2-3 生殖補助医療へのアクセスと法定医療保険による費用の弁済」〔p. 53以下〕参照。

　　*) ドイツ基本法は第70条以降で,連邦と州との間の立法権限の配分を定めている。連邦の専属事項と各州の専属事項との中間に「競合的立法分野(konkurrierende Gesetzgebung)」を設けている。この分野では連邦は連邦全体に関わる範囲で立法権を有する。各州は連邦が立法権を行使しなかった範囲で立法権を有する(第72条)。競合的立法分野は第74条に26項目が挙げられている。これの第26項に「人における人為的授精,遺伝子情報の研究とその人工的な組み替え,ならびに臓器および組織の移植に関する規律」が位置づけられている。

第 1 章　体外受精と着床前診断

　生殖医療センターの認可（社会法典第 5 巻第121条 a による）は州の業務，もしくは 7 つの州においては州医師会の業務である。社会法典第 5 巻第121条 a と第27条 a を見ると，たしかに，生殖医療施設の需要とそれらの質的な諸条件の必要性を確定するにあたって複雑な検査基準があることがわかる。ところが社会法典第 5 巻はそれを実行するための指示を量的にも質的にも与えていない。医師会法と医師法（Heilberufsgesetze）には職業法的規則を実行するための適切な道具立てが欠けており，医師会には質を確保する構造的な要求を実現するために必要な道具すら備わっていない。

　胚保護法の諸規則は本質的に次のことを目標として掲げている[75]

・胚の乱用を阻止する。
・生殖を人為的授精の唯一の目的とする。
・（例えば卵子提供や胚の提供あるいは代理母によって起こる）母性の「分裂」（Eine „gespaltene" Mutterschaft）[*1]を阻止する。
・いわゆる「余剰」胚の発生を避ける。
・人間育種的「優生学」への道が拓かれるのを防止する。
・自身の生殖についての自己決定権を保証する。

　胚保護法が妥当性をもつのは，もっぱら体外の胚を子宮に移植するまでである。その後は刑法第218条以下の条項規定が有効性をもつ[*2]。

　上記のこと以外にもさらに多くの問いが答えられないままになっている。例えば精子の提供に関連して，最近つぎのことが確認された。

　　「ドイツでは今日，提供された精子による受精から生まれた子供たちが 6 万人から 7 万人以上暮している。ドナーによる人為的授精に対してはすでに治療原則がある。だが提供者の匿名性，家族の権利，相続権，文書の保管期間，提供者に対する謝礼等いくつかの法的問題に関しては，なお法律による規定が必要である」[76]。

　なかでも，連邦憲法裁判所は子供が自分の出自を知る権利〔親を知る権

---

　xii）　BSG, Urteil vom 3. April 2001（連邦社会裁判所2001年 4 月 3 日判決），BSGE 88, S. 62 (65).

　*1）　例えば，遺伝上の母（卵子提供者）と生みの母，生みの母（代理母）と育ての母という形で「母」が複数存在するようになること。p.22とその脚注 xvii 参照。

　*2）　本書 p.164-166参照。

利〕を認めたけれども，この権利を法律によって保証することは今のところ出来ていない。

　（カウンセリング，実験室についての基準，手術による介入，新規方法の扱いなど）〔生殖医療の〕質保証や記録作成義務については，職業法の規則を別にすれば，法的規則はなにもない。それゆえ成功率と失敗率，および生殖補助技術の適用に関連した健康上の問題についても，証言力ある比較可能な統計数値が存在しない。生殖補助技術を実施する施設の認可条件や，独立機関による品質管理に関しても，規定がない。

　未婚で同姓のカップルや独身者に対しては，現在，医師の職業規則や，医師・医療保険組合連邦委員会（Bundesausschuss der Ärzte und Krankenkassen）の指針に基づいて生殖補助技術の利用要求は拒絶されているが，法律上の規制はない。職業法の規則は実際にはすり抜けられている。

　生殖補助技術に関する立法権限が1994年に州から連邦に委譲されたが，この措置はすでに当時から，生殖補助医療に関連する医療法上の諸問題と，公法・民法に関わるその他の諸問題すべてに規則を与える包括的な生殖医療法を公布しようという意図を伴っていた。それ以来，連邦が生殖医療法案を提出するよう[xiii]，公(おおやけ)の場で繰り返し要求されてきた[xiv]。1996/1997年には，連邦保健省の下にある「人における人為的授精に関する連邦および各州作業部会（Bund-Länder-Arbeitsgruppe zur künstlichen Befruchtung beim Menschen）」がすでにそのような法案作成に取り組んだが，完成には至らなかった。2000年12月には，連邦保健省は生殖医療法のための「提言（Eckpunktepapier）」[77]を発表した。

(ii) 医師・医療保険組合連邦委員会指針　1990年10月1日，「人為的授精のための医療措置についての，医師・医療保険組合連邦委員会指針

---

　　xiii)　いわゆる生殖医療法をめぐる論議は近年，公の場で盛んになってきている。なかでも2000年5月ベルリンで連邦保健省がロベルト・コッホ研究所と共催した学術シンポジウム「ドイツの生殖医療」は，実にさまざまな分野の専門家から特別な意義を認められた。このシンポジウムの記録については，Bundesministerium für Gesundheit 2001（連邦保健省2001年報告書）参照。

　　xiv)　例えば1999年6月9‐10日の各州保健大臣会議で全会一致で決議された。Gesundheitsministerkonferenz der Länder 1999（各州保健大臣 1999年会議録），S. 76 参照。

(1990年8月14日取りまとめ)」が発効した。1998年1月1日からは1997年10月1日付け改訂版が有効になった[78]。刑法第5巻第27条aに基づく,人為的授精のための医療処置とは,とりわけ胚移植(ET)を伴う体外受精(IVF)であるが,場合によっては接合子卵管移植(ZIFT)あるいは卵管内胚移植(EIFT)となることもある。指針第12項にその能力が具体的に記載されているが,精子や,精子を注入された卵の冷凍保存,まだ移植されていない胚の冷凍保存については記載がない。

次の事項が医療保険からの給付の前提条件となる。

- 受胎能力をつけるための他の医療処置に十分な成功の見込みがなく,治療が外来で行われること,
- カップルが互いに婚姻関係にあって,いずれのパートナーも不妊手術を受けておらず,またHIVに感染していないことが証明できること
- 女性の年齢が40歳以下であること(成功の見込み有りという専門家の鑑定がある場合には,45歳まで例外が認められる)
- もっぱら夫婦間で卵子と精子が用いられること
- 遅くとも4回目の体外受精,もしくは2回目の卵管内配偶子移植で臨床的妊娠があったことが証明できること〔体外授精の失敗は4回まで。卵管内配偶子移植の失敗は2回まで。それ以上の試行に医療保険は適用できない〕(ただし,人為的授精の試みに2度失敗し,その決定的原因を分析した結果,体外受精が不可能であると認識された場合には,体外受精の成功見込みはほとんどないと見なされる)[xv]
- 人為的授精の医療的,心理的,社会的側面についてのカウンセリングを医療処置が始まる前に,医療処置を施す医師とは別の医師から受けていること[xvi]。

さらなる規定

精液の検査と浄化,場合によって精子を成熟させる処理などに関連する処置,ならびに夫のHIV検査に対しては,夫の医療保険が支払い義務を負

---

xv) 体外受精の診療報酬との関連で「周期」と言われる場合には,いつも女性の月経周期数が基礎になり,しかもその数字は,個々の事例に応じて適用される生殖補助医療の方法には依存しない。

xvi) カウンセリング料の支払い可能性については本章IV「2-3 生殖補助医療へのアクセスと法定医療保険による費用の弁済」〔p.53以下〕参照。

う。

　夫婦に対するカウンセリング，ならびに卵子と精子の融合に関わる体外的処置に対して，夫婦がともに法定医療保険に加入している場合には，妻の医療保険が支払い義務を負う。

　すでに子供を産んでいる場合には，この指針に沿ったその他の前提条件が満たされているかぎり，人為的授精によって妊娠を引き起こすことを要求する権利が新たに成立する。

　上述の処置を施すための医学的適用として，次のようなケースが，ほかに代わりうる治療が考えられないかぎり，認められている。
- 卵管切断後の状態にある
- （卵管を再建するための顕微手術〔マイクロサージェリー〕も含め）他のやり方では治療不可能な卵管閉塞
- 子宮内膜症を含めて，他のやり方では治療不可能な卵管機能障害
- 心理学的検査も含め，不妊治療に関するあらゆる診断的・治療的可能性が尽くされた場合の特発的（説明不可能な）生殖不能
- 男性の生殖能力が正常より劣る場合
- 免疫的な原因による生殖不能

臨床的に証明された妊娠が医療処置が成功したか否かの基準となる[xvii]。

（iii）　保険適用可能なカウンセリングサービスの要求　「医師・医療保険組合連邦委員会指針」第13条によれば，適切な診断的処置や，場合によっては治療的処置を取りながら，〔カウンセリングを必要とする〕医学的適応事由があることをまずもって確かめた上で行われるカウンセリングサービスに対しては，報酬が保険から支払われる。その際，保険給付法の他の諸条件が満たされていることが前提となる。

　「カウンセリングは人為的授精を受ける個人の医療的・心理的・社会的側面に向けて行われることになる。その際，治療処置がもたらす健康面へのリスクやその処置の成功率についてのみならず，特に女性に

---

　　xvii）　それゆえドイツ体外受精登録簿にとっては臨床的な妊娠証明の方が，女性やカップルにとって決定的な意味をもつ「赤ちゃんを家に連れて帰れる割合（Baby-take-home-Rate）」よりも重要であるように思われる。

対する身体的・心理的負担についても，自分の子供をもつためのありうる代替処置（例えば養子縁組）を含めて詳しく説明されるべきである」[79]。

カウンセリングを行う医師は産婦人科医であるか，生殖医療の知識をもっていなければならない。彼らはまた精神身体医学の基本的な診療に関する資格を有していなければならない。行われたカウンセリングに関しては証明書が発行されなければならず，この証明書は患者を生殖補助医療に回すのといっしょに，それを行う医師に提出されなければならない。

上述のカウンセリング以外に，生殖医学的診断に先立って，あるいはそれに伴って行われる心理社会的カウンセリング，あるいは場合によって望んだ成功が得られなかった生殖補助医療処置後にケアの意味をもった心理社会的カウンセリングが，独立した相談所で提供されることがある。こうしたサービスはしかし生殖補助医療を構成する部分ではなく，通常それに対する報酬が医療保険組合から支払われることはない[xviii]。

「カウンセリングにおいて医師が大幅な留保を付けるときには，批判と受け取るべきであろう。いずれにしても医師のカウンセリングは重要であり，必要な処置である。だが診療から独立したカウンセリングが心理士や'カウンセラー'によってなされることも考えられる。……（可能な治療に対していつも力になろうとする）医師から独立してカウンセリングが行われれば，当該テーマに関して結論の多様性を保証する幅広い相談方法が可能となろう」[80]。

心理療法士養成教育を受けた他の職種の人もカウンセラーの候補となろう。カウンセラーはあらゆる点で生殖医療を行う機関から独立していなければならない。

(iv) **職業法が定める諸要件**　〔ドイツ〕連邦医師会（BÄK）の「生殖補助の実施に関する指針」[*]が，各州医師会の定める職業規則の基礎となっている。これは1998年に改訂された版で，次の重要な諸点を含んでいる。

---

xviii) 2001年3月26日の非公開聴聞でのクリスティーナ・ヘルツレ教授の口頭報告。

*) これの1994年版の邦訳が岡嶋道夫編訳『ドイツの公的医療保険と医師職業規則』信山社，1996年，p.109-115に掲載されている。

- 子供がほしいというカップルの願いを満たすための医師による助け，という生殖補助の定義[*1]
- 医学的適応と医学的禁忌，および社会的前提（カップルが婚姻関係にあること，そうでない場合には医師会の議決が必要。子供が第三者に引き渡されないこと）[*2]
- 細胞質内精子注入法（ICSI 顕微授精）の適用[*3]
- 体外受精チームが生殖医療5分野で資格を認定され，人類遺伝学者および精神科医と，規則に即した協力関係にあること[*4]
- 診断と説明，文書による同意[*5]，質の確保（のためのドイツ体外受精登録簿への届出義務）[*6]

体外受精および胚移植の実施に関する〔ドイツ〕連邦医師会指針の歴史

連邦医師会は1985年に初めて「人の不妊治療法としての体外受精（IVF）および胚移植（ET）の実施に関する指針（Richtlinien zur Durchführung von In-vitro-Fertilisation (IVF) und Embryotransfer (ET) als Behandlungsmethode der menschlichen Sterilität)」[81]を公表した。それは1988年に改訂された[82]。1989年には「多胎児の減数手術に関する指針（Richtlinie „Mehrlingsreduktion mittels Fetozid")」[83]が公表され，1994年には「卵管内配偶子移植，胚移植を伴う体外受精，および他の類似方法の実施に関する指針（Richtlinien zur Durchführung des intratubaren

---

[*1] 指針冒頭「生殖補助とは何か」でそう定義。
[*2] 指針「3.2.1 医学的適応」，「3.2.2 医学的禁忌」，「3.2.3 両親の条件」で規定。「原則として夫（Ehepartner）の精子のみを使用できる」。「他人の精子を用いる場合は，医師会のもとに設置された委員会での議決が必要」。生殖補助医療で「妊娠させられる女性が，出産後に子を永続的に第三者に譲り渡そうとする（代理母）場合は，適用できない」。
[*3] 「生殖補助と何か」および「1 定義」参照。
[*4] 「3.5.2 医療チームのメンバーは次の知識と経験を有するものでなければならない。生殖内分泌学，婦人科超音波検査法，産婦人科手術科，体外培養を重点とした生殖生物学，男性医学。……人類遺伝学者及び精神科医と規則に即した協力関係が確保されなければならない」。
[*5] 「3.4 説明と同意」参照。
[*6] 「4.3 手続きの遵守と質の確保 手続きと質を保証するために，各州医師会は共同して一つの登録センター（ドイツ体外受精登録機構 Deutsches IVF-Register＝DIR）を設置する。いずれの医療チームもドイツ体外受精登録機構の質問項目にそって，電子入力をしなければならない)。

Gametentransfers, der In-vitro-Fertilisation mit Embryotransfer und anderer verwandter Methoden)」という名称で，上記の体外受精指針が改訂された*)84)。

さらに，「不妊治療としての細胞質内精子注入法〔顕微授精〕の実施に関する勧告 (Empfehlungen zur Durchführung der Intracytoplasmatischen Spermieninjektion (ICSI) zur Behandlung einer Sterilität)」) といった個別問題についての，ドイツ産科婦人科学会の指針もあるが85)，ここでは立ち入ることができない。

体外受精及び胚移植の実施に関する連邦医師会の現行指針に対する幾つかの批判点

連邦医師会の体外受精指針に，手続きと品質の保証を定めた4.3節が初めて採り入れられたのは1998年，ドイツ初の体外受精児が生まれてから17年後のことであった。これは州医師会が初めて品質保証についての特別な規定を職業規則に採り入れてからほぼ10年後のことになる。連邦医師会指針はドイツ体外受精登録簿（DIR）を，各州医師会による共同の設置と定めた。ところが登録簿は今でもそのような性格のものとなることがなく，依然もろもろの生殖医療センターの制度のままであり，生殖医療センターによって州医師会に共通の制度と定められている。

かくして，すべての体外受精チームは収録データをドイツ体外受精登録簿（DIR）に届けるよう求められる。ところが，必ずしもすべてのセンターがそれを義務と感じているわけではないようだ。約110ある体外受精チームのうち，1999年に体外受精登録簿に届け出たのは93チームにすぎず，しかもそれらのデータのうち「記載の信憑性に関して問題がなく，前向き調査（プロスペクティブ）に利用できるのは」xix)およそ87％だった。以前に比べれば，この結果もまだましである。しかしこのことは，たとえ最新の体外受精登録簿であっても，信憑性があって前向きに利用できるデータ

---

*) 邦訳は岡嶋道夫編訳『ドイツの公的医療保険と医師職業規則』信山社，1996年，p.109-115。

xix) Deutsches IVF-Register 1999, S. 5. あるセンターでデータの届出が遅れたために，評価では92のセンターのみが考察の対象となっている。

は，ドイツで実施される体外受精治療全体の約74％しかないことを意味している。2000年に届出のあった103のセンターのうち，102のセンターが期限を守って届出をしており，データの約86％が信憑性があり，かつプロスペクティブに利用できる形で収録されている[xx]。

品質保証の必要性と記録収集に関して，連邦医師会指針の注釈には次のように書かれている。

> 「データ収集が前向きに利用できるということは，具体的には次のような意味である。まず，ホルモン刺激開始後8日以内に，当該治療周期に関する最初のデータを入力しなければならない。……それらのデータの前向き的な把握によって，品質保証の意味での評価が可能になる。その評価は，関心のある医師だけでなく関心のある患者にも，治療の成功率と，ひょっとしたら何らかの影響を与えるかもしれない諸要因がもつ意味を明らかにする」[86]。

この指針にはしかし体外受精治療の範囲（開始と終了）についての厳密な規定が欠けている。また，治療の成果に関する調査と統計処理と記載について前もって義務づけられた基準が欠けている[xxi]。

この欠陥は同時に，連邦医師会指針3.4が求めている「説明と同意」にも影響を及ぼす。そこにはこう書かれている。

> 「治療を受ける夫婦は，治療に入る前に，予定されている介入的処置，治療の各段階，成功の見込み，合併症の可能性，費用，これらについて情報を与えられなければならない」。

というのも，医師は成功の見込みについて説明するとき，ドイツ体外受精登録簿（DIR）のデータを参照するからだ。これが，説明の質が収集されたデータの質と直結する所以である。

ところで説明する者がどんな成功率を示すかは，職業法〔によれば，〔医師の〕自由裁量に委ねられている。この事情は次に挙げる二つの理由から不十分である。第一に，体外受精に対してカップルが抱いている期待

---

xx) Deutsches IVF-Register 2000, S. 5 参照。「報告をしているセンター数が高い割合を示していることからも分かるように，記録収集と品質保証を目指すこの措置を拒否するセンターはごくわずかである」。

xxi) これについては，本章IV「2-4 ドイツにおける生殖補助医療の登録制度と品質保証」〔p.60以下〕参照。

の方が実際の成功率よりも高いことがしばしばだからである。第二に，カップルあるいは女性の見方では，成功の基準がもっぱら体外受精治療開始後に子供が生まれる割合に置かれているからだ。ところがこの割合は，〈臨床的妊娠数÷胚移植の実施件数〉の比率としてよく挙げられるものよりも，いつも低いのである。

　体外受精治療チームのスタッフがもつ専門的資格に関連して，連邦医師会が要求している，〔患者への〕説明がもつ別の側面に対しても注意が向けられた。それは，治療現場で心身の両面に向けられるべき基本的配慮が欠けていることである。それゆえ連邦医師会指針の，説明と同意の枠組みのなかで，心理的な観点にまともに対応していないことが欠陥として指摘される必要があろう[87]。

2-3　生殖補助医療へのアクセスと法定医療保険による費用の弁済

　ドイツでは1992年におよそ8千組のカップル[88]が，人為的授精に関するいろいろな処方の可能性，その医学的側面，社会的・心理的側面についてカウンセリングを受けた。1996年にはそれが早くも46,000組に達する。1996年には34,000件の治療が行われ，このうち16,233ケースで細胞質内精子注入法〔顕微授精〕による治療が行われた。ドイツで細胞質内精子注入法が初めて治療法として提供されたのは1993年であった。1999年には全部で58,000周期を越える生殖補助治療が行われるようになる。

　生殖補助治療にかかる費用総額は，いまのところ概算しかできない。それは〔ホルモン〕薬剤による周期制御に必要な費用と，本来の体外受精（手術によって卵を採取し，実験室において受精させて48時間培養し，できた胚を腟を通して女性の子宮に移植する一連の処置）に必要な費用を合わせた金額になる。細胞質内精子注入法〔顕微授精〕では，これにさらに精子の採取と準備に必要な費用，それを卵に注入するのに必要な費用が加算される。

　通院治療で合併症が起きなかった場合，生殖治療に必要な費用は，推定で次の金額になる。

- ホルモン治療　　　約1,300-1,550ユーロ〔18-21万円〕
- 体外受精（採卵，授精，胚移植）　　約1,050ユーロ〔14万円〕

・細胞室内精子注入法（精子の採取と洗浄，注入）　　約1,250ユーロ
〔17万円〕
（これにホルモン費用と体外受精費用が加わる）

したがって通常体外受精治療の費用は約2,300−2,600ユーロ〔32−36万円〕になる[xxii]。細胞質内精子注入法は全体として約3,600−3,850ユーロ〔50−54万円〕になる[xxiii]。冷凍保存に必要な費用は，それぞれ年間およそ500ユーロ〔7万円〕である。

生殖補助治療費を法定医療保険が引き受けることに関しては，重要な決定が下されるまでに，次のような紆余曲折の歴史があった。

ドイツの法定医療保険の給付法には，1988年まで人為的授精治療に関する特別な規則はなかった[89]。ところが保険にそのための費用の弁済を請求する権利を夫婦に認める判決があった。ただし非配偶者の卵と精子を用いた受精に対しては，法定医療保険の給付義務を退ける判決も出された[90]。

医療保険改革法（GRG）が1989年1月1日に施行されると，社会法典第5巻第27条に記された新しい規定が有効になる。この規定により，出産ないしは受胎能力の回復を目指す治療も，法定医療保険の給付カタログに入るようになった。ただし人為的授精〔体外受精〕は給付カタログから除外された[xxiv]。

胚保護法についての審議終了後，法定医療保険が中絶費用を引き受けているのに，生殖補助による不妊治療に対する費用を負担しないことへの激しい批判が引き金となって，1990年6月26日にすでに，戦争犠牲者援護法（KOV-Anpassungsgesetz）に関連して新たに定められた社会法典第5巻

---

　　xxii　公的医療保険が体外受精治療を4周期まで費用負担すると，その金額は最高で約11,000ユーロ〔150万円〕にまでなりかねない。さらに妊娠を目指して治療を続けると，やはり最高4周期まで費用を負担しなければならなくなる。

　　xxiii　Bundesverband Reproduktionsmedizinischer Zentren（BRZ）に基づくデータ。http://www.repromed.de/（2002年3月27日時点の記録に基づく）。

　　xxiv　1989年1月1日から1990年6月30日までは，法定医療保険は体外受精の治療費を引き受ける必要はなかった。その背景に，倫理的法的問題が解明されるまでは給付対象から外すという連立政権の決定があった（Bundesregierung 1990を参照）。給付義務が再び導入されたのは，1990年7月1日からである。社会法典第5巻に第27条aが加わったことで，然るべき規則にかなった給付請求が明確に認められるようになった。これについては，Nave-Herz 1996, S. 49f参照。

第27条aによって，人為的授精治療に必要な費用の支払いができるという規則が定められた。この条項によれば，カップルは結婚していなければならず，必ずカップルの卵と精子が用いられ，しかも治療の必要性を医師が確認しなければならない。また治療をみずから行う医師とは別の医師による医学的相談と心理社会的相談がなされなければならない。最高4回まで体外受精を試みてよいが[xxv]，それ以後は成功の見込みが薄いと評価される。

　個々の詳しい規定はすべて，医師・医療保険組合連邦委員会が定める決まりになっている。この委員会に対等の資格で参加している連邦保険医協会（KBV）は，「人為的授精治療が治療全般のなかで給付法上もっとも複雑な部門に」[xxvi]なってしまった責任は，社会法典第5巻第27条aの条項と，それについて連邦政府が与えた説明にあるとしている。

（ⅰ）　特例としての細胞質内精子注入法〔顕微授精〕　1998年10月1日，医師・医療保険組合連邦委員会は，細胞質内精子注入法〔顕微授精〕を，形成不全リスクの解明が未了であることを理由に，法定医療保険の給付カタログに採用しないことを決定した。

　すべての保険組合でこの決定が実施されるまでにはしばらく時間がかかった。だが1999年の内にはこの決定が徹底され，「細胞質内精子注入法を前提にした体外受精治療に対して医療保険が費用を負担することはもはや許されなく」[xxvii]なった。

　ドイツ医療保険医協会のこの解釈は，1999年7月1日に発効すると，ドイツ全国に拘束力をもつ規定として確定された。それとともに，指針の10.5に従って，「細胞質内精子注入法はいまのところ，この指針で認められた人為的授精法ではない」ことが，すべての法定医療保険組合で認められるようになる。「評価のために必要な資料が十分提出されておらず，そ

---

　　xxv）　つまり，女性に対して最高4周期まで治療が許される。
　　xxvi）　連邦医療保険医連合（KBV）のウェブサイト（http://www.kbv.de　2001年8月17日現在）にある「人為的授精についての指針」序文。
　　xxvii）　http://www.repromed.de/連邦生殖医療センター連合（Bundesverband reproduktionsmedizinischer Zentren, BRZ）のウェブサイトに公開されているテキストは，リューベック医科大学ディートリッヒ教授によって作成された叙述に従っている。

れゆえこの方法を保険契約医の医療として承認するための前提がまだない」というのがその理由であった。

　それまでは，1993年からドイツで提供されてきた細胞質内精子注入法に対して，特定の条件が満たされれば法定医療保険が費用を負担していた。民間の医療保険（PKV）はいまでも治療費を負担している。1998年末になって連邦医師会が細胞質内精子注入法を職業法で認められた人為的授精の手段として，「生殖補助の実施に関する指針」[91]に採用するようになる。

　ところが連邦社会裁判所（BSG）第一部の2001年4月1日付け決定[92]以後，新しい状況が生まれる。そこで判決の対象となった問題は，細胞質内精子注入法の治療費を法定医療保険に請求する権利を原告に認めるか，認めるとすればどのような条件の下においてかであった。

　この判決の結論はこうだ。
- 不妊の原因が法定医療保険に加入している夫の側にあり，民間の医療保険に加入している妻の側にない場合は，夫が加入する法定医療保険組合の方に，治療費用を負担する義務がある。
- 夫婦とも同じ法定医療保険組合に加入している場合には，妻のみに，治療費用を請求する権利が生ずる。
- 夫婦が別々の法定医療保険組合に加入していて，とくに明確な規定がない場合には，妻が妊娠を望んでいるわけだから，妻の医療保険組合が費用を負担する。

　連邦社会裁判所第一部の見解によれば，細胞質内精子注入法による流産のリスクは，体外受精の場合と基本的に変わらず，この処置が，待ち望んでいる子供を「格段に危険に」さらすということは確認できない。体外受精や細胞質内精子注入法に結びついたリスクを我慢するかどうかは，然るべきカウンセリングの後に，将来の両親が下す決断に委ねられるべきである。

　「細胞質内精子注入法によって子にリスクが及ぶことについては，十分に解明されていないことはたしかだ。そのことは，この方法のために形成不全の発生率が高まることがこれまでのデータから確認できないことを理由に，この方法を推奨する研究者たちも認めている……」[93]。

「連邦社会裁判所第一部は，法定医療保険が費用負担する治療法に関して，効果の証明とリスク評価のための基準を開発してきた。その基準に従えば，体外受精の形をとる人為的授精は保険医の診療内容には含まれないであろう。……社会法典第 5 巻第27条 a はそれゆえ，これらの原則を人為的授精に無制限に当てはめるべきではないという趣旨で理解されうる。体外受精治療とともに，ある処置が法定医療保険の給付目録に採用された。その処置は立法趣旨によれば，ひとりの子の誕生に至るのに，100回試行したのち，せいぜい16回しか成功しない。さらに，子は死産になったり誕生後すぐに死亡したりする確率が高く，計算しがたい率で形成不全が発生する可能性もある。通常妊娠で生まれる子供に比べて〔体外受精児の〕形成不全率についての基本的な調査はこれまでなされていない……」[94]。

「細胞質内精子注入法は受精の進展をサポートするだけでなく，卵そのものに介入して受精を操作する処置であるだけに，通常の体外受精と本質的に質の異なった処置であることを，同裁判所第一部も認識していないわけではない。とはいえ，立法者の決定は成功の見込みを妊娠に合わせ，成功率や形成不全発生率については控えめな要求にとどめ，またホルモン刺激に結びついたリスクの評価については当事者の判断に委ねるというものであって，この決定に，細胞質内精子注入法を用いた体外受精の場合も，標準的な体外受精による場合と同様，従わなければならない。……形成不全率は「自然」妊娠の場合の2倍にまでなると専門家の間で議論されているが，この率が重大な意味をもつようになるかもしれない。……形成不全リスクをめぐる医学的論議は限られた意味しかもっていないが，連邦医師会が職業法的観点から細胞質内精子注入法を採用し，……控えめに見積もってもドイツで6千人，世界全体で2万人の子供がこの方法によって生まれていることを考えるならば，この議論はもっと強調されるであろう」[xxviii]。

連邦社会裁判所は，医療保険組合が，1998年1月1日施行をもって，細胞質内精子注入法を妊娠をもたらす療法として認め，診療目録に採用しな

[xxviii] BSG 2001, BSGE 88, S. 62 (72ff.). この数字は，連邦社会裁判所の依頼でコレーク教授が1999年11月25日に提出した所見によっている。

ければならなかったはずだという見解をとり，細胞質内精子注入法による治療費の支払いを保険組合に請求する権利を原告女性に認めた[xxix]。連邦保険医協会長は2002年１月22日，細胞質内精子注入法が法定医療保険の給付目録に入れられなければならないことを確認した。

(ⅱ) **細胞質内精子注入法によって誕生した子について多くのセンターを統括して実施する連邦規模の前向き調査**[xxx]　　1998年８月，リューベック医科大学産婦人科病院の提唱による調査[*1]がなされた。まず59の体外受精センターが細胞質内精子注入法によって成功した妊娠事例を妊娠16週目までに，リューベックの研究センターに報告した。それを受けて同センターは，子の誕生まで定期的に妊婦と電話でコンタクトをとり，妊娠中の経過について前向きのデータを収集した。こうして妊娠後16週目以降に起こった流産，死産，誕生のすべてのケースが，規格化されて捕捉された。同様に，同じ期間中の自然な妊娠についても，その流産，死産，誕生が同じ規格で捕捉された。これらすべてのデータはマインツの出生登録簿[*2]に保存されている。

2001年初めから，これら全データの解析評価が始まっているはずである。

2001年マインツで開かれた出生前医学大会を機にまとめられた初めての結果報告では，形成不全のリスクは，自然妊娠による出生児では７％であるのに対し，細胞質内精子注入法による出生児では9.4％になるという紹介がなされた。マインツの出生記録のレトロスペクティブ（遡及的）な評価では，「細胞質内精子注入法による形成不全リスクは自然妊娠の場合の

[xxix]　2001年３月22日の連邦行政裁判所判決（DVBl. 2001, S. 1214-1215）は，自由診療の枠内で細胞質内精子注入法を求めた女性兵士の要求を，形成不全リスクを考慮して退けたが，連邦社会裁判所はこの判決の転用を拒否した。法定医療保険組合が人為的授精に対する両親の要求をはっきりと認め，リスク評価を両親に委ねていたからである。これについては，連邦社会裁判所の判決理由にある先に引用した一節を参照。

[xxx]　http://www.repromed.de/連邦生殖医療センター連合のウェブサイトに公開されたテキストは，リューベック医科大学ディートリッヒ教授によって作成された叙述に従っている（2001年８月17日現在）。

[*1]　この調査は „ICSI-Follow-Up-Studie"（細胞質内精子注入法フォローアップ調査）と呼ばれている。

[*2]　形成不全を全国規模で捕捉する登録機関はドイツにはないが，マインツ医科大学が市内３つの産科医院で生まれた形成不全の子を1990年から調査し，データを蓄積している。

3倍になる」という結果になった。このことから，細胞質内精子注入法による治療には，染色体分析を含む専門的な遺伝カウンセリングが先行しなければならないという結論が導かれた[95]。

調査結果についての共通見解[xxxi]のなかで，調査方針について下記のように確認されている。

- 調査に参加した59の体外受精センターから，1998年8月から2000年8月にかけて2,687件の妊娠があり，そこから3,372人の子が誕生したことが，報告された。
- 選抜されたセンターで誕生した子供たちに対して，小児科学と人類遺伝学あるいはそのいずれかで特別な教育を受けた専門医25名が，規格化された枠組みで臨床的に超音波を用いて診察を行った。
- 〔この実験群と〕比較するために，同じ期間にマインツの出生登録簿に収録された自然妊娠による出生児6,265名を対照群[*]として分析した。

また，形成不全の発生頻度に関わる結果として，次のことが確認された。

- 細胞質内精子注入法で誕生した子の8.6％に形成不全が見られた。
- 通常妊娠によって誕生した子（住民比のための対照群）の6.8％に形成不全が見られた。
- これらのデータから，細胞質内精子注入法による出生児が形成不全となるリスクは，自然妊娠による場合と比べて1.27倍高いという有意な結論が導かれる。つまり，自然妊娠の場合は，15人の出生児に1人の割で形成不全が見られるのに対して，細胞質内精子注入法による場合は，12人の出生児に1人の割で形成不全が見られることになる。

---

xxxi) Ludwig et al. (o. J.). この見解は一面で調査結果を簡潔にまとめている。この調査の完全な分析はおそらく早くとも2002年6月に，したがって本報告書の編集後に，刊行される見通しである（PD Dr. M. Ludwigからの2002年4月11日付け私信メール）。

*) 対照研究（control group study）において，ある現象について，ある仮説を検証する際，実験的処理を加えた実験群と，これと比較するための対照群（control group）とを用いる。例えば，ある新しい治療薬の効果を検証する場合，被験者を，新しい治療を受ける治療群（実験群）と，従来の治療または偽薬（プラシーボ）を受ける対照群とに振り分けて，その結果の有意差を統計的に比較する。対照群と実験群は，原因と予想される処理を実験群にのみ施す以外は，条件をまったく同一にするのが理想であるが，管理できない条件がある場合は，ブロック化やランダム化によって影響を統計的に相殺する方法を採る。

「細胞質内精子注入法群を分析した結果，よく知られたリスク要因（例えば高齢出産とか，両親に形成不全があるといった要因）が子の形成不全として現れる頻度が異常に高いことが示された。これらの要因を考慮に入れれば，有意なリスクは約1.15倍に下がる。したがって，細胞質内精子注入法群と対照群との間で形成不全が現れる頻度の差は，一部は細胞質内精子注入法以外の，よく知られたリスク要因から説明されうる。とはいえ，細胞質内精子注入法によって妊娠したカップルの子の形成不全の，精子注入法以外のリスク要因を，こうした調査から最終的に排除することはできない」[96]。

細胞質内精子注入法を法定医療保険の給付目録に採用するために，医師・医療保険組合連邦委員会が2002年2月26日に決定稿をまとめるに当たって，調査研究について内部報告書を出している。報道発表では次のように報告されている。

「細胞質内精子注入法によって成立した2,809件（ママ！）の妊娠についてリューベック医科大学病院が行った研究から，……この方法による形成不全率は……通常の1.28倍という結果になった。ところがこのリスクの高さには若干疑わしいところがあるため，連邦委員会はその決定を今後3年間にわたって批判的に吟味することで意見の一致を見た」[97]。

2-4　ドイツにおける生殖補助医療の登録制度と品質保証

（ⅰ）**ドイツ体外受精登録簿**　　州政府の通達や職業法で規定された報告義務があるにもかかわらず，ドイツで実施された体外受精治療のうち，ドイツ体外受精登録簿1999年版には4件に1件が，2000年版には5件に1件がまったく登録されなかったか，登録にミスが見られた。

ドイツに110あると推定される体外受精センター[xxxii]のうち，ドイツ体外受精登録簿1999年版に参加したのは93センターであった[xxxii]。参加率は85％にすぎない。しかも統計に利用できたのは，報告されたデータのうち87％足らずであった。ということで，1999年版の登録簿では，報告義務があ

---

xxxii）　2001年3月26日の非公開聴取におけるリカルド・フェルバーバウム教授の口頭報告。

るにもかかわらず，前向きのデータ収集によって記録されたのは，ドイツで実施された体外受精の全治療のたった75％にすぎなかった。1995年の実際の捕捉率がたった60％にすぎなかったことを思えば，個々の体外受精治療センターの報告姿勢と，データの質の点で，この結果はすでに大きな進歩を示している[98]。2000年になると103の体外受精センターが参加し，実際の前向き捕捉率はおよそ80％に達した[xxxiii]。

〔ドイツ体外受精登録機構〕理事長のリカルド・フェルバーバウム教授は，本審議会の2001年3月26日非公開ヒアリングで，「無規制状態を避けるために」，英国をモデルにして「生殖医療を監督する連邦官庁」の設置を要望した。英国モデルの監督庁には，とりわけ体外受精治療センターの認可と，結果の報告義務と，センターを予告なしに定期的に視察することが課せられる。

1989-90年に，フランスの中央登録機構に準拠して，ドイツでも登録機構が設置された。この時点ですでに，ドイツでも3万件を越す体外受精治療が行われていた。

1996年にバイヤーは次の結論に達していた。「体外受精治療センターの自発的協力に頼った現在のようなドイツの登録制度では，真に包括的で統一的なデータ掌握は不可能である」。というのも，1995年には，少なくとも80あった体外受精チームのうち，全部で65チームしかデータ集計に貢献していなかったからだ。つまり「認可を受けて治療を実施しているセンターのほぼ五分の一が，公共にとって重要な登録に協力していない」[99]。しかも報告しているセンターのおよそ24％が，データを，体外受精登録簿がすべての統計で採用できる形で引き渡している状態にはなかった。

1998年，連邦医師会は「生殖補助の実施に関する指針」のなかで，ドイツ体外受精登録簿への参加を〔生殖医療センターの〕質保証対策として位置づけた。ただし法的な参加義務は相変わらず。

ドイツ体外受精登録簿はこれまでのところ，ドイツの多くの体外受精センターの協力によって作成され，それに州立大学〔体外受精〕センター連合，ならびに民間生殖医療センター協会が協力する形で担われてきた[xxxiv]。

---

xxxiii) Deutsches IVF-Register 2000, S. 5f. 参照。この数字は，生殖補助医療を実施しているセンターがドイツ全体で110あるという推定が基になっている。

（ⅱ）　ドイツ体外受精登録簿における生殖補助医療の成功とリスクの記録

1981年から1986年の期間中の〔体外受精の実情について〕，連邦共和国〔旧西ドイツ〕で初めての統計的集約が行われた。全部で481件の出生が記録され，1センター当たり平均13.4件に当たる。この集計についてヘルツレとヴィージングが，1991年にこうコメントしていた[100]。「極めて低い数字で，この方法の効果について確固たる言表を許さないけれども，治療に要した費用とその成果を比較して初めて確たる評価を下すことができる」。

それ以後，治療件数，治療方法，治療センター数，出生数のいずれも，明らかに増加している。

ドイツ体外受精登録簿によれば，2000年にはドイツで38,442人の女性が平均1.65周期〔1.65回〕治療を受けている。その大部分が31歳から36歳で，その年齢グループのそれぞれ7-8％に相当する。合衆国では，体外受精利用者の半数以上がすでに33歳から39歳になるが，ドイツではこの年齢グループの割合はこれまで50％以下に止まっている[101]。

総計52,857周期の中から425,021個の卵が，したがって1周期当たり8.04個の卵が採取された[xxxv]。受精率は体外受精（IVF）で51.7％，細胞質内精子注入法（ICSI）で54.3％であった。IVFでは平均して2.29個の胚が，ICSIでは2.39個の胚が移植された。それ以降の治療について「不明」と記された卵の数と割合は，それぞれ33,369個，7.85％で，前年と比べ倍以上であった[xxxvi]。総計39,755個の移植胚から10,388件の妊娠の成立が臨床的に確認された。そのうち5,327件で生児（全部で6,839人の子）が

---

xxxiv）　ドイツ体外受精登録機構は次の諸団体によって担われている。ドイツ産婦人科学会（Deutsche Gesellschaft für Gynäkologie und Geburtshilfe e. V., DGGG），ドイツ婦人科内分泌学・生殖医学会（Deutsche Gesellschaft für gynäkologische Endokrinologie und Fortpflanzungsmedizin e. V., DGGEF），ドイツ生殖医療センター連邦連合（Bundesverband Reproduktionsmedizinischer Zentren Deutschlands e. V., BRZ）。

xxxv）　Deutsches IVF-Register 2000, S. 10. 前節で報告された数値を考慮に入れると，これらの卵は約32,034人の女性から採取された（女性1人当たり1.65周期），1人の女性から，平均して13.26個の卵が採取されたことになる。

xxxvi）　Deutsches IVF-Register 1999, S. 10 および Deutsches IVF-Register 2000, S. 10 参照。先に用いた数値が前向きデータと遡及的データを合わせたものであったのに対し，ここではもっぱら前向きデータが取りあげられている。それゆえ個々の数値は近似値として相互に関係づけができるにすぎない。ドイツ体外受精登録簿はデータのあい異なる基礎について説明を与えていない。

第1章　体外受精と着床前診断

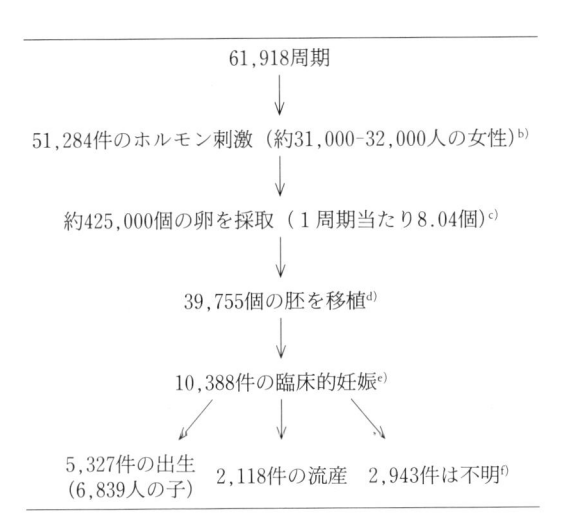

```
                    61,918周期
                        ↓
    51,284件のホルモン刺激（約31,000-32,000人の女性）[b]
                        ↓
    約425,000個の卵を採取（1周期当たり8.04個）[c]
                        ↓
              39,755個の胚を移植[d]
                        ↓
              10,388件の臨床的妊娠[e]
                   ↙   ↓   ↘
    5,327件の出生   2,118件の流産   2,943件は不明[f]
    （6,839人の子）
```

図3　ドイツにおける2000年の生殖補助治療とその結果[a]

出典）　DIR 2000.

原注 a)　Deutsches IVF-Register 2000, S. 11 参照。データは DIR-Kurzstatistik 2000（ドイツ体外受精登録簿2000年版概要）から取った。データが欠けている場合には，その概要あるいは体外受精登録簿2000年版のもっと詳細なデータの基礎に算定した。後者から算定したものはその都度，注記した。ドイツ体外受精登録簿概要の基礎は，プロスペクティブ（前向き）なデータとレトロスペクティブ（遡及的）なデータの両方である。
　　　b)　ホルモン刺激を受けた女性の数は，概要の11頁には載っていない。その数は Deutsches IVF-Register 2000 の8頁以下のデータから算定した。参考評価として用いることができるにすぎない。p.64脚注 xxxvii)にある説明参照。
　　　c)　Deutsches IVF-Register 2000, S. 10 参照。
　　　d)　Deutsches IVF-Register 2000, S. 11 参照。このデータは体外受精および／または細胞質内精子注入法の後に行われた移植総数に対応している。
　　　e)　Deutsches IVF-Register 2000, S. 11 参照。このデータは体外受精および／または細胞質内精子注入法による臨床的妊娠の総数に対応している。
　　　f)　臨床的妊娠について詳しい記載がない部分のその後については，将来間違いなく解明が進むと思われる。例えば Deutsches IVF-Register 1999, S. 11 には，報告された9,695件の妊娠例のうち3,757について記載がない。ところが2000年版14頁には，1999年報告年の12,770件の臨床的妊娠に対して記載のないのが全部で1,474件というように，その数が減少している。数字の変化，特に1999年版の11頁にあるデータに比べて，臨床的妊娠の総数が3,075件増加している事情については，説明がない。

誕生し，2,118件は流産した。臨床的に確認された妊娠のうち2,943件，28.3％は，その後の運命が不明である。

　（iii）　**生殖補助医療の成功とは何か――その成功率はどれほどか？**　　生殖医療の成功についての絶対的数値は，参照件数（算定の基準量）と統計

の方法によって変動する。それはデータ収集の方法（前向きか遡及的か）[xxxvii]にもよるし、それぞれの治療周期の開始と終わりについての定義にもよる。世界的にはもちろんのこと、ヨーロッパ内だけでもさまざまな記録方法があり、記録の質もさまざまである。そのため、異なる国々の間での成功率の比較も、限定的な証拠にしかならない[xxxviii]。

「治療の目標は最終的には何なのかという問題を明らかにしようとすると、治療者側にとっては、個々の治療段階の達成、例えば胚移植の成功に達すれば、それだけですでに「臨床的」成功と見なされるのに対して、カップルにとっては子の誕生をもって初めて目標達成となる」[102]。

体外受精およびそのバリエーションの成功の基準としては、妊娠、臨床的妊娠、生児誕生が挙げられる。成功率の算定を可能にするために、さまざまな成功基準が関わらざるを得ない周期の始まりに関しても、同様にいろいろ重要な基準が挙げられる。例えばホルモン刺激の開始、卵胞穿刺、受精、胚移植の実施などが基準点の候補となる。

次のことを思い浮かべてみれば、さまざまな基準値のどれを選択するかで、結果にはっきりとした違いが出ることがわかる。

・2000年にドイツで記録されたホルモン刺激療法51,284件のうち、約90％で採卵に至り、その約79.6％で、39,755個の胚が移植された。
・2000年に確認された全部で10,388件の臨床的妊娠から、5,327件の出生と、2,118件の流産が起こった（残り2,943件の臨床的妊娠についての結果は不明）〔前頁の図3参照〕。

このことから次のことが帰結する。

---

xxxvii）「前向き」と呼ばれるのは、それぞれの出来事に続いてすぐにデータを集計する方法である。つまり、その後の治療経過を顧慮することなく、すべてのデータが直ちにデータバンクに入力保存される。これに対して、「遡及的な」データ集計では、治療結果が出そろってからデータバンクに入力保存される。このためにデータの選別が行われる危険性が生じ、したがって統計数値に（しばしば粉飾的な）影響が出てしまう危険性がある。例えばドイツで実施された前向きのデータ集計の方が、合衆国でなされた遡及的なデータ集計よりも正確だと見なされている。遡及的に集計されたデータは楽観的な成功率を導くことがあるからだ。

xxxviii）これについては、本章IV「1　欧米における生殖補助医療の概観」〔p.34以下〕参照。

- 臨床的妊娠と胚移植を組み合わせると，26％を越える成功率になる[xil]。この結果を3-4回の治療周期のなかで「寄せ集める」と，さらに楽観的な数値になる[xl]。
- これに対して，出生とホルモン周期を関係づけた場合，正確な算定は不可能だが，成功率はおよそ11％から13％の規模になるに違いない[xli]。

（iv） **赤ちゃんを家に連れて帰れる割合（Baby-take-home-Rate）と，子供願望の実現にはたす生殖医療技術の貢献** 「赤ちゃんを家に連れて帰る割合」[xlii]は，女性が体外受精の一治療周期を開始するときに女性（またはカップル）の子供願望が満たされる確率を示している。「赤ちゃんを家に連れて帰れる割合」はしたがって，治療を委任する女性（またはカップル）にとって唯一重要な成功率である。ドイツ体外受精登録簿は「実施された治療」[xliii]に対する「赤ちゃんを家に連れて帰れる割合」を載せている。1998年の場合，それは体外受精治療で13.6％，細胞質内精子注入法で15.1％，冷凍保存法で9.37％，体外受精と細胞質内精子注入法を組み合わせた治療で14.56％であった[xliv]。1999年には，この数値が体外受精法で14.72％，細胞質内精子注入法で16.12％，冷凍保存法で9.62％，体外受精と細

---

xil) これに関して法定医療保険から費用の弁済を受けようとする場合には，臨床的妊娠の証明書が，標準的な成功基準である。

xl) ドイツのバート・ミュンダー・クリニックがそのホームページに（胚移植を基にして）39％を越える臨床的妊娠率を掲げて，病院の宣伝をしている。3，4回の治療で60-70％の「累積出生率」を挙げているが，そこにはしかし「出生率」という用語についての説明は見られない(http://www.kinderwunsch.com/seite.asp?Seite = 3)(2002年3月27日現在)。

xli) この数値は Deutsches IVF-Register 2000, S. 11 にあるデータを基に算定した。出生数とホルモン周期数を基にした割合は現存するデータから導出されたものであるが，臨床的妊娠で一部その後の連命か不明であるのじ，おおよその数値を示すにすぎない。

xlii) 本章VI「3 赤ちゃんを家に連れて帰れる割合（Baby-take-home-Rate）という成功基準」〔p.79〕参照

xliii) Vgl. Deutsches IVF-Register 1999, S. 14; Deutsches IVF-Register 2000, S. 14. 「実施された治療」はしたがって，ホルモン刺激とともに始まったものではなく，明らかに，それに続く刺激と，詳しく説明されていない「卵処置」による採卵の後にやっと始まったものである。治療開始とされるホルモン刺激を母数とする「赤ちゃんを家に連れて帰れる割合」の数値は，したがって，ドイツ体外受精登録簿に挙げられた数値よりも低くならざるをえないであろう。

xliv) 2001年3月26日の非公開聴聞におけるリカルド・フェルバーバウム教授の発言，および Deutsches IVF-Register 1999, S. 14.

表6　体外受精と心理カウンセリングの成功率

	ホルモン治療／精液注入	体外受精	心理カウンセリング
治療後の妊娠	17.2%	14.6%	15.8%
自然的妊娠	9.5%	7.8%	8.3%
調査対象カップル	125	466	38

出典）　Hölzle 2001（補正）

胞質内精子注入法を組み合わせた治療で16.52％となった[103]。「赤ちゃんを家に連れて帰れる割合」が13％から15％であるということは，体外受精の一治療周期で子をもつ望みが叶えられるのは，7人の女性のうち1人のみということを意味する。

　生殖医療研究者のケンテニッヒは，基準点の選択には関わりなしに，子供がほしいという願いを満たす上で体外受精の実際の貢献度を，より慎重に判断している。

　　「しかし全体的に見て，カップルの大半は治療そのものによって妊娠したわけではないのではないかと想定される。多くが治療休止期に，あるいは治療終了後に妊娠しているからだ。治療そのものが成功したのは，女性2人に1人にすぎなかったのではないだろうか」[104]。

　希望しても子供に恵まれないカップルに対して行われた，体外受精と心理カウンセリングの成功率に関する研究も，この推定を支持している〔表6参照〕[105]。

　調査対象は，カップルに対する問題解決のためのカウンセリングである（6カ月間に各1時間半のカウンセリングが7回行われた）。体外受精では，同じ期間に平均2回の治療周期が実施された。

V　希望しても子供ができないという問題の射程とそれの扱い[i]

通常は，子を望むカップルの希望が実現されないときに初めて，一時的または恒常的な不妊と認知される。子を望むカップルの実に3分の1が，自

---

　　i)　「望んでも子供が授からない」，「子供がほしいという願いが満たされない」，その他の類似の表現は，自分たちの遺伝子を受け継ぐ子を望むカップルの願いを指している。

第1章 体外受精と着床前診断　　　　　　67

然な形で妊娠するまでに1年以上待たなければならず，その間「今日の通常の定義によれば，望んでも子供ができない（ungewollt kinderlos）」と見なされる。不妊と平均以下の生殖能に関する欧州調査（ESIS）によれば，ヨーロッパ規模で，カップルの約25％が避妊措置を外してから1年以上経過して初めて妊娠するという結果になっている[ii]。

　「1991年から1993年にかけてヨーロッパ5カ国で実施された「不妊と平均以下の生殖能に関する欧州調査」（ESIS）が，これに関してもっとも重要なデータを提供している。この調査によれば，（全欧の無作為抽出標本の）24.8％で，不妊が人生の一時期に優勢になっている。ドイツではこの数値が31.8％である。つまりだいたい3人に1人の女性が生涯のある時期に不妊期を体験している。言い換えれば，避妊をせずに性交を続けても12カ月以上妊娠が起こらない，という結果になっている。ドイツでは（12カ月の「待機期間（Wartezeit）」の後に）医学的な補助を求めるのは，女性の54.9％のみである。望んでも子供が授からないカップルをケアするために行われる調査の大多数にとって，このことは重要な意味をもっている。調査では医学的な治療を受けたカップルしか，したがって実際に問題を抱えているカップルの一部しか掌握されていないからだ。すぐに気づくことは，医師に補助を求めた場合，比較的すぐにそれが叶えられていることである。ドイツではカップルの41.1％が，子供を望んで6カ月の「待機期間」ですでに医師に相談している。これに対し，制度的な心理社会的支援を求めるケースは，極めてわずかなカップルに限られている。その割合は，医学的な診療を受けている女性の10％，医師の補助を受けていない女性の1％にすぎない」[106]。

---

　　ii）　Brähler et al. 2001, S. 161. この „European Studies of Infertility and Subfecundity" (ESIS) の一環としてドイツで行われた調査が，「不妊と平均以下の生殖能に関するドイツ調査（Deutsche Studie zur Infertilität und Subfekundität, DESIS）」である。この調査によれば，ドイツの不妊カップルの割合は6％，とフランクフルター・アルゲマイネ紙が報じている。避妊をやめてから妊娠しようとして妊娠するまでに1年以上を要する女性は，18–20％（「妊娠不能はしばしば過大評価される」1995年）。ティネベルク（Tinneberg 1995a, S. 45）は，1年以内に妊娠を達成するカップルが全体の60-90％と見積もり，そこから，自然排卵の4回に1回は臨床的妊娠に至ると推定している。Karmaus et al. 1996, S. 15-26 にさらに詳しい情報が見られる。

さらに,「望んで子がいない」場合と,「子を望みながらそれが叶えられない」場合とを区別すべきである。社会的文化的変動や経済的変動によって,子に対する社会の関わり方がいろいろと変化し,子供を持たないことも人生のオプションとして選ばれることも稀ではなくなっている。連邦健康啓発センター（Bundeszentrale für gesundheitliche Aufklärung, BZgA）の依頼で行われた調査によれば,旧西ドイツ諸州では35歳から44歳の女性の4人に1人（27％）に子がなく,高学歴の女性になると,ほとんど2人に1人（47％）に子がいない[107]。子がいない原因は,たいてい医学的要因よりも社会的要因にある。「旧西ドイツ諸州では35歳から39歳の女性の40％,40歳から44歳の女性の43％は,望んで子のいない状態か,少なくとも子なし状態を受け入れている」[108]。40歳以上の女性を比較してみると,旧西ドイツ諸州では女性の21％が独身で子がいないのに対し,旧東ドイツ諸州では,そうした女性はたった3％にすぎない[iii]。子なし状態を克服しようとする長期にわたる取り組みと,それが心理社会的カウンセリング構想に与える影響についての調査が2000年に公表された。そのなかに,核心に触れた発言がある。

「望みながら子ができないグループと,意識的に子を持たないグループとでは,調査項目にした心理的メルクマール（生活・人生に対する満足度,パートナーに対する満足度,心理的状態）において,区別できなかった」[109]。

子供がほしいという望みが叶えられない期間が長引くほど,特に女性の苦悩の圧力は明らかに高まって行く[iv]。その結果,「体外受精を利用しよ

---

iii) Bundeszentrale für gesundheitliche Aufklärung 2000, S. 14. 旧東ドイツ諸州では,既婚女性の98％に子供がおり,未婚女性ではそれが半分になっている。これに対し旧西ドイツ諸州では,既婚女性の90％に子供があり,未婚女性の子持ちは30％にすぎない。連邦健康啓発センター（BZgA）の調査では,「30-44歳のグループで……東西ドイツ間の差がもっとも大きくなり」,「子供のいない割合の差が27％に」達する（Bundeszentrale für gesundheitliche Aufklärung 2000, S. 14）。以前は旧東ドイツ諸州の女性の方が,西側よりも若いときに第一子をもうけていたために,むしろ若い世代で東西の差がより歴然としていた。今日では20-24歳の間で独身である割合が,東西でほとんど差がなくなり,子がいない女性の割合の差は11％にすぎない。「それゆえ統一前と比べると,数字は（少なくとも初産の延期に関しては）差が縮まってきたと見ることができる。もっとも,旧東ドイツ諸州の女性は今でも30歳になる前に子供をもうけることが多い」（Bundeszentrale für gesundheitliche Aufklärung 2000, S. 14）。

うとするカップルの決断に対して，好ましくない予測もほとんど影響を及ぼさない。カップルが抱く体外受精成功への期待も，他の不妊治療よりも，はるかに高い」[110]。

これが，子供願望が満たされない2組に1組のカップルが医学的補助や心理的サポートを求める背景にある[111]。子供願望の扱いには，次の二つの治療的観点を基本的に区別することができる[112]。

- **子供がほしいという願望を，妊娠をもたらすことによって実現する**
  望んでも子が授からないという主観的苦悩を病気と見なせるかについては，さまざまな意見があるが，生殖医療処置は，パートナー双方の生殖過程にいろいろな生理的レベルで介入することによって，妊娠をもたらし，こうした状況を取り除くことを目指す[v]。
- **満たされない子供願望，場合によってそれが不可能な場合の克服**
  この観点に立つのは，たいていは心理学や精神身体医学の専門家である。この観点は，(ひょっとしたらむなしく終わるかもしれない) 子がほしいという願望から出発するのではなく，「カップルがなぜ生殖センターに赴くのか，その元々の理由は心的外傷にある」ということから出発する[113]。

1　子ができない割合と，そのもろもろの原因

子供のいない女性の割合について，ドイツでは行政当局によるデータがない[vi]。望んでも子ができないカップル数の見積もりは，データによってばらつきがある。最初の試験管ベビーの精神的な「父」の一人であるロバート・エドワーズは，少し前に，ヨーロッパではほぼ6組に1組のカップ

---

iv)　通常は女性の方が心理社会的カウンセリングの提供を積極的に求めるケースが多い。2001年3月26日の非公開聴聞でのクリスティーナ・ヘルツレ教授の口頭説明。

v)　Bundesärztekammer 1998b, A 3166 の理解では，生殖補助医療とは，「子供を望むカップルの願いを満たすために医師が行う，医学的補助と技術を用いたサポート」のことである。

vi)　Brähler et al. 2001, S. 157 によれば，これは，現に夫婦である者から生児として生まれた嫡出子のみを捕捉し，婚外の子も，以前の婚姻関係から生まれた子〔離婚後に生まれた子〕も顧慮しない統計方法に原因がある。

ルが生殖で問題を抱えていると想定していた[114]。医学的推定によれば，ドイツでは生殖可能な年齢にある夫婦の10-15％が不妊傾向にあり[115]，望んでも子ができないカップルは，これまで15-20％と見積もられてきた[vii]。最近ではこの数値は明らかに高すぎると考えられている。「こうしたカップルの割合は，西部ドイツで10％以下，東部ドイツで５％以下である。これとは逆に，意識的に子供を持たないようにしているカップルの数が増えている」[116]。

　子持たずの原因には，カップル双方に一時的もしくは恒常的な生理的障害があること[viii]と並んで，他にも生殖過程に影響を与えるいろいろな原因がありうる。これらが，子がほしいという願いが満たされないカップル数の見積りをも困難にしている。

・望んでも子ができない状態は，一時的なこともあれば，恒常的なこともある。

・しばしば，まず（教育や職業上の理由から）意識的に子供を作らないことが先行し，その後に，望んでも子ができない状態に移行することがある。

・パートナー間で子を望む気持ちにずれがある（考え方の相違，子供ができやすい日には避妊したり性交を控えたりする）。

望んでも医学的原因で子ができない割合を疫学的に算定することはほとんど不可能であり，数字はもっぱら夫婦間の生殖に関係したものとなっている〔事実婚・非嫡出子のデータがない〕[ix]。これによれば，24歳前に結婚した女性で，子持たずは５％にすぎないのに対し，35歳と39歳の間に結婚した女性の場合には，およそ３人に１人の割合で子供がいないという結果になっている[117]。1989年の西ドイツで，生殖能力のある時期の全カップルの20％に子供がいない。そのうち６％は望んでも授からない。４％は

---

vii）http://www.kinderwunsch.de/public/index.html のウェブサイトはこう問いかけて訪問者を歓迎している。「あなたは，今日ドイツではおよそ７組に１組のカップルが子を望んでも出来ないでいることをご存知ですか？　しかもそうしたカップルの数がたえず増え続けていることをご存知ですか？」（2002年３月27日現在）。

viii）生殖能力が一時的ないし恒常的に障害を受けていること。

ix）連邦統計局は，1999年の誕生について，嫡出子およそ78％，非嫡出子22％というデータを示している。

意識的に子供を作らず，10％は一時的に子供を作らないでいる。このことから，西ドイツには望んでも子供ができないカップルが8.6％いた，という推定になる[118]。

連邦健康啓発センター（BZgA）の調査では，アンケートを行った時点で，アンケートに答えた女性の1.7％が「一次的不妊」[x]（望んでも子ができない）であり，1.8％がすでに子供を少なくとも1人はもうけたことのある「二次的不妊」であった。この調査でアンケートに答えた女性の15％は，それまでに少なくとも一度は不妊期を体験したことがあった（生涯羅患率）。だが不妊経験のある全女性のほとんど4分の3は，その前後に子を授かっている[119]。

望んでも子が授からない確率に対しては，子がほしいという願いの実現を生涯設計のなかで先延ばしにすることが，明らかに決定的な影響を与えている。母親になることと，教育を受けたり職業に従事したりすることを両立させるのは，旧東ドイツでは当たり前のことであったが，ドイツ連邦共和国では従来も今もそのようにはなっていない。例えば1996年のアンケートによれば，西部ドイツに住む30歳から39歳になる女性のうち，職業教育を終了していない女性の約15％，大卒女性の37％は子持たずである。東部ドイツで，これに対応する数値は，それぞれ11.4％（職業教育を終了していない女性），7.9％（大卒女性）であった[120]。

女性の履歴と家族計画についての上記の連邦健康啓発センター（BZgA）による調査は，35-44歳の年齢層の女性について，とくに次のような結果を示している。

> 「旧東ドイツ諸州では，この年齢層の女性で独身者の割合（8％）は，旧西ドイツ諸州のそれ（25％）よりも低い。子のいない女性の割合も東の方（6％）が明らかに西（27％）よりも低い。旧西ドイツ諸州で結婚し子供をもつことが重要性を失っているのは，すべての住民グループに等しく起こっていることではない。その傾向は高等教育もしくは最高学府の教育を受けた女性に特に顕著に現われている。他方，高

---

x) Bundeszentrale für gesundheitliche Aufklärung 2000, S. 14. このセンターが用いている「一次的不妊」ないし「二次的不妊」の概念については，本章II「2-1 生殖医療と不妊症」〔p. 8-9〕参照。

学歴でない35-44歳の女性グループが独身で子供のいない割合は，旧東ドイツ諸州の女性と同様に低い。

旧西ドイツ諸州では，独身女性の割合が，低学歴の女性で10％（子持たずは10％），中学歴の女性で20％（子持たず21％），高学歴の女性で23％（子持たず31％），最高学府の教育を受けた女性で45％（子持たず47％）となっている。旧東ドイツ諸州では，一般的にも，また35-44歳の年齢層に限って見ても，独身女性の割合が教育程度に左右されることはない)[121]」。

ブレーラーたちは，やがて東西ドイツで価値観が均一化し，子がほしいという願いの実現を先送りすることによって，希望しながらも子が授からない割合は全体として増えていくだろうと予想している[122]。

生殖行動についてヨーロッパ諸国を比較したり，東西ドイツやドイツ諸州を比較してみた場合，きわめて異なった数値が出てくることを見ても，「ドイツ連邦共和国のようにヨーロッパの幾つかの国で子持たず状態が高い割合で見られることの決定的理由が，不妊や生殖不能の増加にあるとは，考えにくい」ように思われる[123]。

ドイツの個々の州に関してこの数を比較してみると，特に顕著である。連邦統計局の1994年のデータによれば，35-39歳の女性で子持たずの割合は，西部ドイツの都市州で，西ベルリン39％，ブレーメン35％，ハンブルク32％である。西部ドイツの他の諸州では，同年齢層の女性の22-25％（ニーダーザクセン州は例外的に28％）が子持たずである。これに対して，東部ドイツ全体では，子持たずはたった7-9％にすぎない。東ベルリンだけはこの数値が13％と，東部ドイツの他の地区と比べると明らかに高い。ところが，ベルリン内で同じ時期，同じ年齢層で子持たず女性の割合を比較してみると，西ベルリン地区が39％で，東ベルリン地区13％の3倍になっていることは注目に値する[124]。

2　子がほしいという願いの実現，それともその克服？
生殖補助医療と心理社会的カウンセリングへの需要

一時的に不妊の時期があることはよく見られる現象で，子を希望する女性

の3人のうち1人は，妊娠が成立するまで少なくとも1年間は待たなければならない。たいていは治療を受けなくても妊娠するので，しかるべきカウンセリングを受けて，不妊治療を控えるよう指示される。

さらに，子がほしいという願いの実現を延期する傾向も，生殖医療が供給する治療への需要を高めているかも知れない。もしかすると人生設計と，生殖技術によるサポートの提供は相互に影響し合ってさえいるかも知れない。

「子を得たいという願いは比較的年齢が高くなってもなお叶えられるという期待を生殖医療が呼び起こすということが，悪循環的に作用しているのかも知れない。このために，ますます多くの人々が子供をもうけることを先延ばしする結果になっている」[125]。

子を得たいという願いそのものを克服する視点を選択する際に，決定的な前提となるのは，カップルが現に子がいない状態としっかり向き合う心構えと，それについての心の整理である。「ところが，そのようなカップルの大半は最初のうち心の問題について語る必要を感じていない」[126]。

不妊が医療技術の問題に還元されて，希望しながらも子が授からない状態の社会的・心理的面がかすんでいく傾向にある。このため，カップルの意識のなかで他の克服形態が視界から抜け落ち，「まったく当然のごとく，ますます期待感を募らせながら生殖医療のサポートを求める」[127]結果にもなっている。

子がほしくても叶えられない場合に専門家に援助を求めるということでは，年齢と並んで教育水準が大きく影響している。体外受精を求める患者（男女）は，平均的な住民よりも〔統計学的に〕有意に高い教育を受けている[128]。また心理カウンセリングを受けるクライアント（男女）は，平均的な体外受精患者よりも，より大きな心痛を感じているが，このほかに，教育水準がまたも〔統計学的に〕有意に高いことを示している[129]。

このことから，子がほしいという願いが満たされない場合に，心理社会的カウンセリングを求める方が，生殖医療による治療を求めるよりも，敷居が高いと結論できる。それゆえ心理社会的治療を受ける女性は，〔一般の〕体外受精患者よりもずっと強い心理的圧迫を感じている。例えば，我が子がいなくては生きていけないと答える女性は，体外受精患者の28％で

表7 心理カウンセリングと医学的治療への動機と構え（%で表示）

	女　　性		男　　性	
	体外受精 (N=303)	カウンセリング N=37	体外受精 (N=288)	カウンセリング N=37
治療動機				
1．医学的可能性はすべて利用したい	75.6	47.4	61.8	44.7
2．後で後悔したくない	51.5	44.7	40.6	34.2
3．我が子なしに生きるなんて想像できない	28.4	47.4	23.6	7.9
4．その他			21.1	10.5
次の方法を受け入れる				
1．心理カウンセリング・療法	58.7	97.4	54.9	86.8
2．ホルモン治療	95.7	86.8	87.5	73.7
3．自然療法	51.8	89.5	61.5	68.4
4．パートナーの精液注入[a]	97.0	73.7	95.8	76.3
5．手術	94.7	84.2	63.5	42.1
6．養子	45.2	55.3	46.5	52.6
7．体外受精／胚移植	87.5	31.6	81.6	34.2
8．里子	15.8	15.8	17.7	23.7
9．パートナー以外の精液注入(ドナーの精液)[b]	9.6	0.0	8.7	13.2

出典）　Hölzle et al. 2000. Hölzle 2001, S. 6 も参照。
訳注 a)　日本では配偶者間人工授精（AIH）と呼ばれる。
　　 b)　日本では非配偶者間人工授精（AID）と呼ばれる。

あるのに比べ，心理社会的カウンセリングのクライアントでは47%である。ただし男性ではこの関係はむしろ逆であって，抑圧は総じて女性よりも小さい。

　心理的カウンセリングのクライアント（男女）は，養子や里子や自然療法に対する受容度が，体外受精患者一般よりも高い。逆に，体外受精やその他の医学的方法について，カウンセリングのクライアントの方が，体外受精患者一般よりも明らかに懐疑的に判断している[130]。

　体外受精の場合には，医師－患者関係の多面性に注意が喚起される。患

者は，サポートに対する期待から，決定権限を〔医師に〕委譲するだけではなく，さらにはパートナーの代理像を医師に投影するまでに及ぶこともある。かくして医師の側にも，ある特別な情動や，〔患者との〕境界を明確にする問題，さらには責任がつきまとう[131]。

VI　結　論

1　生殖補助から「生殖遺伝学」への発展

生殖補助医療が発展し，提供される治療のなかに新しい方法がたえず取り入れられていくなかで，生殖のいろいろな局面に介入する可能性が生まれている。そうこうするうちに，生殖補助医療の枠内で，生殖への関与者，生殖過程の時間的経過，生殖過程で伝えられる遺伝子情報などに影響を与えることも可能になっている。次に簡略に説明する介入レベルは，生殖医学的方法と人類遺伝学的方法とを統合する「生殖遺伝学（Reproduktionsgenetik）」へと生殖医療が転換していくことを明らかにしている。

1-1　人間の生殖に対する生殖遺伝学の4つの介入レベル

生殖補助は過去20年の間にその適応を拡大し，新たに生み出された処置をたえず組み込んできた。このことが示しているように，生殖補助は，器官に障害のある女性の不妊の治療という元々の目標から明らかに逸れてしまった。

　今日すでに適用されており，あるいは少なくとも議論の対象となっているさまざまな方法を考察してみると，人間の生殖への医学的介入には4つのレベルがあることが確認できる[132]。

　　欠陥のある生殖器官（例えば，卵管閉塞，未成熟卵子，精子欠乏症や無精子症）を次の方法によって代替，修復，回避する
- 体外受精とそのバリエーション。例えば配偶子卵管内移植，接合子卵管内移植，卵管内胚移植
- 細胞質内精子注入法〔顕微授精〕を用いた体外受精

生殖過程に関与する者を入れ替える（卵子または精子の提供）
- （匿名もしくは実名で）提供された卵を用いた体外受精
- （匿名もしくは実名で）提供された精子を用いた体外受精
- 提供された卵と提供された精子を用いた体外受精
- 代理母による体外受精

生殖過程のさまざまな段階の時間的空間的な連結を冷凍保存によって凍結する
- 冷凍保存された卵子を用いた体外受精
- 冷凍保存された精子を用いた体外受精
- 冷凍保存された受精卵もしくは胚を用いた体外受精

生殖過程に関与する者の遺伝子的同一性への介入
- 着床前診断を伴う体外受精
- 卵子の細胞質置換[i]を伴う体外受精
- 核移植を伴う体外受精[ii]
- 生殖系列への介入を伴う体外受精（生殖系列細胞の遺伝子治療）[iii]

　生殖過程への上記の介入は、器官の問題による生殖障害の治療をはるかに越えている。〔自然の〕生殖過程にあるような人格的な不可分性や時間的不可分性〔連続性〕、遺伝子的な不可分性〔同一性〕が影響を受ける。さまざまな段階の個々の要素は基本的には組み合わせ可能である（例えば、細胞質が置換された卵を、提供された精子で細胞質内精子注入法によって体外受精させた上で冷凍保存し、その受精卵をいわゆる代理母に移植するといった組み合わせ）。

---

　i）卵子の細胞質置換はいまのところまだ実験段階と見なされている。卵子の細胞質に欠陥があると、とりわけ、ミトコンドリア等で行われるタンパク質生合成に欠陥が生じる。提供された卵から採取した細胞質を移植すると、特定のケースで体外受精の成功率が改善されるという。この方法は臨床実験ではすでに用いられているが、女性の生殖細胞の遺伝子的同一性が変更される。この処置を受けて受精した卵から生まれる子は、3人の人間の遺伝的素質〔卵子の核由来、卵子の細胞質由来、精子由来〕をもつことになる。これについて詳しくは、Seehaus et al. 2000, S. 109f. 及び Barritt et al. 2001 参照。
　ii）これまでは実験でのみ用いられたこの手法では、胚を救うために、細胞分裂を止められた胚の細胞核が、予め核を取り除いておいた他の提供卵子に導入される。Vgl. Seehaus et al. 2000, S. 111f.
　iii）理論的なオプションではあって、現在この手法は現実に適用しないことで国際的な同意が成立している。

したがって生殖補助医療で用いられるさまざまな技術の上位概念としては、「生殖遺伝学」を用いるのが適切と思われる。

介入のいろいろな可能性と、それら相互の組み合わせがますます多彩になって行くなかで、個々の倫理問題が多様になるのと並んで、生殖技術に関わる一般的問題も浮き彫りになってくる。

「生殖補助と出生前の健康確保のなかで、生殖遺伝学はまず、核家族化というヨーロッパ近代の特徴を肯定的に確証する。生殖遺伝学はその進展のなかで、子がほしいという願いをますます強く個人化するようになった。ところがこの個人化は、傾向としては核家族の今日的特徴に反する。なぜなら、このように個性化が進むなかで、生物学的に親となるに必要な諸要素を、〔他人の遺伝的素質も含めて〕「自由に選べる」ようになったからだ」[133]。

1-2　生殖遺伝学の一部としての着床前診断

着床前診断の適用は体外受精を前提とするだけでなく、同時にまた、生殖補助が生殖過程に対してもつ一段と深い介入レベルを表している。着床前診断は、生殖遺伝学の枠内で、前もって定められた目標を基に胚を選択する道具の役割を果たす。着床前診断によって、個別遺伝子によるリスクや、着床し子を臨月までうまく宿す上での一般的な（染色体の）リスク〔習慣性流産のリスク〕も確定できる。

着床前診断が生殖遺伝学の方法的発展の最後にあるとすれば、それと結びついた生体外での胚の選別はとりわけ倫理的・法的評価を必要とする。

これに対し、着床前診断が、将来もしかしたら治癒可能になるかも知れない遺伝子的欠失、ないしは変更可能になる遺伝子的特徴を確定する途上の単なる一ステップにすぎないとすれば、生殖系列への介入、あるいはいわゆる「増強的介入（enhancement）」（個人の遺伝子的「改良」）をめぐる議論は、それと結びついて着床前診断の評価において生じるすべての倫理的・法的問題ともども、生殖遺伝学の一部として現れるであろう。

2 法律で定められた基準に従って生殖補助の記録を保存する必要性

生殖補助の枠組みで行われる一切の介入（いわゆる「体外受精周期」）の報告を義務づけ，それらを信頼できて全般的に理解できる形で記録することは，次の理由から必要である。

- どのようなバリエーションの体外受精も，胚移植も，いつも女性の身体の不可侵性（Integrität）に対する介入と結びついた方法であり，多くの場合，男性の身体の不可侵性に対する介入[iv]と結びついていることもある。この介入は，必ずそれについて事前に説明した後に，医学的に実証された生殖障害が原因となって，これまでほしくても出来なかった子を得たいという願いを実現するという目標をもって取りかかる場合にのみ，許される。
- 医師たちは，職業上要求される説明義務を果たすために，治療に先立つ説明の場で，体外受精治療が成功する（統計的な）確率について信頼できるデータを提示しなければならない[v]。
- 治療の成功率と，予想されるリスクを一般に理解できる形で示すことが，治療へのインフォームド・コンセントの前提として不可欠である。

統計的調査は体外受精診療の質を保証する上で重要な働きをする。苦痛を緩和し損傷を回避するという医師の行為規範の意味においても，統計的調査は体外受精治療の経費と，成功ならびにリスクについて信頼できる情報を与えるであろう。

データの統計処理は，生殖補助のさまざまな方法に関心をもつすべての人々が，健康上のリスクや成功の見込みについて，また（子がほしいという願いを実現するための医学的治療が失敗する確率が相変わらず大きいことに直面し）体外受精の代案について，確かな情報を一般に理解できる形で与えるようにしなければならない[vi]。

---

iv) 精巣あるいは副睾丸から手術によって精液を取り出すこと。
v) 医師職業法に基づく説明義務については，Bundesärztekammer 1995, A 3168 参照。
vi) 英国の HFEA（人の受精および胚研究認可局）を模範とした Beier 1996 による提案。そこでは英国における個々の体外受精センター当たりの〔成功〕率も証明されている。次の諸文献を参照。Beier 2001, S. 497f.; Felberbaum 2001, S. 256ff.; Kentenich 2001, S.

3 「赤ちゃんを家に連れて帰れる割合」という成功基準

今日まで満たされないできた子がほしいという願いが，今度は生殖医療によって叶えられるのではないかと希望を抱くカップルがいる。ところがそうしたカップルにとって治療成果について今日よく見られるデータはあまりにも多様で混乱しており，理解できないように思えるであろう。それらは医師の眼から見ても説明と正当化を要する。

- 採卵や胚移植という臨床的介入をもってやっと医学的治療の開始とするのではなく，ホルモン剤服用の処方（女性の身体の不可分性への薬理学的介入）をもって医学的治療の開始と定義するのが，医師の眼から見ても首尾一貫しているように見える。
- 連邦医師会（BÄK）は，「生殖補助の実施に関する指針」のなかでそのような定義をやり残している。ホルモン刺激と採卵は，生殖補助の一般的定義のなかで，「子供がほしいというカップルの願いを満たすための，医師による助け」として位置づけられていないし，同指針項目4.1（「配偶子の採取と配偶子および胚の移植」）のなかでも言及されていない[134]。
- 上記の処方は，女性の身体に対する医師による介入であって，それは明らかに女性の自発的なインフォームド・コンセントという条件下でのみ正当化されうるような介入である。

体外受精の成功はそれゆえ，患者の目から見ても，医師の倫理の観点から見ても，「赤ちゃんを家に連れて帰れる割合」として，それゆえ，女性の身体への医学的・薬理学的介入の開始以後に生児が誕生する割合として与えられなければならない。この割合を，医学的リスクや代替治療についての情報提示と並んで，生殖医療的な介入開始に先立って，治療を望むカップルに対して，治療から独立して行われるカウンセリングの基礎にしなければならない[vii]。

256ff.
 vii）　本章III5-1「(iii)　妊娠期間中のリスク」に含まれた表2〔p.31〕と，IV2-4「(iii)　生殖補助医療の成功とは何か——その成功率はどれほどか？」〔p.63-65〕参照。

4 生殖技術的介入の医学的リスクの評価

体外受精に伴う女性の健康へのリスク評価に当たっては，次の諸点が重要になる。

- 治療が始められるのは，子供がほしいという願いが満たされない女性（カップル）である。ただし，そこから病気であることを導き，したがって医学的に介入が必要であることを導くことができるかは疑わしい。
- 治療を受ける女性の大半は30歳を越えている。何といってもその3分の1は，35歳かそれよりも高齢である。その年齢を考えて見ただけでも，妊娠にはいずれの場合にも若い女性より多くのリスクが伴っていると見なすことができる。30代半ばを過ぎている場合には，なおさらそうである。
- 女性の身体的不可侵性へのさまざまな介入は，医学的に証明される女性自身の生殖障害を克服するためだけに行われるわけではない。ケースの半数以上で，男性側の生殖障害に対する治療として，あるいは子供が授からないことに対する他の説明が見つからない（特発性適応）ために，女性の身体への介入がなされる。
- それゆえ，包括的なカウンセリングと説明が女性にとっては何よりも重要になる。他のすべての代替方法やリスク，治療によって子供を授かることができる割合についての記録に基づいた数値を知って初めて，女性は利益とリスクを比較考量して，情報に基づいた決断を下すことができる。

5 望んでも子供ができない場合のカウンセリング

望みながら子供ができない場合の理由はさまざまである。身体的な要因と並んで，精神的要因と社会的要因も大きな役割を果たす。

　子の養育に当たる父母（あるいはシングル・マザーやシングル・ファーザー）に対して社会が抱く理想像や社会的支援も影響するし，女性あるい

は男性の個人的な生活設計やキャリア形成計画も影響する。

　望んでも子供ができない状態が社会的に広がりつつあることに関する発言には，統計的に問題がある。統計と言っても，調査では結婚しているカップルしか対象になっていない。子供についての考え方は個人によってさまざまであり，望んでも子供ができないといっても，それには個人の事情に応じたさまざまな側面があって，適切な分析は容易ではない。

　子供ができないために治療によるサポートを求めるカップルは，各人で高い敷居を乗り越えなければならない。それゆえ，カウンセリングの提供は，できるかぎりこの敷居を取り払う必要がある。したがって，公衆を啓発するだけではなく，産婦人科医に対する然るべき啓発も重要だ。カウンセラーに対しては，カップルへのカウンセリング経験があり，生殖医療の研究と診療の現状を熟知しているだけでなく，希望しながら子供ができない状態の社会的・心理的要因についても熟知していることが期待される。

　生殖医療措置には，必ずその前に，治療から独立したカウンセリングを行い，3ヶ月間の熟慮期間をカップルに与えなければならない。というのも，関連する調査が明らかにしているように，生殖障害と並んで心理的障害も認められるからだ。このことが体外受精の適応設定を，より厳密で目標に沿ったものにしなければならない理由である。

　治療に先立って行われるカウンセリングのチェック機能には，〔医療資源の〕配分を最適化する働きがある。そうした生理的，心理的，社会的なカウンセリング構想は法定医療保険の給付表のなかに採用されるべきである。

VII　提言と残された問題

1　提　言

1-1　生殖補助の法的規制（「生殖医療法」）

本審議会は，生殖補助技術の使用をひとつの法律（「生殖医療法」）によっ

て包括的に規制するよう，ドイツ連邦議会に提言する。

この法律では特に次の諸点が問題になる。

(1) **登録と質保証**
   a) 生殖医療センターとは独立して，必要な人材と財政手段を備えた体外受精登録簿に，体外受精治療の全実施例を登録する義務を導入しなければならない。
   注釈
   ・これまでの経験から，職業法〔医師法〕による自主規制では十分でないことが実証されたのだから，生殖補助医療の登録義務と情報公開義務を法的に規則化することが必要と思われる。実際に診療にあたっているすべての体外受精チームに対して，報告義務を法律でしっかり定めるべきだ。データの収集状況を早急に改善する必要がある。
   ・この登録では，生殖補助の介入数と，治療を受けた女性ごとの成功数と適応ごとの結果をフォローし，前向きに実証していくべきである。登録のなかには，成功率を詳細に示し，ドロップアウト率も収録し，センターごとに介入数や体外受精周期や，赤ちゃんを家に連れて帰れる割合の詳細な証拠も含めるべきだ。
   ・透明性への要求を考慮して，刊行物は素人にも理解できるようにまとめるべきである。
   b) 配偶子や前核期卵や胚の冷凍保存について，各センターに毎年登録と報告を義務づけるべきである。登録作業と並んで，ドイツ体外受精登録機構へ年次報告もなされるべきである。その数値は適切な方法で公表されなければならない。
   c) カウンセリングと治療実施に関する記録保存義務を，法律で規定すべきである。
   d) （細胞質内精子注入法のような）新しい手法や方法も含めて，質の保証について，法的に規則化すべきである。新しい技術をチェックなしに導入することは，たとえそれらが外国ですでに成功している場合

であっても，反対すべきである。（場合によっては，パイロットプロジェクト，モデルセンター，時限付きといったような）段階をつけた認可義務や研究助成を制御する可能性を広げるべきである。

(2) **他人からの精子提供**

生殖補助および他人からの精子提供と関わる民法的帰結を，法で規則化すべきである。その際には子の幸せが優先されなければならない。

注釈

- 子が自分の出自を知る権利は精子提供の匿名性の枠内でも確保されなければならない。父親の同一性を隠す処置（提供された精子の混合）は止めなければならない。
- 結婚をしていないカップルやレスビアンカップル，シングル女性にも，他人から提供された精子の注入に道を開くべきか否かについても，立法者は決定しなければならない。

(3) **前核期卵の取り扱い**

a) 前核期卵の提供はきっぱりと排除されるべきである。

注釈

- 前核段階の受精卵を研究目的に使用することは，厳に禁止されるべきである。前核期卵を胚研究の目的で使い果たすことは，研究目的で胚を作成することに等しい。こうしたダム決壊*)を阻止しなければならない。

b) すでに冷凍保存した状態で存在する前核期卵の保存期間に一定の期限を設けるべきである。これと関連して，保存期間が過ぎた前核期卵をどう処理すべきかについても，法律で規定すべきである。

注釈

- そのような法制化に当たっては，遺伝上の「両親」にも，子をもちたいという願いへの権利を認めるのか，それとも例えば彼らのパートナー関係が変化したり，遺伝上の「両親」のうちの一方が死亡し

―――――――――――
*) 英語で言う「滑り坂」〔本書 p.161〕のこと。

たりしたために，もはや子には関心がなくなったのかを区別すべきである。

(4) いわゆる「余剰」胚の扱い

妊娠をもたらす目的で体外で作られたが，予期できなかった理由，しかも胚そのものではなく，もっぱら遺伝上の「両親」に関わる理由から，本来の目的に使用されなくなり将来も使用されることのない胚や前核期卵をどうすべきかについて，立法者は決定しなければならないであろう。こうした胚に対して「余剰 (überzählig)」胚という概念が作られてきたが，本審議会は，この概念を法的枠組みの中で使用しないよう提言する。これらの胚は，胚保護法 (ESchG) の枠内で後に移植される可能性を保持するために，当面は冷凍保存されるべきである[i]。たとえ「余っている (überzählig)」ものであっても，それらの胚を他の目的のために消費する研究に用いることの禁止を続けるべきである[135]。

1-2 研究の必要性

本審議会は，次の分野の研究を強化ないしは拡大することを，ドイツ連邦議会に対して提言する。

(1) 前核期卵の冷凍保存をできるかぎり避けるために，**冷凍保存される前核期卵が発生する事態に替わる方法**を，緊急に研究すべきである。というのも，これは胚の冷凍保存と類似の問題を投げかけ，いわゆる「余剰」胚という問題群を投げかけるからである。

注釈
- 例えばホルモン刺激を弱め，成熟する卵の数を減らすような方法が研究されるべきであろう。
- 冷凍保存による発生障害を最小限に抑えることができて，卵細胞の

---

 i) いわゆる「余剰」胚の取り扱い方，胚の養子縁組や，胚を「死なせること」については，Enquete-Kommission „Recht und Ethik der modernen Medizin"2001b (幹細胞研究に関する本審議会答申), Abschnitt 3. 1. 1. 2, S. 42ff. 参照。

商業的取引の危険を有効に阻止できるならば,「余剰」卵の冷凍保存もひとつの可能な道であろう。
- 配偶子の冷凍保存は,精子を注入された前核期卵細胞や胚の保存に替わりうる代替方法のひとつを表している。
- いわゆる「余剰」胚問題は,たしかに完全には解決できない。なぜなら,女性が移植に反対する決心をしたり,病気その他の理由から移植が不可能になったりするケースがいつでもあるからだ。しかしながら,配偶子の冷凍保存を用いれば,現在行われているような手法よりも,生殖の自然なプロセスにできるだけ近い形に保つという立法者の目標に,ずっとふさわしいものになろう。

(2) **体外受精ならびに細胞質内精子注入法が潜在的にもっている長期的な影響**について,引き続き研究を続けていくべきである。
注釈
- この方法を用いた女性とこれによって誕生した子たちについて,系統的な観察を長期間にわたって続けていくべきである。

(3) **体外受精ならびに細胞質内精子注入法の失敗の帰結**について,研究を強化すべきである。
注釈
- 体外受精ならびに細胞質内精子注入法によっても成果が見られなかったカップルが,どのようにしてその結果を乗り越えて行ったかについて,いっそう力を入れて調査研究すべきである。

(4) 生殖補助方法の改善や新たな方法の開発のための研究をするに当たっては,**それに先立って,動物を用いた研究が十分**になされなければならない。
注釈
- 体外受精と細胞質内精子注入法が導入されたとき,それらの影響と傷害をもたらす可能性については,きわめてわずかな研究しか行われていなかったと言わざるをえない。薬剤の試験では通例になっている基準(動物実験,第Ⅰ相から第Ⅳ相までの臨床試験)に類する

ものが，生殖補助ではこれまで確立されてこなかった。
・学際的に構成され女性が半数を占める倫理委員会による審議を義務づければ，研究過程はもっと透明で熟慮されたものになるであろう。

(5) **質の保証の基準**（例えば多胎妊娠率の低下など）**を開発し，それを実行していくこと**（例えば認可取得の義務，報告義務，長期にわたる追跡調査，モデルプロジェクトなど）が必要である。

(6) **生殖クローニング**〔クローン人間産生〕**を国際法的に拘束力をもって禁止する国連決議**に向けたドイツ政府の発議を本審議会は支持する。多国間で支持が取り付けられるよう，また「治療用」クローニングと生殖系列細胞への介入を禁止する条項を，ちょうど合衆国で同意の動きが高まっているだけに，決議に盛り込むようあらゆる可能性を尽くすべきである。

1-3　市民との討論

本審議会は市民との議論をいっそう強めることを提言する。
連邦文部科学省とドイツ科学助成財団連盟（Stifterverband für die Deutsche Wissenschaft）の助成を受けて，「市民会議　遺伝子診断をめぐる係争事件」というプロジェクトのなかで，出生前診断と着床前診断に関わる倫理的問題をめぐる議論に市民が参加し，「遺伝子診断についての住民投票」も行われた[*]。生殖技術において将来登場してくる新しい手法をめぐる議論を促進する意味で，連邦政府が今後もこの種の運動を支援していくことを，本審議会は歓迎したい。

2　今後ともさらに審議と説明，場合によって行動が必要となる残された問題

本審議会は，審議のなかで問題が投げかけられながらも解明しきれず，それについて何の提言も出せなかった問題が幾つか残っていることを指摘しておきたい。

---

[*]　2001年ドレスデンで開催されたフォーラム。第Ⅱ部第1章 p.210参照。

本審議会は，次の領域の事項についてさらに協議と解明，場合によって行動が必要だと考える。

1．社会法典第5巻（SGB V）の規定に基づいて**生殖補助技術を使用する前提条件を検討する**ために，特に次のような諸点について議論された。
(a) 心理社会的カウンセリングの導入。そのカウンセリングは
・生殖補助治療を実施するセンターとは独立して
・リスクと起こりうる障害，代替治療について説明する。

　需要に応じて敷居の低いカウンセリングを提供できる態勢を整え，然るべき資格とカウンセリング能力をもった人材をそろえた心理社会的相談施設を設置することが必要である。これには議論の余地がない。こうしたカウンセリングの提供は提起者〔産婦人科医〕からは独立して行われるべきである。（これまでのように産婦人科医に限らない）心理社会的相談施設でのカウンセリングが，提供という性格をもつべきか，それとも〔生殖医療を〕受けるための前提条件という性格をもつべきかということが，とくに問題となるように見える。

(b) **経費を引き受けるための基準**

体外受精を保険給付の対象と認めると，法的効果として，子のいないことが病気に等しいとされることになろう。法定医療保険による経費引き受けに次のような厳格な条件を付けるべきかをめぐっては，委員の間で意見の対立がある。

・**いま以上に適応を狭くする**（例えば器官上の不妊が証明された場合にのみ認める）。あるいは
・**待機期間の導入**（例えばオランダでは，申請後1年は待たなければならない）。この待機期間に，女性は自然な形で妊娠することが起こりうる（これについては，「待機リスト」に載っている間に自然に妊娠するケースの調査，および心理臨床家によるカウンセリングが体外受精／細胞質内精子注入法と同程度の〔妊娠〕成功率を収めることを実証している調査[ii]を参照）。あるいは
・特定の方法に対する保険からの**支払い能力を**限定したり，治療を試

---

　ii) Hölzle et al. 2000, S. 149-172. 本書の表6　体外受精と心理カウンセリングの成功率〔p.66〕参照。

みる回数を限定する。

　生殖技術への財政的支援の問題，ならびに法定医療保険からの給付を制限しうるかという問題については，包括的に審議しなければならない。これに対して，体外受精／細胞質内精子注入法を法定医療保険の給付対象から外すことは二階級医療[*1)]をもたらしかねないという疑義が出ている。

2．体外受精によってもたらされる多胎妊娠率の低下に貢献する処置として，特に次の二つの可能性が論議された。

(a)　子宮に移植する胚を，法律によって，二つに制限する[*2)]。

(b)　胚盤胞移植胚の適性ならびにそれによる損傷可能性の解明[*3)]。

　　これまでの試行結果からすると，この技術はまだ成熟していない。この技術を導入することになれば，場合によっては胚保護法の変更が必要になるかも知れない[iii)]。それゆえこれをめぐる科学的議論を見守り，とりわけ慎重に精査しなければならない。

3．体外受精センターならびに実験室における質保証を監督するために，連邦監督局の設置が議論された。この監督局は，営業許可，認可手続き，監視，登録義務，証明書発行等を規則化し監督していくことを任務とする。さらに基準の設定や，リング実験（Ringversuchen）[*4)]の実施，場合によっては特定の技術の適用を特別のレファレンス・センターに照会するようにすることなどに取り組む。

　このような監督局の設置を，とりわけ生殖医療に従事する医師たちは求

---

　*1)　患者が加入している保険の種類によって，処方が異なるような医療制度。
　*2)　現行の胚保護法では3個までとなっている。
　*3)　従来の体外受精では，受精から2，3日目まで体外で培養し4-8細胞に分裂した段階で子宮に移植する。これに対して胚盤胞移植は，受精卵を体外で5日間培養し胚盤胞段階まで育ててから子宮に戻す。この方法だと，着床率，妊娠率が向上するというデータがある反面，培養が難しく胚の成長が途中で止まってしまうという問題点もある。
　iii)　1周期内で移植される分だけの胚を作成せよというこれまでの命令事項と，3個以上の胚を移植してはならないという禁止事項に関して，胚保護法に抵触する。胚盤胞の培養では，胚盤胞期まで培養された胚のなかから，発達可能性を基準にして選別がなされると言われている。このために，場合によって3個以上の胚を作らなければならなくなる。こうして，複数の胚が冷凍保存され，後に「余剰」と見なさざるを得なくなるというリスクが高まる。観察のために胚をなすがままにすることは，胚保護法から見ると，問題のある処置である。これについては本章III「1-4　胚培養」〔p.16-17〕参照。
　*4)　同一試料を使用し複数の検査施設で実験結果を検証するシステム。

めている[136]。これについて本審議会は，委員の間にいろいろ異なった構想があるために，さらに論議を尽くす必要があると考えている。

4．**生殖以外の目的のために卵の提供を許可する**問題については，特に次の諸点が議論された。

(a) 生殖以外の目的を意図して卵が提供される場合，第三者の利益のための侵襲的介入を前提とする。その介入は女性の健康に対して高いリスクを伴う。それゆえこの種の卵子提供は許されないであろう。

(b) 体外受精周期から生じたいわゆる「余剰」胚を，卵の冷凍保存や極体診断の開発に利用できるのは，例えば次のような特定条件が満たされた場合に限られるであろう。

・女性が十分な情報を与えられた上で自発的に同意していること〔自発的なインフォームド・コンセント〕
・健康を害する過剰なホルモン投与を避けるために，卵成熟を促すホルモン刺激を通常の基準にしたがって行うこと
・卵子の商品化を排除すること

本審議会がみるかぎり，立法化に当たっては，生殖医療法の枠組みのなかでこれらの観点に配慮することが重要になるであろう。

5．**心ならずも子が授からない状態を乗り越える戦略**や，かかる状況と折り合っていく形態に関する**探求**について，本審議会は特定の方法を提言はしないが，体外受精と並んで，下記のようないろいろな方法が行われていると考える。

(a) さまざまな医学的介入（外科的介入〔手術〕，解毒や鍼(はり)，ホメオパシー等の自然療法的・環境医学的な方法）

(b) さまざまな心理臨床的カウンセリング構想

(c) 「待機期間」中の妊娠成功率を調査し，自然妊娠を信頼する（例えば生殖医療補助を求める前に待機期間を必要に応じて導入し，その期間における妊娠事例を記録する）。

(d) 我が子がほしいという願いを断念して，養子縁組み，里親，社会的な両親といった他の方法など，別の解決方法を開拓する。

第 2 章

着床前診断の検討のために参照すべき
出生前遺伝子診断に関する経験

———

I　本審議会が提言する事項の限定

「現代医療の法と倫理」審議会は，子宮内の胚に対する遺伝子診断（出生前診断，PND）をめぐる状況の展開を考慮しないままに，試験管内の胚に対する遺伝子診断（着床前診断，PID）について議論しても不十分だと考える。

　ドイツでは1970年に初めて出生前診断が実施された。それ以来，出生前診断は，医師による産科医療の不可欠の部分にまで発展してきた。それだけではなく，産科医療そのものを変容させ，次のような結果をもたらした。

　　「年齢にかかわらず，今日では，産婦人科診療のなかで産前の備えについて指導を受けた女性達はみな出生前診断に直面する」[i]。

　生まれてくる子の障害が現実化するのを阻止する目的で，診療のなかで遺伝子検査を実施するにあたっては，インフォームド・コンセントの基準（検査される遺伝的特徴，検査の精度，検査が治療に役立つこと，検査結果が陽性だった場合に可能な処置，医療的侵襲によるリスク等について説明を受けた上での同意）が前提となっている。にもかかわらず出生前遺伝子診断は，ルーティン化した検診にまで一般化し，上記カッコ内の基準が通常は実行されていない。

---

　i) Kirchner-Asbrock 2001, S. 29. また Schumann 2001, S. 2「(ほとんど) すべての妊婦が今日では出生前診断に賛成か反対かの決定に無関係ではいられない！」も参照。

本審議会委員は着床前診断について提言することを念頭において、出生前遺伝子診断については以下のような問題提起が重要だと考える。

- 出生前診断が、妊婦が遺伝子上に高いリスクをもっていることが判明した場合に限定された適応から、すべての妊婦を対象に遺伝子上のリスクを解明するための通常検診にまで発展したのはどのようにしてか？
- 出生前診断の適応拡大に以下のことはどのような影響を与えたか？
  - 歴史的展開（ドイツ学術振興会による重点プログラムや、〔保健〕政策と〔医師会などの〕職能集団政策に関わるもろもろの決定）
  - 利用可能となったさまざまな検査方法（その導入と質の確保）
  - 〔出生前診断の〕供給と需要、法的枠組み（損害賠償〔民事責任〕法や費用負担）といった諸要因
  - 出生前診断をめぐるこうした経験が着床前診断をめぐる今日の事態を導いたと言えるか？

こうした問題提起以外に、本審議会は「遺伝子情報」の章でも出生前遺伝子診断について検討した[ii]。

II 定　義

ドイツ連邦共和国においては現在のところ、医療専門職による妊婦診療は次の三つの目標をめざしている。

- 母体の健康維持
- 生まれる前の子の損傷を回避すること
- 子の発達障害をできるだけ早期にかつ確実に同定すること

母性の産前の備えの枠内では、医師・医療保険組合連邦委員会の「母性に関する指針」に従って、妊婦は、遺伝的要因をもつリスクについての根拠がはっきりしている場合に、「人類遺伝学的なカウンセリングと検査、

---

ii) これについては、特に「出生前検査」〔上巻 p.64-67〕と「情報・説明・カウンセリング」〔上巻 p.158-175〕参照。

あるいはそのいずれか」について説明されることが許される[1]。

「妊娠中および出産後の医療は，母子の生命と健康に対して予想される危険を回避し，ならびに健康上の障害を早期に発見しなければならない。医師による産前の備えにとって優先的な目的は，リスクのある妊娠と出産を早期に発見することである」[2]。

これらの目的のために医師達は，とりわけさまざまな出生前診断法を用いることができる。

1　出生前遺伝子診断

出生前遺伝子診断の狙いは，染色体の数または構造上の異常，および胚または胎児の単因子遺伝子障害を同定することにある。

染色体の数の上での異常としては，例えばトリソミーまたはモノソミーがあげられる。それらの場合，通常は細胞核のなかに一対で存在する染色体が三重になっていたり，一つしかなかったりする。構造上の染色体異常としては，例えば転座現象やDNA鎖切断（Strangbruch）現象が該当する。これらの現象の結果，ある個別の染色体が構造的ないしは機能的に変化してしまう。

出生前遺伝子診断は，狙いの設定という点では，着床前診断の枠内で適用される方法に等しい。ただし，検査される試料（サンプル）の採取方法と，それの評価技法の点で両者は区別される。

・妊婦の身体から胎児細胞を採取するために，とくに羊水穿刺[i]と絨毛生検[ii]が用いられている。さらに，臍帯穿刺（胎児の臍帯血の採取）と胎児の組織検査によって，まだ生まれていない子の遺伝子状態を逆推理することが可能である。

・採取された試料は，細胞遺伝学的検査ないしは分子遺伝学的検査および生化学的分析を用いて，調べることができる。

個々の方法と技術については，〔上巻第II部〕「遺伝子情報」の「出生前検査」〔上巻 p 64-67〕を見よ。以下では手短に概観する。

---

　i) 英語では Amniocentesis（AC）
　ii) 英語では Chorion villi sampling（CVS）

2　さまざまな診断技術

産科診療のなかで「母性に関する指針」[iii]に従って導入されている広義の出生前診断法は，原則的に，侵襲のない方法と侵襲のある方法とに区別できる。出生前遺伝子診断は侵襲のある方法によってのみ可能である。

2-1　侵襲のない技術（無侵襲的技術）

侵襲のない方法としては，（例えばいわゆる「トリプル〔・マーカー・〕テスト」によって）母体血中の生化学的マーカーを確定する方法や超音波画像診断法がある。

　いわゆる「超音波スクリーニング」は目的が限定されていない出生前診断に用いられ，「正常に進行している妊娠状態を見守る」[3]のに役立つ。この超音波スクリーニングを用いることで，子宮と羊水と胎盤を透視することが可能になり，正確な妊娠期間や胎児の数，胎児の身体的発育状況を確認でき，起こりうる発達障害を示唆するいわゆるさまざまな兆候を指摘することができる。このような超音波スクリーニングは医師による妊婦診療の枠内で，1995年以前には2回（妊娠16週から22週までの間と，妊娠32週から34週目までの間に）通常検診として組み込まれていた。1995年以降は3回になった[iv]。最初のスクリーニングは妊娠9週目の初めから12週目の終りまでの間，2回目は妊娠19週目の初めから22週目の終りまでの間，3回目が妊娠29週目の初めから32週目の終りまでの間に行われる。

　超音波画像診断法のもつ診断精度は，装置や医師の技能訓練と経験に左右される。検査が母親ならびに胎児に与えるリスクは記録されていない[4]。

　侵襲のない方法によって，胎児に発生する単発性または多発性の奇形の兆候が把握されるのは確かであるが，遺伝的素因に関する証言はこの方法では不可能である。侵襲のない診断で奇形に対する手がかりが現れた場合，たいていは，より厳密な解明のために侵襲的方法が適用される。

---

　iii)　本章III4-2「(i)　母性に関する指針」〔p.107-110以下〕を見よ。
　iv)　個々の超音波スクリーニングの際に確認されるべき遺伝形質は，「母性に関する指針」付録1aのなかで定められている。

2-2 侵襲的技術

妊娠中に子供の遺伝的素因が突き止められる場合，それは，羊水穿刺，絨毛生検，胎盤生検といったいわゆる侵襲的方法によってのみ可能である。さらにまた，臍帯血採取や胚または胎児鏡検査（Embryo-bzw. Fetoskopie）を用いることによって遺伝形質を確認することができる。その際に採取された胎児細胞は，染色体変異と単因子遺伝障害に関して分子遺伝学的に検査することができる。これらによって確認できる病気の素因数は増えており，「出生前に診断された病気一覧」が診断可能な病気の素因を1992年版で約600種あげていたのに対して[5]，1999年版ではすでに約800種にまでなっている。

分子遺伝学的な分析方法にとって不可欠な検査試料である胚や胎児，あるいは絨毛や胎盤を採取するためには，妊婦の身体の不可侵性（Integrität）に介入することが必要となる。それゆえ，このための処置は「侵襲的（invasiv）」と呼ばれている。

このような外科的介入は，妊婦およびお腹のなかの子に対する健康上のリスクや流産を引き起こす危険と常に結びついている。

超音波画像を用いて実施される絨毛生検（卵子を包む被膜組織の採取）は，現在，最も早くて妊娠7週目から10週目の間に，通常は妊娠11週目から12週目の間に実施されているが，この検査には流産のリスクがある。子宮頸部を通じて検査がなされる場合（子宮頸部生検）には，そのリスクは2-4％であり，腹壁を通じて検査（経腹壁的生検）がなされる場合には，そのリスクは1-2％である[6]。診断精度は97.5-99.6％，試料を母体の細胞によって不純にしてしまうリスクは1.9-3.8％と報告されている[7]。

たいてい妊娠15週目から17週目の間に行われる羊水穿刺の場合には[v]，超音波画像を見ながら，羊膜に穿刺した後15-20mlの羊水が採取され，その羊水のなかに2％ほど胎児の生きた細胞が含まれている。羊水穿刺の場合の流産リスクは約0.5-1％で，絨毛採取の場合と比べて明らかに低い。診断精度は99.4-99.8％，試料を母体の細胞によって不純にしてしまうリ

---

v) 妊娠12週目から14週目の間になされる早期羊水穿針もすでにある。

スクは0.3-0.5％である[8]。

このようにして採取された試料を直接検査することができる。あるいは，組織培養で十分に増やしてからその内に含まれているDNAを分離したのちに，（個別に）遺伝子や染色体の特徴を検査することもできる。あるいは，酵素の特定に取り組むこともできる。

これらのために用いることができる諸々の方法は，原則的には，着床前診断の場合に採られる方法に対応している[vi]。DNA分析または染色体分析の場合（分析前に必要な組織培養に基づいて），検査結果はたいてい2，3週間内に提出される[vii]。

III 出生前遺伝子診断の発展

出生前診断が次第に普及していくとともに，それらの処置が妊婦を不安にさせる可能性や遺伝的に特異な胎児を選別する可能性をめぐって公共的な議論もまた高まった。

> 「出生前診断の場合，遺伝子診断・検査のもつ意図と結果は医学的な予防の限度を超えて選別にまで及んでいる。ここでは病気が予防されているのではなく，病気〔を引き起こす遺伝子〕をもつ者自身が生きることを許されていない」[9]。

もともと出生前診断は，遺伝的に高いリスクを負っている女性に限って受診が許されていた。遺伝的に高いリスクというのは，初めは原発性の染色体異常を意味しており，のちに神経管発達異常が追加された。出生前診断は倫理的に重大な結果をもたらすだけでなく，法的にも重大な結果をもたらす（刑法第218条以下は1970年代の初めまだ改正されていなかった）ので，最初のうちは次の諸条件の下でのみ適用が許されていた[10]。

・医学的適応（遺伝的リスクの高まりが認識できる場合。妊婦の年齢が，

---

  vi) この点に関しては第3章I「1-2 個々の細胞の分析」〔p.131-133〕を見よ。

  vii) いわゆる短期間培養においては，すでに1日から3日後には「暫定的な」結果を突き止めることができ，臍帯穿刺の後，遅くとも5日目には結果が提出される（Bundesärztekammer 1998b参照）。

第2章　出生前遺伝子診断に関する経験　　97

表8　ドイツ連邦共和国における出生前診断の導入と拡大に関する重要な出来事

1970年	羊水穿刺が最初の侵襲的方法としてドイツに導入される[11]
1972年	ドイツ学術振興会重点プログラム「遺伝性障害の出生前診断」（90施設の参加のもとに総計13,000回の羊水穿刺が実施された7年間の研究プログラム[12]）
1976年	出生前診断が法定医療保険（GKV）の給付対象表に採用される
1976年	刑法第218条改正（刑法第218条a第2項1に従って，「子が除去しえない健康上の障害によって将来苦しむことになり，かつ，その障害が，妊婦が妊娠の続行を望みえないほど深刻であると想定できるだけの切実な根拠がある」場合に限り，中絶が許される）
1975-79年	旧西ドイツの幾つかの州で，人類遺伝学的相談所と細胞遺伝学検査施設が設立・拡充される
1979年	法定医療保険の給付対象表となる超音波スクリーニング検査数が2倍になる
1984年	契約に反して生まれた子に対する医師の責任についてのドイツ連邦裁判所判決
1984/85年	絨毛生検が導入される[13]
1987/98年	病気およびその素因に関する出生前診断についてドイツ連邦医師会（BÄK）の提言ならびに指針が発表される
1992年	トリプルテストが導入される

21トリソミー〔ダウン症〕の可能性が高まる38歳以上の場合）
・カウンセリング→出生前診断→カウンセリングというサイクルの導入
・出生前診断の受診が自由意志によるものであることの保証[i]

　出生前診断は，妊婦検診のなかで通常検査になるのではなく，然るべきカウンセリングの基盤整備と一体となって進められることが求められた。そのため，州および法定医療保険組合は，人類遺伝学相談所をたいていは

---

　i）「これを保証するためには次のことが前提とされてきたし，今も前提されている。つまり，妊婦が出生前診断の可能性とその限界とリスク，さらに治療に関する複数の選択肢を評価判断し，彼女個人の価値尺度に基づいて出生前診断の受診への賛否を決定できる状態にとって重要な情報を検査前に与えられている場合にのみ，インフォームド・コンセントが実現されうるということが前提されている」（Nippert 2001c, S. 294）。

医学部または大学病院に設置することに資金を充てることになった。

1 費用補助と審理に関する仕組みの定着

1-1 ドイツ学術振興会の重点プログラム「遺伝性障害の出生前診断」

1970年に，「大学施設所属産婦人科医・細胞遺伝学者・人類遺伝学専門医部会」[14]が，羊水から採取・分離した胎児細胞に対して出生前診断の初の実験を試みた。

保険からの給付の確立と検査実施者の能力向上にとって決定的だったのは，1972年にドイツ学術振興会によって認可され約7年間続いた重点プログラム「遺伝性障害の出生前診断」を通じて，羊水穿刺の臨床テストに資金が交付されたことであった。

> 「このプログラムの枠内で，適用された処置と，その外科的介入に伴う流産などのリスク，さらには診断とその精度，診断後の決定などが記録され，精査（評価）された。同時に，このプログラムによって，診断提供者の質を保証するための対策と，診断に必要な個々人の技能研修にも資金が充てられた」[15]。

総計90以上の施設と病院がこのプログラムに参加した。最終的には100人以上の医師と自然科学者が，羊水穿刺の訓練と，胎児細胞の細胞遺伝学的検査の研修を受け，13,000回以上の羊水穿刺が実施された[16]。

1-2 法定医療保険の給付対象表に出生前診断が採り入れられる

1976年に出生前診断が法定医療保険の給付対象表に採用されることになった。それによって出生前診断が，一般的な妊婦診療の枠内で実施され，精算されることが可能になった[ii]。

医療保険組合が費用を負担するようになった最初の年に，費用対効果についての医療経済学的な分析もなされた。パッサーゲとリューディガーによる「予防医療の課題としての遺伝学的出生前診断」（1977年「フーフェ

---

ii) 妊婦検診については，本章III4-2「(i) 母性に関する指針」〔p.107以下〕およびIII「4-6ドイツ連邦医師会「病気およびその素因に関する出生前診断についての指針」1998年〔p.116-117〕も参照。

ラント賞」受賞)では,「ダウン症の部分的予防に関する費用対効果分析」の結論部において次のことが確認されている。

「38歳以上のすべての妊婦に初期診療のなかで出生前診断を実施すれば,ドイツ連邦共和国全体でこの検査費用は,ダウン症児の介護(Pflege)費用の約4分の1にすぎないであろう。すべてを合計すれば,ダウン症児の介護には年間約6,160万マルクかかるが,〔出生を〕予防した場合には約1,350万マルクの出費で済む」[17]。

1981年に労働社会大臣・医療経済学賞に輝いたもう一つの研究は,「予防医療プログラムの損益チェックの問題」を「遺伝カウンセリングの費用対効果と効率の分析を事例に」探究した[18]。

1-3　刑法第218条以下の1976年改正

刑法第218条第2項1を改めることによって,「子が除去しえない健康上の障害によって将来苦しむことになり,かつ,その障害が,妊婦が妊娠の続行を望みえないほど深刻であると想定できるだけの切実な根拠がある」場合に妊娠を中絶することができるようになった[iii]。

このことは出生前診断の適用にとって重要な意味をもった。遺伝学的に異常が認められた場合に,妊娠を終結する可能性としては,外科的介入がほとんど唯一の選択肢だったからだ。このような医学的所見が得られた場合,基本的な状況は今日に至るまで何も変わっていない。

「子宮内治療の可能性は相変わらずきわめて少ない。母体をとおして

---

　　iii)　刑法第218条aのこの改正〔1976年〕まで,旧ドイツ連邦共和国〔旧西ドイツ〕においては,妊婦の胎児を殺害することは刑法第218条により例外なく罰せられた。ただし,いわゆる医学的適応の場合の裁判に関する1927年の帝国裁判所の決定以来,超法規的非常事態の正当性の根拠が,義務と善との比較考量(Pflicht- und Güterabwägung)原則に従って認められるようになった。その原則によれば,妊婦の生命または健康にとって深刻で他の方法では回避できない危険がある場合にとられる行為について,医師による介入が妊婦の承諾のもとで医学的な規則に従ってなされる限り,その違法性は阻却された。医学的根拠に基づいて許される妊娠終結のためのこれら諸条件は,1933年7月25日制定・1935年7月26日改訂の遺伝病子孫予防法第14条第1項によって,法的に定められた。そこでの規定は1945年以後もいくつかの州で州法として引き続き適用された。遺伝病子孫予防法はナチズム的内容をもつという理由で廃棄された他の州では,その法のなかで挙げられていた諸条件は,1952年1月15日の連邦裁判所判決によれば,超法規的緊急避難原則による妊娠中絶を認める場合の最低限の前提として顧慮されなければならなかった。

の治療は薬剤を用いて行うことができる。新生児溶血性疾患（M. haemolyticus）の場合の血液交換は侵襲的ではあるが可能になった。尿路閉鎖症または水頭症に対する手術の試み*[1)]は，何ら確信に足る結果をもたらしていない」[19)]。

いわゆる胎芽病*[2)]適応に関する1976年版刑法第218条 a 第 2 項 1 は，1995年の「妊婦および家族援助改正法」によって刑法から削除された。立法趣旨からすれば，この適応は刑法第218条 a 第 2 項[iv)]の新たに定式化された医学的適応のなかに組み込まれるはずだった。それと同時に，胎芽病適応に基づいてなされた妊娠中絶に対する刑を免除するために定められた22週間の猶予期間もなくなった。しかしながら，この刑法上の規則変更は，出生前診断後の妊娠中絶の実施に対して，明らかに制限するような作用をなにも及ぼさなかった[v)]。

1-4　各州による人類遺伝学的相談所の設置と拡充

1975年から1979年の間に，7 州が，人類遺伝学的相談所と細胞遺伝学実験施設をとりわけ大学において一層拡充することを引き受けた。その結果，

＊1）　尿路閉鎖症の治療は，開腹せずに超音波画像を見ながら，母体の外から細い中空の針を胎児の膀胱まで刺し，その中にプラスチック製の細い管（シャント）を通して送り込む。針を抜くと，シャントの両端に近い部分が胎児の膀胱の内側と体の外で膨らみ，抜けないように固定される。

水頭症は，脳脊髄液が血管に十分に吸収されず，流れ道がつまったりして，脳脊髄液が脳室のなかに通常より多量にたまってしまう状態。大量にたまった脳脊髄液が脳を圧迫して脳の働きに悪影響を与える。シャント術によって脳脊髄液の流れ道を新たに作る「バイパス」手術が治療法としてある。

＊2）　子宮内胎芽期に起こる病気。

iv）　1995年10月 1 日以降有効の版における第218条 a 第 2 項　「次のような場合には，妊婦の同意の上で医師によってなされる妊娠中絶は違法ではない。つまり，妊婦の生命の危険や，妊婦の身体的または精神的な健康状態を著しく損なう危険を回避するために，妊婦の現在または将来の生命状態を考慮した上で，医師の認識に従って妊娠中絶が届け出られ，かつ，その危険を別の方法で回避することが期待できない場合」。

v）　立法趣旨（Beschlußempfehlung und Bericht des Ausschusses für Familie, Senioren, Frauen und Jugend 1995, Zu § 218a Abs. 2 und 3, S. 26「家庭・高齢者・女性・若者委員会による最終勧告と報告」1995年版.刑法第218条 a 第 2 および 3 項に関して）のなかに，「障害のゆえに生命の保護が減じられることは決してできない」と書いてあるにもかかわらずである。1995年の改正法に関する批判については，Beckmann 1998a, S. 155ff. 参照。

ドイツ学術振興会によって創設された基盤整備(インフラストラクチャー)が継続できた。というのも，開業医たちの力ではこうしたことを保証することはおそらくできなかったからだ。

1994年のドイツでは84施設で，遺伝カウンセリングと検査室での診断が，あるいはそのいずれかが提供されていた。旧西ドイツの諸州では，人類遺伝学に関する27の大学研究所が遺伝カウンセリングと検査施設での診断の両方を提供していた。さらに，保健所ないしは市立病院付属の少なくとも8研究所，30以上の民間の開業医や検査会社が出生前診断を提供していた[20]。

新しい州（旧東独）にも同時期，遺伝カウンセリングと細胞遺伝学的診断を提供する施設が全部で19あった。うち9施設が大学に置かれていた[21]。

1997年に遺伝カウンセリングと出生前診断と細胞遺伝学的検査のすべて，あるいはそのうちの一つ以上を提供していた施設は106にのぼった。うち45施設が大学や病院または保健所の付属，61が民間の開業医か検査会社であった[22]。

2 出生前診断の導入とそのさらなる展開に見られる考え方についての検討

「〔出生前診断のための〕かつての基盤整備事業はなによりも次のような特徴をもっていた。つまり，出生前診断を，これに分野横断的に取り組んでいる大学施設〔遺伝子実験施設や附属病院など〕に結び付けること，また，診断前に詳細な遺伝カウンセリングを実施し，さらに陽性所見が出た後にはさらに詳しいカウンセリングを実施することを特徴としていた」[23]。

産婦人科医と人類遺伝学者たちの間では，染色体診断という新しい選択肢が出生前検査のなかに取り入れられるべきだとの共通了解があった。この了解は，とりわけいわゆる21トリソミー〔ダウン症〕の胎児を同定することに向けられていた[vi]。ダウン症は他の染色体異常と比べて比較的頻繁

---

vi) Nippert/Horst 1994 または Nippert 2001 によると，このことは以下によって根拠づけられていた。つまり，染色体が3本現れる数的な染色体異常であるダウン症は比較的

に観察され，リスク群が容易に同定できるからである。

　技術発展や事態の展開のなかで，診断の選択肢は，染色体上の他の数的異常[*1)]や構造的異常[vii]にも応用拡張されるに至った。

3　出生前診断への医学的適応の拡大

出生前診断が始まったころの医学的適応では，外科的介入に起因するリスク[viii]（流産，母親の感染）と，〔遺伝性疾患に〕該当する子供を得るリスクとが比較されていた。

　適応それ自体はたえず範囲を拡大して行き，1970年代初頭の出生前診断の開始時期と比べて，1990年代の前半にはすでに次の適応が挙げられていた[ix]。

- 母親の年齢が高い場合や，染色体異常または家族性染色体異常をもった子を以前に出産した経験がある場合，生まれてくる子が染色体異常を持つリスクが高い（年齢リスク）
- X染色体と結びついた遺伝病のリスクが高い
- 神経管閉鎖障害[*2)]のリスクが高い（羊水穿刺の適応基準）
- 認識可能な代謝障害，ヘモグロビン症，あるいはそれ以外の認識可能な単一遺伝病のリスクが高い

頻繁に起こり，そのリスクは母親の年齢には関係がなく，しかも子供に対する深刻かつ除去不可能な侵害が問題となっている。さらに，問題になっているリスク群（38歳以上）が容易に同定可能だという点もある。Nippert 2001, S. 294 参照。

　*1)　ダウン症候群の場合は21番染色体が3本あるので，21トリソミーとも呼ばれる。これ以外にも13，18番染色体のトリソミーなどもあり，染色体検査で同定できるようになってきている。上巻 p.66脚注など参照。

　vii)　染色体の構造異常とは，切断や転座などによって染色体断片の一部が欠失したり重複したりすることを言う。

　viii)　この点に関しては本章II「2-2　侵襲的技術」〔p.95-96〕を参照。

　ix)　Nippert/Horst 1994, S. 3f. この本の著者たちはこの点に関連して，1994年にこの本のなかで「侵襲的出生前診断の適用範囲」と呼ばれるものを定めた「適応項目一覧」の発展について言及している。しかしながら誰によってこのように定められたのかは不明なままである。

　*2)　頭蓋骨や神経管の閉鎖が障害されることによって，下半身まひなどの神経障害を引き起こす二分脊椎症や，頭に腫瘤の突出した脳瘤や脳の発育ができない無脳症などが起こる。

特に目立つことは、出生前診断を始めるにあたって染色体異常のリスクが高まる出産年齢が当初は38歳とされていたのに[24]、ドイツ連邦医師会学術諮問委員会は「出生前診断についての提言」のなかでこれを放棄し、35歳まで年齢制限を引き下げたという事実である[25]。

当提言の1987年改訂版、すなわち目下有効の1998年版「病気およびその素因に関する出生前診断についてのドイツ連邦医師会指針」は、35歳という年齢制限さえも放棄している。

「〇歳以上の妊婦に侵襲的な出生前診断を医学的に適応するという形で下限年齢を厳密に堅持することは、母親の年齢によって出生児の染色体異常のリスクが高まることへと注意を向けてきた。ところが、こうした下限年齢の厳密な堅持はいつの間にか放棄された」[26]。

とはいえ、出生前診断の適応年齢の緩和は1980年代以来の展開にまで遡る。その時代に、いわゆる「心理学的適応」という流れが出てくるなかで、35歳以下でしかも出生児が染色体異常となるリスクが高いと認識されない女性も出生前診断を受けることができるようになった[x]。

傾向としては、年齢を〔一般的に〕適応基準とするのではなく、特殊なリスクを突き止めることへ向かうようになった。

今日、適応〔基準〕は以下のように分類されている[27]。

- 適応年齢（35歳以上の女性）78％
- 心理学的 (psychologisch)[xi] 適応（障害児を産むことへの不安）18％
- 超音波診断またはトリプルテストによって目立った所見が得られた場合 4％

すべての適応のうち約3％は、「家族性リスク」が立証されている場合である。ケースの約2％は、染色体異常のある子がかつて家族内で生まれたことを理由に申告されている[xii]。

---

x) この点に関して、Nippert/Horst 1994 は人類遺伝学者の間で激しい議論があることを指摘している (S. 4)。

xi) 文献によっては psychisch（心理的）という概念も見受けられる。

xii) Hennen et al. 2001, S. 72. 従って、実施された出生前診断全体の約5％が、両親の側にいわゆる「高リスク」状況の要因が存在することを理由になされた。

表 9　ドイツ連邦共和国における侵襲的出生前診断の適用

年	実施された出生前診断の数
1970	羊水穿刺　6件
1971	羊水穿刺　16件
1972	羊水穿刺　49件
1973	羊水穿刺　112件
1974	羊水穿刺　308件
1975	羊水穿刺　893件
1976	羊水穿刺　1,796件
1977	羊水穿刺　2,648件
1987	羊水穿刺　33,535件，絨毛生検　3,100件
1995	羊水穿刺または絨毛生検　61,794件（旧西ドイツの州）

出典）　Nippert 2001, S. 135 ならびに Nippert/Horst 1994, S. 2.

4　出生前診断がすべての妊婦に対して遺伝的リスクを解明するための通常手続きにまで発展したさらなる要因

出生前診断は大学内の分野横断的な専門施設において始まり，次第に通常の産科医療へと拡大していった。

　産科診療のなかで出生前診断の需要が高まってきたことには，さまざまな要因が働いている。それらを以下で分析する。

　〔医療者の側から〕供給を高めるような要因と，女性の側の需要に影響を与えるような出来事のいずれをも同定することができる。ただし後者に関しては，一次的な需要と，供給によって誘導された需要とを区別しなければならない。

4-1　医師の責任に関する1983年の連邦最高裁判決

出生前診断の拡大にとって決定的なシグナルとなったのは，とりわけ連邦最高裁判所（BGH）による1983年の判決であろう。この判決によれば，

リスクの高い妊婦に対して医師が，21トリソミー〔ダウン症候群〕回避のために羊水検査ができることに言及しなかった場合，その医師は義務違反となる。

　この判決のなかで連邦最高裁判所は次のことを確認した。
「1．妊娠中絶への当該母親の願いを正当化するほどの障害を胎児がもっていることを早期に発見する可能性について，妊娠初期に母親に対して誤ったカウンセリングや不十分なカウンセリングがなされた場合，そのカウンセリングは，身体的または精神的な障害をもって生まれた子の養育費を両親が医師に補償するよう請求する根拠となりうる。
　2．包括的かつ適切なカウンセリングがなされた後にも母親〔原告〕が胎児に起こりうる障害に関する出生前診断を受けることを選ばなかったことと，望まない結果が出た後にも母親が中絶することを選ばなかったことを立証する責任が医師〔被告〕に課せられる。
　3．医師〔被告〕は，障害を負ったその子の養育に必要なすべてのものを補償しなければならない。ただし，刑法の原則に照らして母親に妊娠中絶を許すような，除去不可能かつ深刻な障害を子がもつ危険が現実のものとならなかった場合には，補償請求はできない[xiii]」。

　当該女性はすでに二人の健康な子を産み，1977年当時ほぼ39歳で三人目の子を身ごもっていた。妊娠14週目に彼女は，彼女の診療にあたっていた専門医に次のような質問をした。「彼女の年齢からしてダウン症の子が産まれる危険があるのではないか，それゆえに，羊水検査（羊水穿刺）が指示されるはずなのではないか，と。被告〔医師〕は彼女に対して，二人の健康な子がいること，おそらく遺伝病がないことに言及しながら，そういった検査が必要（あるいは，どうしても必要）だとは思わないと答えた。その後，両者はこの話題について語り合うことはなかった」[28]。

　この女性に損害補償の請求権が認められた。この判決に対して産婦人科医たちは次のように反応した。出生前診断に対するもろもろの適応〔要件〕を考慮することなく，以前より明らかに頻繁に，出生前診断が可能であると助言し，またそのように助言したことを文書で患者に確認してもら

　　　[xiii]　連邦最高裁判所1983年11月22日判決，BGHZ 89, S. 95-107.

おうとした。

　「本訴訟の審理期間中と結審後に、出生前診断の実施件数は2倍になった。それと共に侵襲的な出生前診断が、ダウン症児が生まれることによって生じる損害補償請求を回避するために防衛的に履行されるものとして、医師側の事情から提案されるようになった」[29]。

　上述の判決とともに、医師のカウンセリング協約と治療協約の枠組みのなかで、いわゆる「損害としての子供（Kind-als-Schaden）」（ロングフル・バース wrongful birth）についての最高裁判所の審理も始まった。この裁判がもたらしたさまざまな結果のなかでもとりわけ、同時に生じてきた、基本的人権が危険にさらされるということ（差別から保護される権利〈基本法第3条第3項第2文[*1]〉と子の生命権〈基本法第2条第2項[*2]〉に抵触）が立法者による根本的な見直しのきっかけとなったはずである（本章III「5　損害としての子」〔p.117以下〕参照）。

4-2　出生前診断に対する法定医療保険による費用補助

1975年に出生前診断が法定医療保険の給付対象表に採り入れられた。その翌年には1,796件の出生前遺伝子検査が実施された。その後、旧西ドイツにおける出生前診断件数は3万6千件（1986年）、4万件（1991年）、6万件（1995年）と増え続けた[30]。

　1986年に羊水穿刺後の分析に対する法定医療保険からの給付が改善された。それによって、出生前診断の実施は、独立の検査会社と提携した産科診療のなかで、財政的に一層魅力的なものとなった。1991年から1995年の間に、検査実施増加率は44.4％にのぼり、総額3,270万マルクと査定された。また1991年にはこうした診断実施の56％が開業医によってなされた。1995年にはその割合は71.8％になった。開業医による実施がこのように増加するにつれて、同時に実施のやり方も多彩になっていった。かくして、出生前診断の提供は大学施設から医院へ次第に移っていった[31]。

---

　*1)「なんびとも、障害を理由として差別されてはならない」。
　*2)「なんびとも、生命に対する権利および身体を害されない権利を有する。人身の自由は不可侵である。これらの権利は、ただ法律の根拠に基づいてのみ、侵すことができる」。

フォイアーシュタインによれば[32]，1,000件の出生に対して羊水穿刺または絨毛生検による染色体検査が実施された割合は，1990年には49.6％であったが，1993年には78.8％，1996年には85.7％となった。1998年には検査数がさらに95.7％まで増加したので，出生前診断の利用は10年間でほぼ倍増したことになる。1998年には10件の妊娠に1件の割合で侵襲的な出生前検査がなされた。この年にあった785,034件の生児分娩〔死産をのぞく出産〕すべてについて言えば，胎児の染色体分析が75,255件実施された。

産科医療の枠内で医師の履行業務の不可欠な要素としての出生前診断

1965年の帝国保険法（RVO）改正は，被保険者が妊娠している場合，妊娠中および分娩後の医療費給付を請求する権利をもつことを明記した。それ以来，ドイツ連邦共和国においては，妊婦に対する医療看護を定めた一覧表が徐々に充実していった。1966年以降，母体保護法の制定と，社会法典第5巻（SGB Ⅴ）における産前医療の法的制度化は，産前医療の改善に貢献した。また，1966年に医師・医療保険組合連邦委員会によって初めて策定された「母性に関する指針」は，1968年以降，医師が妊娠を確認した後に妊婦に交付される「母手帳（Mutterpass）」の基礎となった。

（ⅰ）**母性に関する指針** 1966年に公布された[33]，「妊娠中と出産後の医療看護に関する医師・医療保険組合連邦委員会指針」，通称「母性に関する指針」は，1998年10月23日付け改訂版のかたちで1999年1月27日以降いまも有効である。

母性に関する指針は，「妊娠中および出産後に被保険者〔妊婦〕に対してなされる医療が，医術に関する規則に従って，医学的認識の一般的に承認された水準をふまえてなされ，十分で，かつ目的にかない，経済的でもあることを保証する」[34]のに役立つものとされている。

「母性に関する指針」に基づく，妊婦に対する診療看護は以下の処置を含む。

・妊娠中の検査とカウンセリング
・リスクの高い妊娠の早期発見とそれに対する特別な監視
・リスクの高い妊娠とは，母子またはそのいずれかが何らかの危険にさらされる可能性が高い妊娠[35]。リスク要因には，家族性理由[ⅹⅳ]，

表10　出生前診断分野で選択された業務の処方数

112番：羊水穿刺　1990年から1998年までの法定医療保険契約医による処方
旧（西部）州と新（東部）州，第一次〔法定医療〕保険組合と代替保険組合

年	第一次保険組合　西部	第二次保険組合　西部	西部合計	第一次保険組合　東部	第二次保険組合　東部	東部合計	西部＋東部合計
112番：羊水穿刺							
1990	12,593	15,505	28,098				28,098
1991	14,009	18,076	32,085				32,085
1992	15,550	21,103	36,653				36,653
1993	17,627	24,624	42,251				42,251
1994	18,449	27,734	46,183				46,183
1995	19,951	29,845	49,796				49,796
1996	22,121	32,318	54,439	1,773	1,974	3,747	58,186
1997	23,555	34,695	58,250	2,053	2,364	4,417	62,667
1998	24,286	33,825	58,111	1,964	2,344	4,308	62,641

出典）　Feuerstein et al. (近刊), S. 46.

表11　出生前診断に関する保険給付可能な診療（EBM 1999＊）

GO番号	分野／診療	点数（1999年7月）
基本業務，予防：産前の備え		
112	超音波画像を見ながらの，羊水穿刺による羊水採取	600
115	羊膜細胞または絨毛膜を用いた染色体分析。少なくとも2回培養した上での分析，少なくとも1回の培養の評価。115番に従った診療は試料毎に1回だけ清算〔保険からの給付〕ができる。	8,000
121	超音波画像を見ながらの，絨毛膜組織の経頸管的採取または胎盤組織の経腹壁的採取	1,000

出典）　Feuerstein et al. (近刊), S. 46.
原注＊）　保険医連邦協会「統一評価規準（Einheitliche Bewertungsmaßstab）」1999年版

　　個人的理由[xv)]，および妊娠中ならびに出産時の経過が含まれる。
・リスクの高い妊娠の場合，当初予定より短い間隔での定期検診やそれ以外の検査が必要となることがある。さらに，特別な超音波検査，

---

xiv)　さらに発病，遺伝的リスク，感染リスクが含まれる。
xv)　例えば，妊婦の年齢（18歳以下，35歳以上），感染リスク，遺伝的リスク，過去の妊娠における合併症，アルコール消費や喫煙やその他の薬物利用などの生活習慣が含まれる。

内視鏡検査(羊水鏡検査),羊水穿刺による羊水検査,絨毛生検,陣痛記録装置(陣痛記録法)および分娩時の子供の心拍数計測装置(心電計*1))が含まれる。
・感染についての血清学的検査(血清中の特定の抗体含有比の測定)
・分娩後または流産後の,血液型〔適合〕に関する血清学的検査および抗D免疫グロブリン予防*2)
・産婦に対する検査とカウンセリング
・薬剤を用いた処置と包帯や治療処置
・これらの記録と証明書

三種の超音波検査(超音波スクリーニング)は,医師による産前の備えのなかでもすべての妊婦に対して実施することが義務づけられている。それらに適応要件はない。他方,さらに進んだ超音波検査や羊水検査,絨毛生検などは,(妊娠にリスクをもたらすことを確認した上でという)適応要件がある。

この超音波スクリーニングがすでに出生前診断の構成要素またはそれへの「乗車口」と評価される場合,医療保険によって医師が行う清算方法は妊婦の利害と対立することがありうる。三種の検査をひっくるめて一つの検査として清算されると[xvi],どの診療を要求し,どの診療を要求しないの

---

*1) 現在,分娩のときに使用されている分娩監視装置は,胎児の心拍数と子宮の収縮(陣痛)を継続的に計測する装置である。

*2) Rh抗原を持たない母親(Rh陰性)がRh抗原を持つ胎児(Rh陽性)を妊娠出産すると,Rh不適合妊娠による新生児溶血性疾患が起こる。Rh抗原が母体にとって異物と認識され,出産にともない胎児の血液が母体に少量でも取り込まれると,Rh陰性のほとんどの母親が最初のRh陽性の子供を出産後,Rh抗原に対する抗体を形成する。その結果2回目の出産からは,Rh陽性の子供は母親の血液に含まれる抗Rh抗体によって攻撃を受け,いわゆる胎児赤芽球症という重篤な状態に陥り,胎児の死や,脳障害を含む胎児異常を引き起こす。抗体が形成された母体にRh(抗D)免疫グロブリンを早期に注射することにより,混入した少量の胎児の赤血球を破壊し,母体自身が抗D抗体を形成することを高い率で防げるようになり,2回目以降の妊娠出産も比較的安全に行うことができる。これにより,世界的に胎児赤芽球症の頻度は大きく減少した。

xvi 法定医療保険による医療費清算に対して拘束力をもつ基礎として機能しているのは,社会法典第5巻(SGB V)第87条第1項に従って,保険医連邦協会のいわゆる「統一評価基準(Einheitliche Bewertungsmaßstab, EBM)」である。本評価基準2001年10月1日版の第BIX章第1項(第BIX章「医師・医療保険組合連邦委員会指針に基づく予防」第1項「産前の備え」)によれば,清算番号100番のもとで,「母性に関する指針に従った妊婦診療」が保険から支払われることになっている。「これには画像記録を伴う超音波診断,診療

かを妊婦が決定する自由（母性に関する指針の適用範囲のうちでも成り立つ自由）[xvii]が実際には著しく制限されてしまうからだ。

例えば妊婦が超音波検査を拒否したなどの理由で，母性に関する指針で定められている検査のすべてがなされたわけではない場合，医師は該当する個々の料金条項に従って精算することはできるのだが，この精算が医師にとって不利となる。こうした状況は，母性に関する指針とそれに付随する清算規則が適用される状況下では，医師と妊婦のもつ個々の権利と義務をかなり不安定にしている。母性に関する指針自体のなかで誤解を解く説明がなされるなら、不安定化を阻止できるであろう。

(ii) **母 手 帳**　1968年に「母手帳」がドイツ連邦共和国に導入され，その後何度も改訂されてきた[36]。それは，妊娠確認後に産科診療のなかで得られた全情報を記入した連邦統一書式12ページの記録である。記入する情報は上述の「母性に関する指針」で定められている。

さまざまな検査結果の記録を除くと，母手帳には，産科診療全般について，あるいは出生前診断という特殊問題について一般の人でも理解できるような情報は何も載っていない。

母手帳は，妊婦にとっての情報媒体としてはほとんど役に立たない。さまざまな検査や略記法についての解説もなく，妊娠中の看護を助産婦に依頼する（しかもそれが法定医療保険から支払われる）可能性があるとか，さまざまなカウンセリングを受ける可能性があるというアドバイスもない。

ケースに1回の記録整備が含まれる」。母性に関する指針に従って実施されるカウンセリングと診断は清算番号100番によって四半期ごとに支払われる」（http://www.kbv.de/publikationen/764.htm）（2002年3月27日付）。また、2001年6月18日の非公開聴聞におけるクラウディア・シューマン博士による次の口頭報告も参照。「ある妊婦が超音波スクリーニングを望まなかった場合、保険医は清算番号100番、すなわち妊娠中の医療費総額を決算してはならない。なぜなら、診療業務はまだ完全には終わっていないからである」。

xvii）〈出生前診断による子の選別に反対するネットワーク〉の依頼で作成されたFrank/Regenbogen 2001の所見を見よ。

4-3　ドイツ連邦医師会1987年提言

出生前診断が保険医の業務と定められてから11年後の1987年[xviii]，ドイツ連邦医師会学術諮問委員会は初めて「出生前診断についての提言」[37]を発表した。その提言のなかで，出生前診断実施前のカウンセリング，出生前診断，出生前診断後のカウンセリングから成る三点セットがはっきりと計画に組み込まれていた。「当時の重点は，染色体異常および先天的な代謝障害と神経管異常の把握に置かれていた」[38]。35歳以上の妊婦がリスクの高い年齢と明記されていた。

出生前診断が実施前後のカウンセリングと抱き合わせでなされることが多方面から繰り返し求められていた[xix]にもかかわらず，ますます多くの産科開業医が民間の検査施設と提携して出生前診断を提案し実施するようになり，事前のカウンセリング実施との間の開きは広がる一方だった。「妊婦の負担だけ」[39]となるこうした展開は次の事実からも読み取れる。つまり，旧西ドイツで実施された出生前診断の件数は1991年から1995年にかけて4万から6万に増加したのに，同時期の遺伝カウンセリングの件数は1万7千から2万1千に伸びただけだった[40]。

4-4　妊婦からの需要の増加──「心理学的適応」

1980年代初頭，出生前診断はとりわけ中・上流階層の高学歴の女性達から求められた。彼女らは出生前診断が利用可能であることをたいてい良く知っていた。

この時期，とりわけこの階層の若い女性達からの需要に圧されて，いわゆる心理学的な適応要件が成立し，これが〔〇歳以上の高齢出産という〕年齢適応要件の下限をなし崩しにしていった。侵襲的出生前診断の外科的介入に伴うリスクを正当化するほどまでに染色体障害をもつ子のリスクが高いとは認識できないにもかかわらず，妊婦が出生前検査をあくまで求め

---

xviii)　1987年に旧西ドイツで33,000件を超える羊水穿針と3,000件を超える絨毛生検が実施された。

xix)　ドイツ連邦医師会の他には，例えば，ドイツ連邦議会「遺伝子技術の利点とリスク」審議会が1987年に，遺伝医学同業組合と「ゲノム分析に関する連邦と各州合同作業部会」が1990年に，連邦研究技術省が1991年に求めた。Nippert/Horst 1994, S. 5f. 参照。

る場合，いつも心理学的適応が選ばれた。

> 「1992年にトリプルテストが導入されるまでは，出生前診断実施の根拠とされる適応要件のなかで，〈心理学的な適応〉が揺ぎなく第2位を占めていた。すべての出生前診断の10-15%がこうした需要を理由に実施されていた。……出生前診断の適応を需要に合わせ続けてきた結果，リスクの高さを基準にした医学的適応という建前がある意味で徐々に掘り崩されてきた」[41]。

　厳密な適応表を超える出生前診断の受診を制限している他のヨーロッパ諸国（フランス，イギリス，オランダ）と比べると，ドイツにおける「心理学的な適応」の拡大はより大きい。ニパートはこの現象の原因を，出生前診断に対するそのような第一次需要がドイツの医療保険制度によって可能にされたことのなかに求める。ドイツの医療保険制度では，出生前診断が法定医療保険によってまかなわれ，診断業務提供者とくに産科開業医の利益になったからである[42]。ヨーロッパ近隣諸国で施行されている出生前診断適応一覧に基づく厳密な限定は，ドイツとはまったく比べものにならないような給付条件に基づいている。ドイツでは，国家の介入を免れた，市民権上自由な医師─患者関係が成り立っている。社会法典第5巻のなかでも適応項目一覧は定められていない。国家は予期せぬ誤った資源配分（Fehlallokationen）〔医療費給付〕を，間接的に働きかける抑止効果を通じて阻止できても，禁止によって阻止はできない。医師が治療を委託されているという枠内では，医学的介入について医師側の適応だけが，診療に対して法定医療保険から支払う義務を発生させる。この原則に従うと，医療倫理的に是認できる適応に限定するための勧告は構造的な医療保険政策の枠内で果たされ，その取り組みは〔連邦や州の〕保健委員会（Gesundheitsausschuss）によって指示されなければならない。

4-5　医師側からの提案の拡大，誘導された需要──超音波検査およびトリプルテストとその帰結

　1984年に連邦最高裁で下された民事賠償責任判決が影響して，産科開業医が提供する出生前診断数がとりわけ「防御的」配慮から増大した。その間に技術開発も進み，出生前遺伝子診断の利用の増大を招いた。

1990年代には，（染色体の変異から来る）子の発達障害のリスクを侵襲のない方法で特定する可能性が，通常の超音波画像診断法（やがて保険の給付対象となる）の着実な改善と，母体血内の生化学的マーカーを特定する検査法の導入とによって，決定的に拡大した。

超音波検査の改良によって可能になったのは，正確な妊娠期間や双生児が生まれる可能性を確認することだけではない。器官や体型やからだの発達に関する異常も見つけることができるようになった。妊娠11週目から14週目にいわゆる「胎児頸部浮腫」[xx]が計られ，首のうしろのむくみが3 mmを超えている場合にはダウン症のリスクが高いと判断され，たいていは侵襲的な出生前診断に回されることになる。

いわゆるトリプルテストは「同一の結果を検査で再現可能か，用いられる測定方法は妥当かという意味で信頼性を前もって吟味することなく，しかも学術的な専門学会の勧告[xxi]に抗して」，医師による産前の備えのなかに1992年以来導入されている。

トリプルテストは原則的には，妊娠14週目から16週目の間に母体血中に三つのマーカーが特定される。そのマーカー〔たんぱく質〕の濃度から，（妊婦の年齢，妊娠期間など）別の変数も組み込んだコンピュータ・プログラムを用いて，子の染色体異常の個人的リスクを算出する[xxii]。そうし

---

xx) Dorso-nuchales Ödem（後頸部浮腫）.

xxi) Nippert 2001c, S. 296. 1992年に以下の学会がトリプル・テストのモラトリアム（一時中止）に賛意を表明した。人類遺伝学会，連邦遺伝医学連盟，ドイツ産婦人科学会，ならびにドイツ周産期医学会である。オランダではドイツとは事情が異なり，これまでのところ「トリプルテスト」のようなスクリーニングは産科診療の枠内における通常業務ではない。オランダ保健審議会はオランダ保健省の諮問に応えて，2001年5月7日，「出生前スクリーニング――ダウン症，神経管障害，通常の超音波スクリーニング」と題した見解を発表した。その見解は特に，「トリプルテストの適用には次の基準が満たされていなければならない」という結論に達した。
・検査の実施とカウンセリングに関して関連職業団体が定めた質保証の指針
・スクリーニングを実施しようとする産科診療関係者全員が講習を受けることによってカウンセリングの質を確保する
・国際的水準に基づき，年間1万-2万回の検査実施という最低限の習熟に基づいた検査室作業における質の保証
・各段階で「インフォームド・コンセント」が得られていることの確認
この点に関しては，Health Council of the Netherlands, 2001. を見よ。

xxii) マーカーとして注目されるのはα-フェトプロテイン（AFP），ヒト絨毛性ゴナドトロピン（HCG），遊離エストリオールである。

て得られた数値の高さは，確定的な出生前染色体診断のための侵襲的な外科的介入を受けるか否かを決定する際の基準として，女性に役立つものとされている。

この検査ではしばしば間違って陽性結果が出て[xxiii]（まったくリスクがないのにリスク有りとされ，それによって妊婦が動揺させられ），さらに〔羊水穿刺のような〕侵襲的な検診を受けることにもなる。ところが実際には，こうした情報が妊婦に事前に知らされることなく検査が実施されることがしばしばあったし，いまもある。

「トリプルテストが"市場に出回り"始めた最初の2年に，旧西ドイツ諸州において侵襲的診断への需要が33％以上も高まった。……臨床的な試行段階を経ることなくトリプルテストが性急に導入され，産科診療のなかで過度に販路を拡大した。それを妊婦側の需要に還元することができないのは明らかである。まずは提供者〔検査会社や医師〕によって誘導された需要に基づいていた。しかもこの需要は，検診費用がしばしば利用者に有利な形で法定医療保険によって引き受けられたという事情によって一層促された」[43]。

そうこうするうちに，トリプルテストと超音波による胎児頸部浮腫検査は広まっていき，ほとんどすべての産科診療所で提供されるまでになった。これらの検査によって，「子が健康であることが肝心」という女性たちの願いを確実なものに変えることが約束されたので，女性たちからの需要も生まれた。こうした需要が産科医たちに再び圧力をかけている[44]。

妊娠のできるだけ早い時期に適用することができ特別なコンピュータプログラム（いわゆる「第1三半期〔妊娠3ヵ月期〕検査」）を用いて子の染色体異常に関する個人的リスクを見つけだそうとする検査の開発と試行がさらに先行し続けている[xxiv]。ターゲットとされるグループは年齢を問

---

xxiii）トリプルテストの信頼性に問題があるという点については，特にSancken/Bartels 1999を見よ。この文献には33,000件以上のトリプルテストに関する評価が載っている。さらに詳しくは，「出生前診断」〔上巻 p.64-67〕と「新しい遺伝子検査の許可」〔上巻 p.145-148〕も参照。

xxiv）Hahn/Holzgreve 1998, S. 143-147参照。その後，「妊婦の末梢血液から胎児細胞を分離することによって染色体の異数体を発見することに成功し，また最近では単因子遺伝性疾患も発見できるようになった。これらは出生前診断における重要なブレイクスルーと

わず全女性である。というのも，すべての妊婦は身体的な障害や精神的な障害をもった子を得るリスクをわずかとはいえ持っているからだ[45]。もしも確定的な診断を得たい場合には，そうしたスクリーニングを実施した後に，侵襲的な出生前遺伝子診断が必要となろう。

社会科学的な研究によれば，出生前診断の侵襲的および無侵襲的方法は西側社会における妊娠体験を根本から変えてしまった。出生前診断の可能性は多くの女性に「不安とストレスや動揺」[46]を呼び起こす。超音波検査，トリプルテストあるいは胎児頸部浮腫測定で得られた異変の兆候やはっきりしない所見から，何段階にもわたる検査へと続き，結局は非常に負担に感じられる侵襲的な出生前診断を利用することになる[47]。

「出生前診断は女性たちに本来無理なことを要求している。すなわち一方では懐胎した子を守り抜くために妊娠を継続することが求められ，他方では潜在的な可能性として，検査所見によってはその妊娠を中絶するという決断の前に立たされるという矛盾した要請である。検査所見に妊娠の行く末がかかっているという事態は，妊娠〔という事実〕と生まれてくる子に対して，乗り越えがたい距離をとることを妊婦に強いる」[48]。

もともとは望んだ妊娠がこのようにして第2三半期に入るまでには取り消すこともありうるものへと変化する。このような妊娠は「取り消される妊娠（Schwangerschaft auf Abruf）」[49]という概念で特徴づけられた。胎児に対する距離はとりわけ，多くの女性が出生前診断の検査結果が出る前には第三者に妊娠を教えず，妊婦服も買わず，しかも胎動には後になってやっと気づくということのなかに表れている[50]。出生前診断の可能性は，女性に新しい責任を課すことになる。出生前診断に基づいて可能となる選別的妊娠中絶についての決定には社会的な圧力も介入してくる。「出生前診断を受診せず障害児が生まれるリスクを意識的に甘受しようとする妊婦を隠微に咎めるような風潮が私達の社会にはある」[51]からだ。女性が決定

して特記される。この成果は近い将来，侵襲のない出生前診断ができるようになるという希望をいだかせている」（S. 143 要約）。ただし現在はまださまざまな困難がある。とりわけ，母体細胞から胎児細胞を確実に分離するのが課題である。したがって，これらの問題が解決されうる場合，「こうした方法はたぶん将来」，より確度の高い侵襲的方法を「補完するものとして」（S. 146）利用されるであろう。

する自由は,「出生前診断を受診することは妊娠時の規範なのだと社会的に合意された行為として期待する」[52]傾向――「その芽生えはすでに私達の社会のなかに現存している」――によって制限されている。出生前診断による妊娠体験のこうした変化は,異常なしとの検査結果にいかに安堵しようとも,なおも目に見えない何らかの代償を払うことにもなりうる。

　「胎児から距離を取るプロセスは技術化によって引き起こされた。それは時に身体体験のなかにまで深く入り込んで,妊娠期間を超えて持続する自責の念として後々まで影響を及ぼす。しかも自責の念は,胎児に異常所見が診られなかった場合にも起こりうる。胎児との距離は子を出産した後にも消すことができないほど一人歩きする。……自らの身体能力に生じた取り返しがつかない損失や,今ではもう生まれている子供に対して母としての基本的な連帯感を持てず,その子の生存を問いに伏してしまったという道徳的呵責を感じたりする」[53]。

4-6　ドイツ連邦医師会「病気およびその素因に関する出生前診断についての指針」1998年[54]

ドイツ連邦医師会は1987年に「出生前診断についての提言」を出した後,1998年に「病気およびその素因に関する出生前診断についての指針」を公表した。本指針は,出生前診断の目標設定という課題以外に,出生前診断の前後に医師から妊婦に提供される情報とカウンセリングが非指示的な原理に従って包括的になされなければならないという要求をテーマとしている。リスク要因の早期把握と並んで,「3.2　リスク解明」ならびに「3.3　目的に合致したとりわけ侵襲的な出生前診断を実施する理由と考えられるもの」という長大な節が,出生前診断という分野に充てられている。「トリプルテスト」がリスク特定方法の有効な例として挙げられ,解説されている。

　この指針はアフターケアや温存的な子宮内治療および手術による子宮内治療を論じ,さらには医師の質の確保,最後に出生前診断の倫理的ならびに法的側面も論じている。最後の法的側面については,妊婦診療を担当することによって妊婦と医師の間に成立する治療上の契約について次のように述べている。「こうした契約には,母親への診療看護だけでなく,まだ

生まれていない子への診療も含まれる。この治療契約の枠内で，医師は，胎児の障害についても診断できる可能性があることを伝える義務がある。医師がこれを怠った……場合には，医師は場合によっては損害賠償の義務を負う」。

「指針」前文のなかで，1987年の「提言」を改訂した理由が次のように述べられている。

「この10年間，医療と医療技術の進歩は非常に実り多いものだった。例えば出生前診断の分野では，診断可能な単因子遺伝性疾患の種類が増加し，染色体診断へ分子遺伝学的技術が導入され，超音波画像診断の解像度が非常に向上した。また治療分野では，母子間での〔血液型〕Rh不適合のケースで子宮内交換輸血ができるようになった。

　1987年の提言を今回はじめて改訂する必要が生じたのは，医師の課題が非常に拡大し細分化したためだけではない。法的および倫理的な基本枠組みが法改正や最高裁判決によって，また，すべての医療的処置に「インフォームド・コンセント」を要求するまでに患者の自律（自己決定）が強まったことによって，時代に適合するような変化を経験したためでもある。かくして妊婦診療の中心が出生前診断へと移行した。

　出生前診断は遺伝学的な問題や，診断および治療上のさまざまな可能性とリスクについてしっかりした知識を必要とする。それと並んで，十分に理解が行き届くよう話し合うなかで，両親が決断しうる幾つかの選択肢を詳しく検討することが必要である。医師―患者関係においてこのように極めて敏感な相互作用があるということが，本指針の初版〔1987年〕の提言からいま改訂版が生まれた理由である」[55]。

連邦医師会は本指針を「母性に関する指針」を補完するものと理解している[56]。

5　損害としての子

1980年代の半ば以降ドイツでは，障害をもった子の誕生は「家族計画の失敗」の結果だとして，両親が担当医に対して損害賠償請求をするようにな

った[57)]。両親からの損害賠償請求は，医師がカウンセリングや治療に失敗したために，両親の意志からすれば，生まれてくることが全く望まれていなかった子（不妊手術の失敗）や，さほど望まれていなかった子が生まれたということ（妊娠中のカウンセリングや出世前診断が誤っていたために中絶の機会を逸した場合や，生殖前になされた遺伝カウンセリングが誤っていて，その後，遺伝性疾患をもつ子が産まれた場合）に基づく。このようなケースにおける民事判決は，カウンセリングと治療に関する契約上の義務に医師が違反し，あるいは契約を履行しなかったことが明らかな場合，母親に対して、妊娠と出産に対する慰謝料請求を認め，また両親に対しては，子供の養育費の支払いという形で損害賠償請求を認めている。

妊娠中の誤ったカウンセリングまたは出生前診断に関する最高裁判決はこれまで，妊娠中絶の正当な根拠として，1995年まで有効だった刑法第218条 a の規則とそのなかで規定されている子ないし胎児障害に関する適応[*1)]，あるいは緊急事態に関する適応[*2)]を引き合いに出している。医師の責任が問われる際に連邦最高裁判所（BGH）が決定的なものと見なした問いは，〔患者を〕保護するという〔診療〕契約上の目的が，両親に養育費負担という経済的不利益が生じるのを妊娠中絶によって事前に防止することまで含んでいるのか，ということである[xxv)]。最高裁判所は改正前の適応モデルが有効だったとき，具体的な判例においてこれを含んでいるとみなしてきた。連邦最高裁判所が第218a 条を根拠にどのような新しい判決を下すかはまだ分からない[xxvi)]。1995年10月1日発効の改正刑法第218条 a は，（カウンセリングモデルに従ってなされた違法であるが処罰されない中絶——12週以内であるが，出生前診断後の中絶の場合はその期限を越えることが原則許される——が問題とならない限り）中絶の正当化の根拠としては，犯罪適応以外には医学的適応のみを見込んでいる[*3)]。

　＊1)　p.165＊1), 2)参照。
　＊2)　p.195vii)参照。
　xxv)　連邦最高裁判所2000年2月15日判決，BGHZ 143, S. 389-397.
　xxvi)　ミュンヘン上級地方裁判所アウグスブルク支部判決（2U 363/00）は，改正第218条 a に従って，障害児の養育に必要な全経費と慰謝料に関する損害賠償請求権を母親に認めた。これに関する上告手続は係属中である。
　＊3)　p.164-165参照。

この医学的適応において，賠償責任を根拠づけるものとして連邦最高裁判所が出した要請，すなわち〔医師は患者の〕経済的不利益を回避せよという要請が，医師としての契約のなかで患者を守るという目的として，どの程度までなされうるかは疑わしい。医学的適応の場合には，経済的不利益を回避することが課題なのではなく，妊婦の健康にとって重大な危険を防止することが課題なのだから。

　連邦最高裁判所の判決を憲法の観点から判断する必要に迫られた連邦憲法裁判所第一法廷は，不妊手術が失敗に終わった場合や子の出産前の遺伝カウンセリングが間違っていた場合，子に対する養育義務のなかには補償されるべき損害も含まれるとした判決に異議を唱えなかった[xxvii]。不妊手術が失敗に終わったケースについて法廷は，損害賠償を認めることが〔生まれてきた〕子の人間の尊厳に反することはないと詳しく説明している。子が法的な意味での損害と見なされているのではなく，契約通りに履行されなかったことによる計画外の出産が両親に引き起こした養育費の負担が損害と見なされているから，というのがその理由である。(誤った遺伝学的カウンセリングによる) 第二のケースについても連邦憲法裁判所第一法廷は，連邦最高裁判所が下した判決を認めた。遺伝性障害がある子の出生を避けるという，医師によるカウンセリングまたは診療に関する契約の目的は合法であるとしている。ここには道徳的な疑念はまったく持ち込まれない。なぜなら子を産むか産まないかを遺伝カウンセリングの結果で決めたいという両親の要望は，かなりの程度両親としての責任から来るものであるからだという。先に下された連邦最高裁判決によって，人間が客体に貶められ，それゆえ契約的な法関係または不法に関わる法関係の枠内で代替可能な量に貶められているという訴願人の見解は却下された。その理由はこうである。賠償請求権を人格的関係に適用することは，人格としての人間またはその譲渡不可能な権利を，取り引き可能な財とすることではない。子供を人格と認めることは両親が扶養義務を引き受けることに基づくわけではない。民法によっても，子の存在は発生する養育義務の事実構成要素の一つにすぎない。こうした理由づけの見解に立てば，養育義務と親

---

　　xxvii)　連邦憲法裁判所1997年11月12日決議。BverfGE 96, S. 375-407.

子関係は分裂しかねないであろう。

　これに対して，妊娠中絶を期限付きで認める解決策に対する1993年判決において，連邦憲法裁判所第二法廷は，子を「損害」と法的に評価することは憲法に反すると断言した。

> 「子の存在を損害の原因と法的に認定することは……憲法（基本法第1条第1項）からして，問題外である。すべての人間をその存在においてそれ自身のために尊重することはあらゆる国家権力の義務であって，この義務は子に対する扶養義務を損害としてとらえることを禁じている」[xxviii]。

　連邦憲法裁判所第二法廷は，第一法廷が1997年に決定する際，問題が根本的に重要であるため，両法廷のあい異なった見解について両法廷の全体会議で決定すべきという見解であった[xxix]。しかしながら第一法廷は憲法裁判所の全体会議での決定という提案に耳を貸さなかった。

　この点についてもしも第一法廷がもっと別の態度をとっていたならば，激論中の主題についてより大きな法的安定性がもたらされたであろう。法学文献や公共の議論のなかで，「ロングフル・バース」というキーワードの下で相変わらず議論がなされている。つまり，現代の生殖技術，および出生前診断の可能性が広がったことが，医師の賠償責任に関するあの判決との関連で，健康な子供を産むことへの圧力をますます高めているということが議論されている。例えば人類遺伝学者であるトラオテ・シュレーダー＝クルスは，あの判決がわたしたちの職業集団〔人類遺伝学者たち〕を「指示的に」カウンセリングするよう強いていると警告している。人類遺伝学者たちは，平均以上のリスクがある場合，たとえそのリスクがまだわずかであっても，これ以上子供を産まないよう迫らざるをえないという[58]。

　第二法廷の決定は，妊娠中絶がなされる期間条項に関する法律についてのものであった。これに対して連邦憲法裁判所第一法廷の決定に先立つ連邦最高裁判所の決定は，不妊手術が失敗したケースや生殖前の遺伝カウンセリングが間違っていたケースに関するものであった。とくに問題となっ

[xxviii]　連邦憲法裁判所1993年5月28日の判決。BverfGE 88, S. 203 (Amtl. Leitsatz 14 und S. 296).

[xxix]　連邦憲法裁判所1997年11月22日の決議。BverfGE 96, S. 409-414.

たケースは，生殖後の，つまり妊娠中の医師のミスであった。その場合は生命の保護が問われるからである。出生前診断が先へ先へと進むようになると，医師，さらには女性までが，妊娠中絶について決定が下せるように，入手可能なあらゆる情報を用いなければならないという圧力をますます受けるようになる。こうした状況において，そのような妊娠中の診療契約の目標が合法なのか，しかも改正刑法第218条が発効しているなかで合法なのかという問題は未決であり，なお解明されなければならない。この点は生殖前に医師によって誤った処置がなされた場合とは異なる。また，そのような契約上の義務は良俗（die guten Sitten）に反するという理由で無効にならないのかという問題もある。

　このように状況は不明瞭であるにもかかわらず，障害をもった「損害としての子」をめぐる目下の法的状況は，出生前診断の適用が劇的に増えた原因の一つと見なしうる[39]。産科診療に携わる医師たちは，後に発生するかもしれない損害賠償請求から身を守るために，選択的な〔出生前〕診断のさまざまな可能性を提示しなければならないという圧力を相当感じている。そこで，妊婦に対するカウンセリングと情報提供が途中で終わってしまうことが頻繁に生じる。そのため，医師との診療契約の枠内でも当然とりうる妊婦の選択肢があまりにも知られていない。すなわち妊婦が個々の治療処置をはっきりと断って，それによって，後で生じるかも知れない損害賠償責任に対する医師の憂慮——それは事態と法状況からみてしばしばまったく根拠がない憂慮なのだが——を取り除くという可能性もあるということが知られていない。多くの妊婦は，出生前診断のさまざまな方法にはどんな意味や有用性があり，どんなリスクがあるのかということについて，今日にいたるまで十分な説明を受けていない。また母手帳のなかで予定に組み込まれている個々の検査の実施を妊婦は拒否できるということについても，十分な説明を受けていない。また，幾重にも絡み合った経済的な観点が出生前診断を無理やり押し付けているということも見落とされてはならない。

　〔第二法廷の〕判決後，ドイツにおいては子供自身の損害賠償請求はなくなった。というのも，この世に生を享けないことへの権利（Recht auf Nichtexistenz）というものはないからだ。しかし，この判決によって設

定された制限が法学界における確定した合意によって無条件に支えられているという状況ではもはやない[60]。それどころか，ときには次のような見解が表明されることもある。正常に（normal）生まれてくる権利というものがあり，この権利が侵害される場合には，子供に損害賠償請求権が認められるという見解である[xxx]。

「誰が障害のある子を望んでいるだろうか？」という問いに要約される立場が社会的には定着しているように見える。家族計画において，知らないでいる権利を行使することは，今日医師の民事責任の範囲が拡大するなかでは，依然として困難である。特に助産婦連盟の代表者達は，知ることへの道徳的義務へと妊婦を向かわせるこうした展開に固有のダイナミズムを，介助実践のなかで確認している。知らないでいる権利を実現しようとする高齢出産者は，社会の甚だしい無理解にさらされるというのである。当事者諸団体および障害者諸団体は，このことが障害児の両親と障害者自身に対する差別の温床となることを恐れている。

---

xxx) フランスの最高裁判所（Cour de casssation 破毀院）は2000年に，妊娠中に医師の誤った処置のため重い障害が発見されなかった少年に対して，彼がこの世に生まれてきたことへの損害賠償を認め*)，さらに二つのケースでこの判決を認めた。この判決に対して多くの抗議がなされた後，国民議会（Assemblée nationale）と元老院は，或る人格がその出生だけを根拠として損害賠償請求する権利を原則的に排除する法律（〔患者の権利および保健制度の質に関する〕2002年3月4日の法律2002-303〔通称「反ペリュシュ法」〕第1条）を制定した。障害をもって生まれた人は，妊娠中の治療過誤が障害の直接的な原因になった場合，ないしはその過誤が障害を重いものにしたり障害の緩和に役立つ処置を妨げた場合に損害賠償を請求することができる。両親はこうした場合においては自分たちが受けた不利益に対して損害賠償を請求できる。この法律によれば，子供の障害から生じる生涯にわたる特別な負担は損害賠償には含まれない。その補償は〔保険などの〕連帯共同体（Solidargemeinschaft）の所管に属する。

*) フランス破毀院（民刑事事件の最高裁）大法廷が2000年11月17日に下した判決。原告の名前をとって「ペリュシュ事件」と呼ばれる。1982年，妊娠中の女性が，自分が風疹にかかったのではないかと心配して，かかりつけの医師と医療機関に検査を依頼した。妊娠11週間前の妊婦が風疹にかかると胎児にさまざまな障害を引き起こす可能性が高いからで，女性は自分が風疹にかかっていたら中絶することを医師に告げていた。3度にわたって検査をした結果，風疹には感染していないという最終所見であった。ところが翌1983年，女性が出産した男児にさまざまな重度障害が見られた。女性は実は風疹に感染していた。そのため女性は自分の息子ニコラ・ペリュシュとともに原告になって，この診断に携わった医師と医療機関に対して損害賠償請求訴訟を起こした。1992年1月第一審では勝ったが，その後いろいろな経緯を経て，最後に2000年11月に破毀院で上記判決が下された。この判決について詳しくは石川裕一郎「障害者の『生まれない権利』？──『ペリュシュ判決』に揺れるフランス社会」『法学セミナー』No. 573. 2002, 日本評論社, p.72-76参照。

両親の家族計画を妨げるということで子の出産を阻止することは，財産の損失を伴わないため，処罰がないままである。これに対して，まだ生まれていない子を保護することに対しては，それとは反対のことが妥当する。それとともに，法的な必要に基づいていると誤解されて，生命を脅かす原理が医療実践のなかに採り入れられてしまった。つまり，障害または疾病を有する子の生命を選ばないことにした両親は，妊娠中絶を決断するか，あるいは医師に対する損害賠償請求を通じて経済的な不利益を軽減することによって，有利となる。これに対して，障害または疾病をもつ子の生命を意識的に守ることにした両親は不利になる。なぜならそのような親たちは，子の養育に対して障害または疾病から発生する負担増を先々まで自分で引き受けなければならないからだ。生命を脅かすように作用する民事賠償責任法を別の仕組みによって置き換えることができよう。例えば，病気の女性患者に限定された保険や，子の疾病または障害によって付加される負担増を補償する支援基金（Fondslösung）などである。あるいはこうした課題が社会的な課題として理解されて，公的支援が，これら負担を意識的に引き受けた親たちや，疾病または障害をもった子を授かったすべての親たちに与えられるということもありえよう。このような課題を現行の社会保険は不十分にしか履行していない。というのも，大抵の場合，両親が損害賠償を請求する動機は，もっぱら健康に生きていくことへの正当な配慮と，病気や障害をもつ子を物質面でも十分に扶助していくことにあるということを見逃してはならないからだ。こうした状況があるため，家族の負担が国によって正当な形で補償されるならば，「養育費の損害」に対する賠償責任問題が生じることは少なくなるだろう[61]。このことも立法者は考慮すべきである。

とはいえ医学的基準にそわない不十分な診療に対しては相変わらず医師の責任を問えるようにしておかなければならない。欠陥ある診療への制裁という問題は，診療報酬の支払いを質の保証に関する対策と結びつけることで規制すべきであろう。あるいは逆に，質的に高水準の診療を促すようなシステムが採用されていれば，不十分なカウンセリングや治療のやり方に対しては財政面でただちに報いを受けることになろう。このことはいまのテーマでは，出生前診断実施前の，医師による説明とカウンセリングに

求められる質にとって，とくに重要である。こうした質を保証することは，まだ生まれてない子供をより良く保護するだけでなく，医療業務全体の質を高めることにもなろう。

このような事情と法的状況が背景にあるため，出生前診断に関する何らかの法制化はいずれにしても必要であると思われる。

IV 帰　結

出生前診断に関わる諸々の経験は次のことを示している。つまり，特定の適応に限定しようという試み，特定の病像の重症度を基準にしようとする試み，そして〔1〕検査前の（人類遺伝学的）カウンセリング，〔2〕出生前診断の実施，〔3〕事後の（人類遺伝学的）カウンセリングの三点セットの枠組みのなかで質が保証された適用を確保しようとする試み，これらのいずれもが挫折した。この挫折の原因は幾重にも絡み合っている。

- 例えばドイツ連邦医師会や専門学会の提言ないし指針の実効性はあまりにも乏しく，ダイナミックな科学技術の発展と医療のなかの経済的圧力をコントロールする力がない。
- ドイツの医療保険制度は，供給の側からも需要の側からも医療給付の拡大を助長している。
- 出生前診断の場合に，質の保証に関する次の二つの決定的な問題が，医師・医療保険組合連邦委員会（母性に関する指針，母手帳）によっても，医師の自主管理の手立て（ドイツ連邦医師会指針，および州法ならびに州医師会や専門学会に準拠した職業法）によっても克服されなかった。
    a)　出生前診断の前後になされる相談業務が、この課題を履行する資格を欠いたカウンセラーによって欠陥ある仕方で提供される。それに付随する記録も欠けている。説明とカウンセリングの内容に関する質を保証する対策がとられておらず，インフォームド・コンセントもおろそかにされている[j)]。
    b)　十分吟味した後に初めて予診検査を認めるようにする手続きが

欠けているし，検査が適切に実施され解釈される保証が欠けている（トリプルテストを見よ）。
・出生前診断が導入された時には，技術的な発展や裁判をめぐる展開，そして社会政策的な展開[ii]が全体として次のような結果をもたらすことを予測できなかった。すなわち過去30年間それらが絡み合って展開するなかで，出生前診断が，リスク有りという具体的な理由のある個別ケースに特別に適用されるものから，一般的なリスク確認ないしは証明という通常検査になってしまうことを見通せなかった。
・医師によって介助される妊娠期間に出生前診断をこのように「リスク・スクリーニング」として適用することも，将来根本的なとらえ直しを経験する可能性も排除できない。つまり，出生前診断一般と，個別には出生前診断のなかで相変わらず最も信頼できる手段である侵襲的出生前遺伝子診断が，疾病を予測させる遺伝子上のメルクマールを持つ者を発見し，その出生を回避するという意味での選別手段としてもはや用いられるのではなく，なによりも，障害を持つ子の生活に妊婦が準備できるためのものになる可能性があろう[62]。

出生前診断をめぐってこれまで生じてきて今もなお生じている展開と，診断がもっている意味がなし崩し的にズレてきている事態は，例えばドイツ連邦議会がなんらかの制度を設置し，法に基づいて外面的に質を点検することによって阻止されるべきであっただろうか？　なんらかの制度というのは，例えば病院ならびに診療所とそこでの検査実施を認可・監督する責任をもち，カウンセリングの提供とその内容を記録・評価し，患者に基本的な情報を提供するカウンセリングの機会が与えられているかを記録・評価することに責任をもつ機関である。また，そうした制度があったら，妊婦介助はこれまでとは別のものになっていたであろうか？　これらについて今のところ確かなことを言えない。

---

i)　予診的遺伝子診断にふさわしいカウンセリングに関する問題群については，「情報提供，説明，カウンセリング」〔上巻 p.158-175〕を見よ。

ii)　例えば，超音波画像診断法分野における進歩，侵襲のないもろもろの手段の開発とコンピュータによる統計的な「リスクプロフィール」との結合，医師の賠償責任についての最高裁判所による諸決定，または出生前遺伝子診断が医療保険の通常給付対象となる妊婦診療のなかに統合されることなど。

特定の歴史的な諸条件が出生前診断の発達に影響を及ぼしたとしても，（それを着床前診断とそれの評価に直接当てはめるわけにはいかないが）それとは独立に次のことを確認することはできる。

・倫理的または法的に議論のある〔検査〕方法が導入され始めた時に定められた，質に関する高い基準は，「診療の雑駁な日常」に持ちこたえることができない[63]。
・出生前診断の方法が技術的にさらに発達していくなかで，さまざまな新しい適応や検査方法が，臨床での十分な点検なしに診療のなかで実に素早く適用されていき，法定医療保険による割の良い給付の枠に定着した。

出生前遺伝子診断をめぐる歴史的経験をふまえると，着床前診断に関して今日すでに予想でき議論の対象にもなっている適用可能なすべての選択肢（すでに通常検査になっている試験管内の胚の染色体「スクリーニング」も含む）を議論の対象とし，着床前診断に関する連邦医師会指針案に見られるように，いわゆる高いリスクをもったカップルへの適応のみに議論を狭めないことは賢明であるように思われる。

V　提　言

（妊娠の70-80％までがリスクの高い妊娠と定義されるまでに）拡大した出生前診断は，職業倫理面からも，女性政策的，医療経済学的な面からも批判的に議論されなければならない。予防的または治療的な有用性がなく特別な適応〔事由〕もない出生前診断の提供は，事前カウンセリングと，詳細に情報が提供された上での同意〔インフォームド・コンセント〕の保証を義務づけ，また医療を提供する際の職業倫理的観点から吟味することを通じて制限されるべきである。

本審議会は次のように提言する。

1．出生前診断の領域におけるすべての処置の前提として以下のことを確認しなければならない。

・リスクを特定する（選別的出生前診断）方法は通常の産科診療からは

ずし，もっぱら個別ケースの提供とし用意されるべきであって，通常処置として用意されてはならない。
- 異常を探索するのに役立つあらゆる出生前診断に先立って，適切な時期に包括的な説明とカウンセリングを施すことによって，女性ないしカップルが情報を得た上で自己決定できるようにする。
- 人類遺伝医学的カウンセリングおよび心理社会的に十分行き届いたカウンセリングを診断前に，場合によっては診断後にも行い，診断の結果ありうる帰結について，医学的観点からも心理社会的観点からも説明する。その際，治療可能な変異と治療不可能な変異とが区別されるべきである。さらに治療的介入，家族の負担を軽減する〔社会保障〕措置，〔障害者団体などの〕自助団体へのコンタクトなど具体的援助についての情報が与えられるべきである。

2．出生前診断を提供する際の基本的な枠組みは以下の通りである。
- 医療保険制度における自治機関に対しては，出生前診断を制限する方向で指針を改訂することを提言する。また安全の保障という枠組みにおいては，人類遺伝学的カウンセリングの質とその履行を保証しなければならない。
- 連邦委員会および調整委員会にむけては，出生前診断という診療には，それが過剰適用にならないよう注意して携わることを提言する。

3．以下の政策的措置は，障害のある子もこの世に生を享けることを両親に対して可能にする，ないしは容易にするような社会的な雰囲気を醸成することに寄与しうるであろう。
- 「母性に関する指針」は再検討すべきである。「母性に関する指針」の枠内でなされる妊婦に対する医師の介助の法的枠組みに関わる諸条件について，前文のなかで明言すべきであろう[i]。

---

[i] そのなかで次のことが明言されるべきであろう。出生前診療における医師の処置，とりわけ出生前超音波検査の際に，医師による適切な説明を義務づけ，それに基づいて，そのつどの検査について妊婦が情報を得た上で同意〔インフォームド・コンセント〕することを明記する。このことは母性に関する指針の適用領域においても妥当することが明記されるべきである。なぜなら，母性に関する指針はもっぱら法定医療保険のための給付法上の諸前提を規則化し，こうした検査を受診する義務が被保険者にはないことを根拠づけているからだ。さらに，適切な説明の後にも妊婦が超音波検査への同意を拒んだ場合であっても，医師

- 法定医療保険はこうした領域においてこそ患者への情報提供を拡張すべきであろう。母手帳のなかに，妊婦介助のさまざまな選択肢（例えば助産婦による介助）が挙げられるべきであろう。
- 質の高いカウンセリング構想を実行し，その計画を産前介助のなかに持ち込むこと。
- 連邦健康啓発センターは，患者の権利や，産科診療の諸状況，出生前診断に伴うリスク等について幅広く情報を提供するキャンペーンにイニシアティヴを発揮し，とくにそれらに不可欠なインフォームド・コンセントについて啓発すべきであろう。
- いわゆる妊娠後期中絶に関する法的規制。
- 出生前診断を一回やっただけで，さまざまな徴候ないしは症候群が認められたことを理由に，非常にしばしば妊娠中絶という結果を導いている。これらの徴候・症候群が認められた際に医学的に介入して治療する研究を強化すべきである。
- 障害をもった子供たちを平等に扱い，彼らが家族とともに暮らすことを支援する。
- まだ生まれていない子にとって予防上も治療上もまったく益のない出生前診断を医師が妊婦に自ら提供しなかったり，そのような検査が可能であることを教えなかったために，子供の出生が妊娠中絶によって阻止されなかったとして，医師がその子の生存とその結果生じる費用への賠償責任を負うということがないよう，法律で規定することをドイツ連邦議会に対して提言する。さらに，保険や基金による解決や，病気または障害をもって生まれた子に対する公的給付の改善によって，病気または障害をもった子を産むことを両親が決断できるよう支援することも提言する。

は妊婦介助を続ける義務が原則的にあるということも明記されるべきである。それによって医師と妊婦との信頼関係が崩れた場合は別であるが。具体的な医学的理由があって，妊婦または胎児の身体または生命への危険を回避するために検査が是非とも必要である場合がこれに当たる。これについては Francke/Regenbogen 2001 の提言を見よ。

第 3 章

着床前診断

着床前診断（PID）とは，体外受精（IVF），遺伝子診断および胚移植（Embryotransfer, ET）またはそれの「拒否」を含む一連の方法手順のことである。遺伝子診断には，検査室の培養液中にある胚に，遺伝子の個々の欠失と染色体異常を確認する目的でなされる処置の一切が含まれる。

　アングロサクソン語〔英語〕の慣用表現では，Preimplantation genetic diagnosis（PGD，着床前遺伝子診断）と呼ばれている。

I　状　　況

1　方法の説明

着床前診断は人為的授精（体外受精 In-vitro-Fertilisation, IVF「1　体外受精と着床前診断」を見よ）を前提する[i]。体外受精においては通常，数個の卵細胞が採取される（ドイツ体外受精登録簿1999年版によると，平均で約 9 個）。着床前診断の場合には通例，受精後 3 日目に個々の胚の中から 1 ないしは 2 細胞を取り出し，特定の遺伝子または染色体の異常について調べる。検査の目的は，探索されている遺伝子または染色体の異常を示さない胚を胚移植のために選びだすことにある。

---

　　i) 〔ただし〕今日着床前診断に関する議論でとりわけ対象となっているカップルは，体外受精の典型的な適応例とは異なって，通常は生殖能力がないわけではない。

着床前診断は専門家達によってさえ，まだ実験段階のものと見なされている[ii]。例えば，検査結果の有効性を二重確定や点検検査によって確認するという通常の検査基準は，1個の細胞について行う着床前診断の場合には不可能である。それゆえ着床前診断の的中率（感度と特異反応）を限定されたものにしている。

出生前診断と区別して，着床前診断の本質的な特徴は次のようなものである。

- 調べられる胚は検査室で産出される。
- 調べられた胚は母体の外にある。
- 子宮内への移植の前に，遺伝子診断の結果に従って，いくつかの胚の中から1個の胚が選別される。常染色体優性遺伝障害の場合には，特定の遺伝障害をもった胚が統計上一定の確率で生み出されうる。
- 診断のために採取された胚細胞はそれぞれの採取時点で「全能的」でありうる。

1-1　胚生検

受精後3日目の胚（4細胞期から10細胞期）からは，通常1ないし2個の細胞が取り出される。これに対する代案として，32から64個の細胞になった胚盤胞から細胞を取り出すことが提案されている。これには，より多くの細胞を取り出すことによって診断の精度が良くなる，それらの細胞はまず間違いなくもはや全能的ではないという長所があるであろう[iii]。ただし，胚をこの発生段階でやっと検査するという試みは，これまで臨床では成果が見られていない。

どうやら授精後3日目の（4細胞期から10細胞期における）生検が診療上の要求に最もよく適っているらしい[1]。

今日，着床前診断の枠内での生検は胚の損傷をもたらすということが前

[ii] クラウス・ディートリッヒ教授から専門家であるリヌス・ガイスラー教授〔本審議会委員〕へ伝えられた2000年11月28日付けの文書にはこうある。「ある方法が二つ目の検査方法（出生前診断）によってさらに確認されなければならない場合には，その方法はまだ完成したとは言えず，私見によれば，まったく実験段階のものと見なさざるをえない」。

[iii] 採取された細胞が全能性を有するか否かは，方法についての法的かつ倫理的な判定を考慮する際に重要である。本章Ⅰ「1-6　全能性」〔p.143以下〕も見よ。

提となっている[iv]。生検の結果，胚に損傷を与えた場合は致命的となりうるので，生まれた子に損傷が生じうるのは，これに比べて，ありそうにないと見られている。この問題を最終的に判定するには，これまでのところ経験的データが欠けている。

1-2　個々の細胞の分析

胚を移植する前の分子遺伝学的な診断に対しては，そのつどの課題に応じて，ポリメラーゼ連鎖反応（Polymerasekettenreaktion）（英語ではPolymerase Chain Reaction, PCR[*1]）または蛍光 in situ ハイブリダイゼーション（FISH）[*2]のいずれかが適用される。通例の出生前診断で実施されているような，染色体について一般的に判定（核型を判定）するための顕微鏡下の染色体検査は不可能である。このことは，特別な課題設定がいつもなければならないことを意味する[v]。

　PCR は，ある特殊な遺伝子配列を一つの個別細胞のなかだけで検出することを可能にする。それは，それらの遺伝子配列をいわゆる増幅によっておよそ千倍に増やした後に，蛍光染料か放射能のいずれかでマークすることによる。これによって，個別遺伝子の変異や個別遺伝子の構造上の変異が同定されうる。

　FISH 法は染色体異常と個別遺伝子障害についての検査を可能にする。それは，特定の遺伝子配列か染色体全体のいずれかに蛍光を発する遺伝子プローブを付加することによる。FISH 法は性染色体の特定にも役立つ。蛍光を発する数種の異なる遺伝子プローブを用いれば，たった1個の細胞ないしは1個の胚のなかで最大10個の染色体が検査可能になる。ただし，蛍光標識プローブが重複した場合には解釈の問題が生じる可能性がある。

　生検と DNA 分析は PCR 法と FISH 法を用いることによって8時間以

---

　　iv）ヨーロッパ生殖医学会（ESHRE）の研究によって明らかになったもろもろのデータが，生検後の胚の損傷を示している。この問題に関する詳細な研究は知られていない。この点に関しては本章I「1-5　着床前診断の適用状況」〔p.139-143〕参照。
　＊1）上巻 p.59脚注＊1）参照。
　＊2）上巻 p.58脚注＊）参照。
　　v）この検査は，個々の変異を認識することのできる特別な遺伝子プローブを使って実施される。核型の記載はこれによっては不可能である。

内に実施可能となり，その結果，女性の子宮への胚移植は7日目に行うことができる。

この診断方法の診断能力

PCR 法は，（例えば，検査者の遺伝物質による）試料の汚染や，いわゆる「対立遺伝子の一方の脱落」[vi]（英語では"Allelic drop out", ADO：割球核のなかにある対立遺伝子の一方が増幅しない）によって，誤った結果にいたる可能性がある[vii]。

PCR 法に対する FISH 法の長所は，他人の DNA による汚染が誤診の原因になることが少ないことである。ただし，胚に時折現れる「モザイク形成」によって，個々の胚細胞（割球）の染色体の型（核型）が互いに異なる場合がある。したがって，染色体障害のない胚細胞一個の診断結果から，他のすべての細胞も同じように染色体障害を示さないと，相当の確実性をもって推論することはできない。

質の保証／誤診

上述のように，診断上の不確かさと，個々の細胞の遺伝子解析（single cell genetic analysis）がもつ解釈の難しさは，比較的高い割合で誤診に導く。したがって今日では着床前診断の結果は，妊娠が定着した場合に，通常は出生前診断によってチェックされる。

誤診率の数値は文献によってかなり異なっている。性別の判定では2％から21％の誤診が，また例えば膵繊維症や鎌状赤血球貧血といった個別の遺伝子障害については，PCR 法で7％から36％までの誤診が報告されている[2]。

二つの細胞で検査すれば診断精度を著しく改善する結果となるのは明ら

---

vi）一つの遺伝子のもつ異なる特徴は「対立遺伝子」としてとらえられる。各々の遺伝子に対して，細胞核のなかに二つの対立遺伝子がある。それは同一（ホモ接合体）であるか，異なっている（ヘテロ接合体）かのいずれかでありうる。

vii）試料を技術的に増幅しても，診断を繰り返して結果を確かなものにするに十分なほどの数にならない。二つの割球がある場合には，二つを並行して調べる。後続する再検査は試料不足のために不可能である。割球ないしは全 DNA が遺伝子診断の際には「使い果たさ」れる。

かである。二つの割球による検査については，臨床値として2％から5％の誤診率が報告されている[viii]。したがって，二つの割球において実施された着床前診断によれば遺伝的に異常なしと見なされた胎児のうち，20分の1から50分の1は，それにもかかわらず，望まれていない遺伝的素質をもっていると仮定しなければならない。

この方法の誤診の可能性を全体として見た場合，着床前診断において，ある遺伝的素質の担い手を同定できない確率は，異常のない胚を誤って問題ある遺伝的素質の担い手と見誤る確率と理論的には同じように高いと見積もらなければならないと論じられる。したがって，この方法の信頼性についてイメージするためには，二つの誤診率を合算しなければならないであろう。上に挙げた例で言えば，総じて10から25個の胚ごとに1個の誤診が生じることになろう。

遺伝子診断のためにたった1個の胚しか用いられない場合には，それ相応に高い誤診率を前提しなければならない。これに相当する誤診率は本章Ⅰ「1-4 着床前診断に対する代案」〔p.138-139〕で言及する極体診断においても認められた。極体診断では，1個の極体だけが調べられ，2個は調べられない場合には，誤診率が際立って高くなる。

1-3 適応〔症例〕

着床前診断のターゲットとなる集団は4つに区別できる。その時々の適応の基礎となっているのは，理由はさまざまではあるが，いずれの場合も子供が欲しいという望みを体外受精と着床前診断の助けを借りて実現したいということである。

(a) 通常の生殖能力を示してはいるが，自らの遺伝的素質のために子供が重い遺伝病や遺伝障害をもつ確率が比較的高いカップル（いわゆる高リスクのカップル）

(b) 通常の生殖能力をもっているが，女性の年齢が高いために染色体変異（とりわけダウン症候群）をともなった子供を授かる確率が統計上高いカップル（いわゆる年齢的なリスク）

[viii] 2000年11月13日の公聴会におけるディートリッヒ教授による口頭報告ではおよそ2％，同公聴会でのヘン博士による口頭報告では1％から5％であった。

(c) 生殖障害のために体外受精を必要とし，かつその成功率を高めたいと望むカップル（体外受精の成功率の改善努力）

(d) 病的なものを持たず望ましい遺伝的特徴を持った子を得たいと望むカップル（病的なものを持たない遺伝的性質についての診断）

(a) 高リスクのカップルについて

着床前診断の適応例で目下もっとも多いのは，特定の遺伝性の疾患や障害をもった子が生まれる可能性が高い場合である。このような場合，こうしたカップルが通常は正常な生殖能力を示してはいるけれども，体外受精の高い費用も着床前診断の支持者からは正当と見なされている。遺伝子の突然変異が受け継がれる可能性が高いのは，カップルの双方とも（常染色体劣性遺伝病の）保因者(キャリア)であるか，あるいは一方のみが（常染色体優性遺伝病とX染色体遺伝病の）保因者(キャリア)である場合である。

常染色体優性遺伝病の場合，当該パートナー自身がすでにこの病気であるか，あるいは人生の後になって初めて病気（例えばハンチントン病）が現れるかのいずれかである。しかも後者の場合でも，その家族性疾患は，当該パートナーの両親のうちその疾患を持った片親を根拠にすでに知られている[ix]。

劣性遺伝病の場合，子の両親自身はともに健康である。家族性疾患は通常，ある遺伝病がすでに家族のなかに現れていることによって知られている。家族性疾患はたいていは発病した子の誕生と，その後の遺伝子検査によって確認される。したがって，同じ両親から次に生まれて来る子に再現するリスクがある。

劣性遺伝病（例えば膵繊維症[x]）の場合，統計的には4人に1人の子が，優性遺伝病（例えばハンチントン病）の場合は2人に1人の子が疾患に見舞われる。

X染色体〔劣勢〕遺伝病の場合はたいてい，女性は健康な保因者(キャリア)である（例えば血友病A）。統計的に見ると，息子2人のうち1人は保因者(キャリア)である。娘はみな健康である。男性が突然変異の遺伝子を受け継ぐと，彼自身保因者(キャリア)である。彼の息子はみな健康であり，彼の娘はみな健康な保因者(キャリア)で

---

ix) 優性遺伝病はたいてい新たな突然変異による。この場合，再現のリスクはない。

x) 膵繊維症はまた"Cystische Fibrose"とも呼ばれる。

ある。

　したがって着床前診断によって，突然変異遺伝子の健康な保因者(キャリア)も把握される。劣性遺伝病の場合には二つに一つの胚が，X染色体〔劣勢〕遺伝病の場合には女性胚の二つに一つが健康な保因者(キャリア)として把握される。十分な数の胚がある場合には，そのようなヘテロ接合体の胚も胚移植から除外されると想定できる[xi]。

　これ以外にも，遺伝する確率が高いさまざまな遺伝病があり，なかにはもっと複雑に遺伝するもの（例えば脆弱X症候群）や，両親自身は健康であるのに，遺伝性の染色体障害（例えば転座型トリソミー）が現れることもある。

　着床前診断を適応する遺伝子上の事由としては，実際の診療ではとりわけ以下のものがある。デュシェンヌ型筋ジストロフィー，血友病A，シャルコー・マリー・トゥース病[xii]，ベータサラセミア（地中海貧血）[xiii]，骨形成不全症，網膜色素変性症[xiv]，鎌状赤血球症，膵臓嚢胞性線維症である。これらの病気は遺伝するリスクが高い（25％から50％）。

　しかしまた，発病にいたる可能性が時に著しく低い病気への〔遺伝的〕素質も着床前診断によって診断できる。例えばBRCA1遺伝子を確認することによって，遺伝性の乳癌または遺伝性でもある乳癌を発症するリスクが女性人口の平均に比べて高いことだけが分かる。BRCA1突然変異の保因者(キャリア)やBRCA2突然変異の保因者(キャリア)が一生のうちに発症するリスクは文献によってかなりの幅がある（BRCA1に関しては56％から85％，BRCA2に関しては37％から84％）。このことはこの種の遺伝子検査が個々人に関

---

　xi)　2000年11月13日の公聴会におけるヘン博士の口頭報告によれば，ヘテロ接合体胚の場合には，技術的に誤診の危険があるため，いくつかのセンターは，疑わしい場合これらの胚を拒否し，ホモ接合体の健康な胚のみを移植している。

　xii)　末梢神経細胞の変性が慢性的に進行する病気で，たいていは優性遺伝である。一部は小児期に，一部は成人期に，末端筋肉群の両側が麻痺し四肢の形成障害が生じることで認知される。

　xiii)　ホモ接合（重い進行型）あるいはヘテロ接合（軽い進行型）によって遺伝した溶血性貧血。すなわちグロビン（酸素の運搬に必要な赤血球のヘモグロビンの成分）の形成が障害されることによって引き起こされるいわゆる貧血。軽症型は治療の必要がないが，重症型の場合は，早期の骨髄移植によって患者の90％が明らかに改善へ向かう。

　xiv)　たいていは遺伝によって色素の沈着とともに目の網膜組織が変性し，視神経が変性する。その結果，視界が著しく狭くなり，失明にいたることもある。

する証言力においては非常に限定されていることを示している[3]。

(b) **年齢的なリスクについて**

母親の年齢があがるとともに，染色体が誤って分配された子（とくにダウン症児）を授かる可能性が高まる。医師の評価によれば，年齢的なリスクは着床前診断の「通常の適応事由」としては問題外である。そのために体外受精をすれば，女性に負担がかかるからだ。しかしながら，どのみち体外受精治療を受ける高齢の女性にとっては，着床前診断は考慮の対象になるだろう。というのも，着床前診断は――場合によって起こりうる，より強いホルモン刺激を度外視すれば――女性に対して追加の身体上の負担をかけないからだ。

(c) **体外受精の成功率を高める努力について**

染色体異常は胚に比較的頻繁に発生し，多くの場合に致命的となる[xv]。そのため，生存能力を奪う数的な染色体異常（致命的な異数性）を診断によって発見することは，場合によっては体外受精の成功率改善に貢献することがありうる。この種の検査はアメリカ合衆国の多くの体外受精センターで提供されている。イギリスでは，着床前診断の適応をこれに応じる形で拡大することが目指されている[4]。

(d) **病気に値しない遺伝的特徴に関する診断について**

まったく病気に値しない遺伝的特徴に関しても，着床前診断がすでに実施されている。この種の最初の事例が2000年9月アメリカ合衆国であった。「アダム・ナッシュ（Adam Nash）」と呼ばれるこのケースでは，16個の胚のなかから着床前診断によって1個の胚が選び出された。その胚は，ファンコニー貧血[*]に苦しむ6歳年上の姉〔モリー〕に血液と骨髄を提供す

---

xv) カルステン・ヘルト教授博士（Prof. Dr. Karsten Held）の報告によれば，常染色体異数性の胚が子宮内に着床するチャンスはほとんどの場合，まったくないか，あるいは6-12週目のうちに自然流産するかのいずれかである。「このことはすべてのモノソミーに当てはまり，第13，18，21染色体を除いて，すべてのトリソミーにも当てはまる。しかし，第13，18，21のトリソミーでさえも，60％から80％子宮内流産を想定しなければならない」(Held 2001, S. 2)。

*) 先天性の再生不良性貧血。DNAの修復機能欠損が原因で起こる劣性遺伝病。血液をつくっている骨髄の働きが衰えて，血液細胞の産生が低下し，血液中の赤血球・白血球・血小板すべてが減少し，その結果，細菌の感染や出血が起こりやすくなる。ファンコニーはスイスの小児科医 Guido Fanconi（1882-1979）の名から取られた。

第3章　着床前診断

るドナーに適した胚であった。この選別に最終的に成功するまでに，体外受精と着床前診断を4周期失敗を繰り返し，免疫学的に「適合した」子〔アダム〕の誕生に至るまでに総数およそ80から100個の胚が作成された。イギリスでは，ある類似例からHFEA（人の受精および胚研究認可局）による認可基準の変更にまで至った。つまり2001年8月以降，十分な理由がある例外事例において，病気をもつ兄姉のために血液および組織の提供者(ドナー)になるという特定の目的を与えられた胚を選別するために，着床前診断を実施することができるようになった。

　スコットランドでは，ある家族が着床前診断によって娘を産むことの許可を合法的に勝ち取ろうと試みた（「マスタートン（Masterton）」事例）。この家族には4人の息子と1人の娘がいたが，娘が死亡した後，家族のなかに「女の要素（weibliche Dimension）」を取り戻したいと望んだ。

　このような適応事由（Indikation）は専門の文献のなかでは「家族のバランス保持（family balancing）」というキーワードで議論されている。これまでのところイギリスでは，着床前診断による性選別はX染色体〔劣勢〕遺伝病の事例に限り認められている。世界的に見ると，「家族のバランス保持」の枠内での「性選別（sex selection）」はこれまで少なくとも3病院で提供されている[xvi]。

　着床前診断の適応事由を定義し明確に限定したものは，世界的にまだ確立されていない。

将来的に予想される適応事由

近い将来，現在使用可能な方法がいっそう発展することが見込まれる。また，複数の遺伝子と環境要因によって引き起こされる病気や障害，制約，あるいは体質に関する検査が開発導入されることも考えられる。さらには，いわゆる遺伝子〔DNA〕チップのような新しい方法が，夥しい数の遺伝的素質を同時に検査する可能性を切り拓くことになろう[xvii]。こうした検査が着床前診断にも適用されることになるかもしれない。

[xvi]　幹細胞提供者を選別するための着床前診断の倫理的是非についてはBoyce/Savulescu 2001参照。

[xvii]　詳しくは上巻第II部「遺伝子情報」〔とくにp.59, 76, 77〕。

原則的には——技術的に見て——「消極的選別」だけでなく，望まれた遺伝的特徴をもつ胚を「積極的に選別すること」も着床前診断の「適応事由」になりうる。さらにはクローニングやいわゆる生殖細胞系列への治療の領域でも，着床前診断を適用することになるかもしれない[xviii]。

1-4　着床前診断に対する代案

着床前診断の提供に対しては次のようなさまざまな代案がある。

医学的－技術的な代案

いわゆる高リスクのカップルには出生前診断（羊水検査と絨毛検査）が提供されうる[xix]。

　将来父親になる者から遺伝子の欠失が子孫に伝えられるリスクが高いケース（優性遺伝）や，それが両親から伝えられるリスクが高いケース（劣性遺伝）では，遺伝子の欠失をもたない提供者の精子を使用する人工授精〔ドナーによる人口授精，AID〕の可能性がある。それはしかし，倫理的にも，また，生まれてくる子にとっては心理的にも法的にも問題がある[xx]。これによって，男性から将来生まれる子へ遺伝子の欠失が受け継がれるのを排除することができ，女性は体外受精による負担を回避することができる。

　遺伝子の欠失が，将来母親になる者から子孫に伝えられるリスクや，両親から伝えられるリスクが高いケースでは，卵細胞に対する極体診断を実施することができる。ドイツにおいてこの診断は法的には可能であろうが，これまでに提供されたことがない。着床前診断と同様に，極体診断にも体外受精の実施が不可欠である。この場合は，女性の卵細胞は受精前に検査

---

　　xviii)　アメリカ合衆国議会の公聴会におけるラエリアン教団自身の発言によると，クローン羊「ドリー」に適応された方法に倣ってクローニングを試みる際には，着床前診断を利用するという。Maak et al. 2001参照。着床前診断と生殖細胞系列の操作に関してグレゴリー・ストック（Gregory Stock）が抱いている遠大なヴィジョンについては，Stock 2001を見よ。生殖細胞系列の操作の生物学的リスク(例えば異数性)についてはGeisler 2001参照。
　　xix)　第2章「着床前診断についての検討において参照すべき出生前遺伝子診断についてのこれまでの経験」〔p.91以下〕も見よ。妊娠中絶をめぐる医療倫理的・法的議論については，ここで触れられない。
　　xx)　第1章III「4-4　男性が不妊症である場合の治療法」〔p.28-29〕および第1章VII「2　今後ともさらに審議と説明，場合によっては行動が必要となる残された問題」〔p.86-89〕をも見よ。

されることになる。卵細胞には排卵直前に不均衡な成熟分裂〔減数分裂〕が起こる。その結果，成熟した卵細胞以外に，卵細胞の核と同様の遺伝物質を含むいわゆる第一極体が現れる。この極体が採取され，遺伝子検査される。探索された遺伝的欠失を示さない卵細胞だけが受精のために検査室で利用される。精子が卵細胞のなかに進入した後，雌性前核と雄性前核が融合する前に，卵細胞はさらに2回目の成熟分裂を成し遂げる。ここで，半数体[*]の雌性核がまず2倍となり，次に分裂して，その片半分が本来の卵細胞と卵膜との間の第二極体として消滅する。この第二極体において，第一極体についての診断結果を点検することができる[5]。これによって女性から将来生まれる子への遺伝子欠失の伝達を十分に排除することができる。1997年になってもなお，世界的に見れば，「すべての着床前診断の70％以上が極体において実施され，胚ないしは胚細胞において実施されていなかった」[xxi]。極体診断の場合にも選別思想があることは否定できないが，この診断では胚が対象にならないので，胚の身分に関する倫理的な問いは生じない[xxii]。

社会的代案

上記の医学的−技術的代案の他に，以下の社会的代案が挙げられる。
・自分の遺伝子を受け継ぐ子をもつことを諦める
・養子縁組や里親[xxiii]
・遺伝的素質の如何にもかかわらず一人の子を無条件に受け入れる

1-5　着床前診断の適用状況

着床前診断の実施を経て生まれた子供達は2001年5月までに世界中で693人に達した[6]。

ヨーロッパ生殖医学会（ESHRE）[xxiv]は，着床前診断を実施している各

---

　　[*]　染色体が半減した細胞。
　　[xxi]　着床前遺伝子診断についての第2回国際シンポジウム1997年。Kollek 2000, S. 32 から引用。
　　[xxii]　極体診断の現況についてのさらに詳しいデータはBuchholz/Clement-Sengewald 2000にある。
　　[xxiii]　これらの代案では，むろん子の幸福が最優先される。

センターでの実績を国際的に調査し,その結果を2002年に公表した。その調査は,1994年から2001年の間に,2,074周期の体外受精を試みた総計1,561組のカップルないしは女性患者を対象としている[xxv]。採取された26,783個の卵細胞から309例の妊娠が生じ,215例の分娩,279人の子の誕生に至った。

2001年には着床前診断実施の理由として,とりわけ次のものが挙げられていた(括弧内の数値は2000年のもの)[xxvi]。
- 遺伝子上のリスクがあるが,妊娠中絶はしたくない 36%(44%)
- 遺伝子上のリスクがあり,過去に妊娠中絶を経験した 21%(28%)
- 生殖能力の低下や不妊に結びつく遺伝子上のリスク 25.6%(29%)
- 高齢出産による〔染色体〕異数性 14.2%(5.4%)

女性患者のおよそ60%はすでに1回もしくは複数回の妊娠を経験していた。すべてのカップルのおよそ5分の1は少なくとも1人の健常児をもち,およそ4分の1はすでに障害をもつ子を1人または複数もっていた[xxvii]。

着床前診断実施のための最も重要な適応事由は2001年の場合,以下のようであった(括弧内の数値は2000年のもの)[8]。
- 染色体(数的または構造)異常 41%(25%)
- X連鎖遺伝子変異 19%(25%)
- 常染色体劣性遺伝子変異 18.5%(24%)
- 常染色体優性遺伝子変異 16%(17%)

---

xxiv) European Society of Human Reproduction(ESHRE ヨーロッパ生殖医学会)2002. 以下のデータはこの研究から引用している。これに加えて,前年の調査研究 European Society of Human Reproduction. 2000 から用いたデータもそのつど表記する。

xxv) このうち,2001年にはじめて78周期が社会的理由による性選別(,,social sexing") に割りふられた。European Society of Human Reproduction (ESHRE) 2002, S. 236 (Tabelle VIII), S. 241 (Tabelle XII bzw. XIII) 参照。

xxvi) European Society of Human Reproduction (ESHRE) 2002, S. 235 (Tabelle II) bzw. European Society of Human Reproduction (ESHRE) 2000, S. 2674 (Tabelle II) 参照。これらの表からは,複数の理由を回答できたかどうかは分からない。総計で理由のおよそ11%が「その他」ないしは「分からない」となっており,最後に1%は「遺伝子上のリスクと不妊」を挙げていた。

xxvii) European Society of Human Reproduction (ESHRE) 2002 S. 235 (Tabelle I) 参照。この表にはとりわけ,2ないし3人の子をもつ74組のカップルや,5人の健常児をもつ1組のカップルさえ記載されている。そのほか,病気をもつ子を2ないし3人もった総計65組のカップルと,さらには,病気をもつ子を5人もった1組のカップルが記録されている。

第3章　着床前診断

表4　1994-2001年に世界の25センターで実施された着床前診断の結果

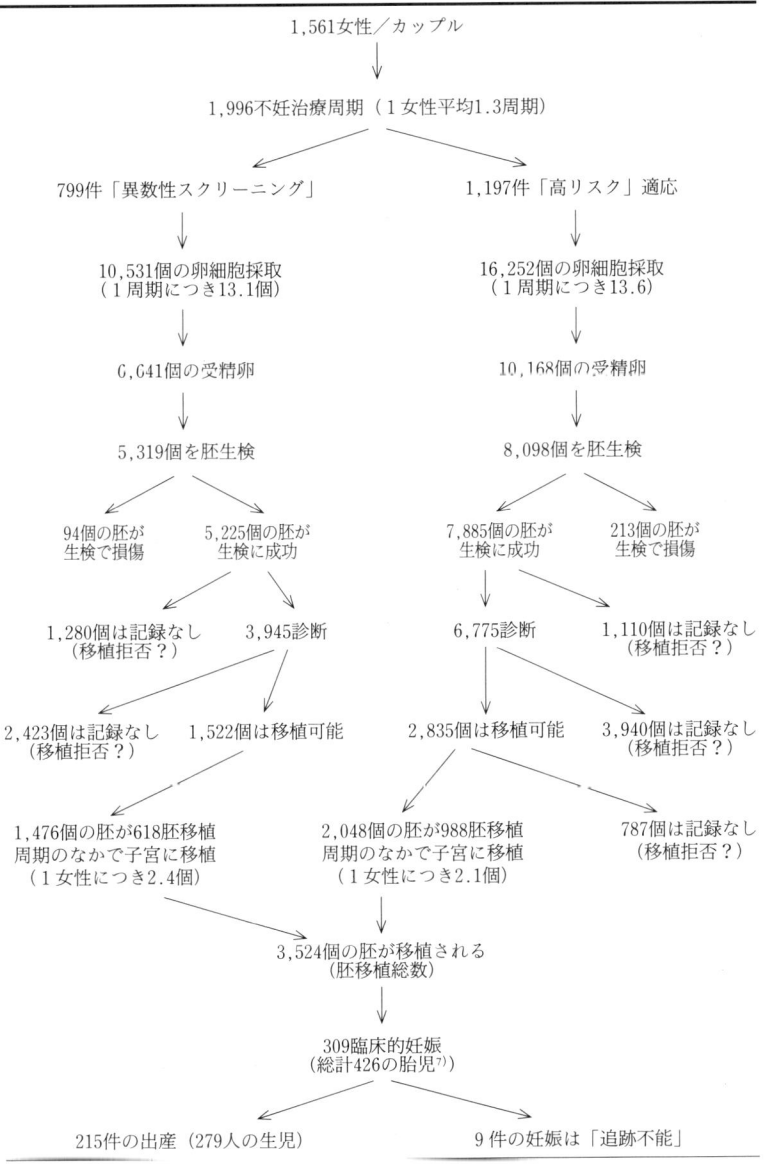

```
                              1,561女性／カップル
                                     ↓
                        1,996不妊治療周期（1女性平均1.3周期）
                          ↙                    ↘
            799件「異数性スクリーニング」        1,197件「高リスク」適応
                     ↓                                 ↓
              10,531個の卵細胞採取              16,252個の卵細胞採取
              （1周期につき13.1個）             （1周期につき13.6）
                     ↓                                 ↓
                6,641個の受精卵                   10,168個の受精卵
                     ↓                                 ↓
                5,319個を胚生検                   8,098個を胚生検
                   ↙    ↘                         ↙    ↘
        94個の胚が   5,225個の胚が         7,885個の胚が   213個の胚が
        生検で損傷   生検に成功             生検に成功     生検で損傷
                        ↓                       ↓
        1,280個は記録なし  3,945診断      6,775診断   1,110個は記録なし
        （移植拒否？）                                 （移植拒否？）
                        ↓                       ↓
        2,423個は記録なし  1,522個は移植可能  2,835個は移植可能  3,940個は記録なし
        （移植拒否？）                                     （移植拒否？）
                   ↙                      ↓              ↘
     1,476個の胚が618胚移植    2,048個の胚が988胚移植    787個は記録なし
     周期のなかで子宮に移植    周期のなかで子宮に移植    （移植拒否？）
     （1女性につき2.4個）     （1女性につき2.1個）
                          ↘              ↙
                        3,524個の胚が移植される
                            （胚移植総数）
                                 ↓
                          309臨床的妊娠
                         （総計426の胎児[7]）
                          ↙              ↘
            215件の出産（279人の生児）    9件の妊娠は「追跡不能」
```

出典）　European Society of Human Reproduction (ESHRE, ヨーロッパ生殖医学会) 2002＊）
原注＊）　別個に確認された数値を除く。European Society of Human Reproduction (ESHRE)
　　　　2002, S. 236 (Tabelle VIII) und S. 241 (Tabelle XII) 参照。

着床前診断検査（1,197周期）の60％は，その適応事由として，単一遺伝病の確認（「高リスク」適応事由）を挙げていた。着床前診断周期（799周期）の40％は，たいてい体外受精の成功率を高めるために染色体異常を検出することが狙いだった（「異数性スクリーニング」）。この件数は前年と比べておよそ5％高くなっていた。適応事由のこうした分野は1999年から2000年の間にすでに2倍になった。

　臨床的に診断を受けた309例の妊娠の内訳は，単産児妊娠212，双子妊娠78，三つ子妊娠54，四つ子妊娠4であった。

・第1三半期〔妊娠3ヵ月期〕の終りには，なお266例の妊娠が継続していたが，第2三半期〔妊娠6ヵ月期〕の間に，さらに10例の流産があり，32例の妊娠はその後も続いた。9例の妊娠に関しては記録がない。最終的には，215例の妊娠で279人の子が誕生した。

・着床前診断の結果をチェックするために，すべての胚のうち42％が妊娠中に羊水穿刺検査または絨毛検査[xxviii]による侵襲のある出生前診断によって再検査された。そこで7例の誤診が判明し，その結果4例が妊娠中絶した。

・とくに多くの子を宿した9例の多胎妊娠で，総計15の胎児が選別的に減数手術（Fetozide 胎児殺害）された[9]。

・総数279人の出生児のうち180人について健康上のデータがある。それによると，180人のうち12人（6.6％）が奇形をともなって生まれ，76人（42％）が新生児合併症をもち，うち3人が死亡する結果になった。

成功率として次の数値が算出されうる。

・臨床における妊娠数を胚移植の実施数で割れば，8.7％の成功率となる（309例の臨床妊娠÷3,524個の胚移植）[xxix]。

・出生児数を，着手された〔体外受精の〕全周期で割れば，（いわゆる「赤ちゃんを家に連れて帰れる割合」は）10.7％となる（215の出産÷

---

　　xxviii）　European Society of Human Reproduction (ESHRE) 2002, S. 244 (Tabelle XIX) 参照。出生前診断のさまざまな方法についてさらに詳しい情報は第2章II「2　さまざまな診断技術」〔p.94-96〕参照。

　　xxix）　比較のために Das Deutsche IVF-Register（DIR ドイツ体外受精登録簿）2001 所収の2000年に関するデータでは，26％以上である（第1章IV2-4「(iii)　生殖補助医療の成功とは何か——その成功率はどれほどか？」〔p.63-65〕参照）。

1996周期)ˣˣˣ)。

　平均すると，1人の子が出生するために，およそ60個の卵細胞が受精させられ (279÷16,809)，また，約48個の胚に生検が行われ (279÷13,417)，約12.6個の胚が移植された (279÷3,524)。

1-6　全能性

〔複数の細胞に分裂した〕初期胚のなかの個々の細胞に潜在する能力についての問いは，とりわけドイツにおける法的状況を背景にして，着床前診断の認可に関して重要な意義がある。

　全能性については，全部で少なくとも4つの異なった定義が区別される[10]。

　　(1)　細胞が三つの胚盤葉すべてに分化する能力をもつ
　　(2)　細胞が当該有機体のすべてのタイプの細胞に分化する能力をもつ
　　(3)　他の胚盤胞に注入すると生殖細胞系列に定着する能力を細胞がもつ
　　(4)　個々の細胞が，生存能力ある個体へと発育する能力をもつ

　法律に関しては(4)の定義だけが関係するであろう。その定義は胚保護法第8条に対応している

　ただし実際に経験する検査はたいてい(1)から(3)までの定義のうちの一つを前提にしている。このことからしてすでに，対応するデータに関連づける際には注意が必要となる。さらに，たいていの所見はマウスまたは霊長類の胚を用いた実験から得られたものである。それゆえこれら所見から人間について推論することは困難である。

　〔胚の〕すべての細胞が全能性の形式を一切失う時点が具体的にいつかについては，専門文献によってさまざまなデータが示されている。頻繁に見いだされるのは，8細胞期の終りとともにすべての細胞が全能性をもはや確実に持たなくなるというデータである。別の研究では，〔胚の〕すべての細胞が16細胞期から32細胞期まで，それゆえいわゆる桑実胚期まで全

---

　　xxx)　生きて生まれたのは全部で279人の赤ん坊であった。ついでに言えば，43体の胎児が関与する32例の妊娠は完了せず，14体の胎児についてはデータがない。算出された数値は DIR 2000 が1999年のものとして挙げた数値（約16%）を下回っている。第1章IV2-4「(iii)　生殖補助医療の成功とは何か——その成功率はどれほどか？」〔p.63-65〕も参照。

能性を示すことが強調されている。その後（70細胞期から100細胞期）初めて，はっきりした分化が始まり，ラズベリーような桑実胚から球体（胚盤胞）へ発達する。その球体の表面は，もはや全能でない細胞から成り立っている。他方で，内部に向かって空洞のなかに貯蔵された個々の細胞はなお全能でありうる[11]。

したがって，今のところ，個々の細胞の全能性に関する決定的なデータは，（ヒト）胎生学的（embryologisch）な知識が不足しているために得ることができない。（生存能力をもつ個体へと発育する能力を個々の細胞がもつという意味での）ヒト胚における全能性を経験的に吟味することは法的並びに倫理的理由によりできない。

2　国内外の法的規制

今のところドイツにおいて着床前診断は適用されていない。

ドイツ連邦共和国の法的状況は，法学界の主要な見解によれば，胚に着床前診断を実施することを排除している。1990年12月13日成立の「胚保護法」（EschG）第1条第1項2[*)]において，卵細胞を，「卵細胞が由来する女性の妊娠以外の目的のために，人為的に受精させること」が禁じられている。さらに，胚保護法第2条第1項においては，体外で作成された胚の維持に役立たない行為はすべて処罰を受ける[12]。

法律に関わるもろもろの挙証については本章IV「2　法律的議論」〔p.162以下〕で詳しく論じる。

また「付論　試験管内のヒト胚を扱う際の倫理的な基準」も参照[xxxi]。

まとめて確認すれば，スイス，アイルランド，カナダ，および合衆国の個々の州，そしてオーストリアでは，着床前診断が禁止されている。ベルギー，デンマーク，フランス，ギリシャ，イギリス，イタリア，オランダ，ノルウエー，スウェーデン，そしてスペインでは今のところ着床前診断は特定の条件下で許可されている。イギリスとフランスでは，胚の扱いについて特別な法があり，また，所轄官庁から詳細な指令がある。胚研究は受

[*)] 原書の1を2に修正。

[xxxi] 上巻第I部「人間の尊厳と人権」〔p.19-23〕参照。

表12 欧米における，着床前診断（PID）に対する現行諸規制[13]

国	PID 許可/不許可	法的規制	注
ベルギー	許可	1994年の国王布告 PID は各地域の倫理委員会の承認を必要とする PID 実施センターは認可を受けなければならない	（染色体異常と/または重い遺伝病という）医学的適応の場合に限定。かつ詳細なカウンセリングののちに。受精される卵細胞数に限定はない
デンマーク	許可	1997年の法律 重い遺伝病が伝達するリスクが著しく高いカップルに対してのみ	カウンセリングの義務 文書による同意 受精される卵細胞数に限定はない
フィンランド	許可	1999年	重い遺伝病の場合，すでにいくつかの検査施設で着床前診断が実施されている
フランス	許可	1994年 治療不可能な重い遺伝病素質をもったカップル，または染色体異常の場合に，認可された施設で PID が許されている	今のところ，3 センターが許可されている 卵細胞は妊娠を達成する目的でのみ受精が許されている 数の制限はない
ギリシャ	許可	なし PID を実施できるセンターは PND（出生前診断）を実施できるセンターと同様，認可を受けなければならない。カウンセリングとインフォームド・コンセントが前提となる	
イギリス	許可	1990年（人の受精および胚研究に関する法） PID と胚研究の認可と監視は「人の受精および胚研究認可局」（HFEA）の所轄。	PID は認可された 4 センターで遺伝子または染色体の異常を発見する目的で許されている 医学的適応でない性選別のための PID 不許可
アイルランド	不許可	なし（憲法内の基準）	
イタリア	許可	なし（法的な禁止はなく，職業法的諸規制） 1999年5月下院で可決され目下上院で審議中の生殖補	これまで PID の事例は知られていない

国	PID 許可/不許可	法的規制	注
		助法案は PID を明示的に扱っておらず,「胚と配偶子の,優生学的目的でのあらゆる選別の」禁止を定めている[a]	
オランダ	許可	なし PID は1995年以来マーストリヒト大学の研究プロジェクトとして実施されている 厚生省は,2箇所以内の大学病院で,しかも当面は研究領域でのみ PID を提供することを計画している	PND の適応状況がなければならず,加えて,治療不可能な重い遺伝病が見込まれていなければならない。政府の倫理委員会(KEMO)による吟味。生検は8細胞期において行われ,引き続いて PND が強く推奨される
ノルウェー	許可	1994年 法律は5年毎に見直されなければならない。改正案が現在期待されている	PID は,治療不可能な遺伝病において,体外受精の適応条件がある場合に限って許される
オーストリア	不許可	1992年 生殖医療法(FmedG)は,発達能力のある胚の検査を,それが妊娠をもたらすのに必要である限りで許す(第1条第1項)	「発達能力のある細胞」に対する PID は許されていない。「発達能力のない細胞」に対する PID は表立って禁止されてはいない。医療によって補助された生殖が実現の見通しをもつに必要なだけの卵細胞のみを受精させることが許されている
ポルトガル	不明	なし (憲法が第67条において生殖医療を規制するよう命じている。1999年に議論された草案によれば,PID は子供の幸福に役立つ限りで許可されなければならない いまのところ議論がない)	
スウェーデン	許可	1991年国家倫理評議会の指針	早期の死をもたらし,かつ治療法のない重い遺伝病の疑いがある場合にのみ PID が認められる

第 3 章　着床前診断

国	PID 許可/不許可	法的規制	注
			治療不可能な遺伝病で，性別に条件づけられている場合にのみ，性選別が認められる
スイス	不許可	2001年（生殖医療法）さらに憲法による諸規定がある	生殖医療法は第5条で生殖医療の適応を定めている。「3．試験管内の胚から1個または複数の細胞を採取し，これらを検査することは禁止される」
スペイン	許可	1988年 出生前診断に遺伝子技術を導入することが認められ，それにともなってPIDが許された	生存能力の判定あるいは遺伝病の識別のためのPIDは，可能であれば治療目的でのみ，あるいは移植を思いとどまらせる目的でのみ，認められる。認可が必要14) 医学的でない選別は禁止
カナダ	不許可	なし カナダ政府の指示により実施を延期	
合衆国	許可 一部，州単位でも禁止されている	1996年「公衆衛生法」（連邦法） PIDに関しては合衆国全体に及ぶ規制はない。PIDはいくつかの州で禁止されているのみである。大多数の州においてPIDは許されている。その場合，医学的な目的に限定されているか，全く規制がないかのいずれか。そこでは，例えば性別や他の性質に関しても，選別目的のPIDも可能である	6施設がPIDを提供している。米国生殖医学会（ASRM）倫理委員会は医学的でない目的でのPID使用に反対を表明しかし，選別の可能性が利用されることを予想しておかなければならない。「アダム・ナッシュ」のケースb)を見よ

訳注 a)　これは2004年2月19日に成立し，同年5月施行。第13条第3項bに，この禁止規定がある。秋葉悦子訳著『ヴァチカン・アカデミーの生命倫理——ヒト胚の尊厳をめぐって』知泉書館，2005年，p.157参照。

　　　b)　本書 p.136-137参照。

精後14日以内で生殖医療技術の改善を目指してなされる場合に許されている。イギリスではさらに研究に高い目的性がある場合にも許されている。

専門家の評価では，明示的に規則化された叙述はこれまでのところわずかしかない。また一部（例えばノルウエー）では，現行規則に内実を与えるような詳しい規程がまだ欠けているところもある。

II 議論状況

着床前診断の倫理的・法的評価に関連して，次のような医学的，自然科学的な事態は問題があると見なされてきた。
- いわゆる「余剰」胚の産出
- 生殖によってどんな子が生まれるべきかについて，妊娠が成立する前に決定する
- もしかすると全能かもしれない胚細胞を診断のために採取する
- 当該女性と将来の子に対して体外受精がもたらす健康上のリスク
- 診断への信頼性に限界がある

倫理的な視点からは，個人倫理に関わる問いと，社会倫理に関わる問いとが区別される。

法的な視点からは，着床前診断との連関で，憲法に関わる問いと，刑法に関わる問いとが立てられる。

1 倫理的議論

1-1 胚保護と個人の諸権利

（i）**当該カップルないし女性の諸利害と諸権利**　家族を築き子どもをもつことは，多くの人々にとって充実した人生の本質的な要素である。

着床前診断の許可に賛成する論は，これに関して，着床前診断が生殖についての決定に関する選択肢を増やし，それによって子を産む自由を拡大すると主張する[15]。

この論では，親になる可能性がある者は，彼ら自身の価値観に照らして，

着床前診断の利用について決定する自由をもっているということを含んでいる。この考えを前提にすると，着床前診断と体外受精は，いわゆる高リスクのカップルが，遺伝上の高いリスクをもたないカップルと同じように生殖の可能性をもつために利用されるべき，現代医療の提供品と見なされなければならない。

　この立場では，着床前診断を含む生殖補助医療によって子どもの血縁の親になりたいというカップルの望みが，「社会に対する要求」と捉えられていない。そのような医療的補助の支払いが法定健康保険を通じてなされるわけではないとすれば，このことはいずれにしても妥当するはずだ。それゆえ，社会がそのような〔医療補助の〕もろもろの可能性を許可すべきかという問いはそもそも立てられないのであって，むしろ禁止の正当性こそが疑わしい。これらを念頭に置くと，国家が禁止規制によって当該カップルから着床前診断を奪う権利をもつかどうかも議論の余地がある。さらに，胚を遺伝子検査しなければ血縁の親になりえない場合，社会がこの血縁関係を断念しろとカップルに要求できるのかということも疑しく思われる。（里親や養子縁組，あるいは他人の精子による授精などの）代案を挙げることはできるが，しかし，それらの提示を着床前診断禁止の正当化に用いてはならない。そのような代案は心理社会的なカウンセリングのなかで提示されるべきである。このことは，医療の補助を受けた生殖に際してカップルとりわけ女性に迫ってくる負担に対しても同様に当てはまる。

　着床前診断の許可に賛成する理由として，当該カップルまたは女性の名において次のことが挙げられている。すなわち，重い遺伝病の素因をもつカップルも，不妊症のカップル同様，子どもが欲しいという望みを実現するために，医療の補助を受ける権利をもつはずだということである。さらにまた，着床前診断は〔羊水穿刺などの〕出生前診断に比べて健康面と心理面で負担の少ない選択肢であろう。このことは，重い病気や障害が現れることが予測できる場合に，妊娠中絶は許可されると見なされているだけに，いっそう重要である[16]。

　着床前診断の許可に反対して，当該カップルはけっして絶望的な苦境にあるわけではなく，自分の子どもを断念することを考量のなかに入れなけ

ればならないという反論がなされる。子どものいない人生が必ずや満たされない人生になるとは限らない。子どもが欲しいという希望が満たされない場合，まず第一に問題なのは，通常の意味で医療的に処置されうる苦悩ではなく，満たされない人生観なのであり，その人生観には社会的な価値観と個人的な価値観が流れ込んでいる。「高リスクのカップル」が抱く子どもが欲しいという望みを非常に真剣に受け止めなければならないのは疑いないとしても，（健康な，あるいは遺伝子検査を経た）わが子を持つことへの権利を十分に根拠づけることはできないだろう。子どもが欲しいと望む他の市民たち（例えば，独身者，ホモセクシュアル，または，どのような理由にせよパートナーが子どもを望んでいない人）にも，共同社会に対してそのような請求権は認められていないのだから[17]。

さらに着床前診断に代るものとして，非配偶者間人工授精（一般的には劣性遺伝性の疾患の場合か，優性遺伝性疾患で男性が保因者である場合）や，未受精卵の極体診断，または，子どもの幸せという問題がたえずチェックされる養子縁組や里親制度といった代案がある[18]。

さらに，〔体外受精と着床前診断には〕ホルモン刺激と外科的介入のリスクが健康に及ぼす危険があり，体外受精を繰り返したのちにも成功率がかなり低いために，女性に強い心理的負担を与え，治療が必要なほどの心理的な後遺症を引き起こす。また〔羊水検査など〕出生前診断による「結果の再チェック」もあり，これらを考慮すると，着床前診断が女性にとって本当に，出生前診断に比べて負担が少ないかは疑わしい[19]。

こうしたさまざまな視点を総合すると，国家が着床前診断を制限することを阻止するような防御権を両親がもつというのは明らかではない。反対に，着床前診断の許可に関わるすべての関係者のもろもろの望みと利害と権利を考慮した上で規制を設ける義務を，国家は有している[20]。

（ⅱ）**生まれる子の諸利益と諸権利**　　国際的な議論のなかで，着床前診断と出生前診断を正当化するのに，生まれてくる子が身体を無傷に保つ権利がしばしば引き合いに出される。このような見方がアメリカ合衆国での「ローングフル・ライフ」判決[j]のなかに反映している。こうした立場の根底には次のような想定がある。つまり，子供に予想される生の質は，

それが着床前診断や出生前診断によって特定される場合には，なぜこのような生の質が与えられたのかについて，子供に対して釈明しなければならないという想定である[21]。

ただし，子の視点から見れば，遺伝的に制約された彼の健康上の素質に対して親に責任を負わせることができるかは疑わしい。たしかに，然るべき遺伝的素質をもった子の発達を親が妨げてしまった〔中絶した〕場合には，その子は全く存在することはないであろう。しかし，着床前診断の許容を理由づけるこの種の「同情論」は，どんな子も，どんな人も，彼らの両親と共同社会から無条件に受け入れられることを頼りとせざるをえないという洞察によって，却下される。生まれてくる子の視点を尊重するという論は，すべての人間が承認されケアされるという要求を疑問視（生存妨害）することで，矛盾に陥る[22]。ドイツでこの種の同情論が真面目に主張されうるかは疑わしい。

着床前診断の許可に反対して，さらに，生まれてくる子の利益と権利に関して，体外受精と着床前診断を経て生まれる子に対する親の高い期待が，親子関係を問題あるものに変えるかも知れないという理由があげられる。子どもが，親は自分を特定の遺伝的素質をもつという条件下でのみ，受け入れようとしていたということを知ったなら，親子関係が負担になることもありえよう[23]。

重度とされる障害や病気のすべてのなかで圧倒的な部分（約80-90％）は遺伝性のものではなく，妊娠中や出生時の合併症や，後の人生における病気や事故によるものである。こうしたことを背景に，子どもを大切に養育する親になる心構えは，健康で障害のない子が保証されることが前提となると考えるカップルは，自らの動機と親としての適性を根本的に見直すべきだと指摘される。着床前診断によっても健康で障害のない子を保証することはできないのだから。

さらにもう一面として，着床前診断と体外受精そのものが子に傷害を与える可能性もある。（ごく初期の発達段階で胚から細胞を採取することによる）着床前診断の適用が子に長期的にどのような影響を及ぼすかについ

---

　i) これについては，第2章Ⅲ「5　損害としての子」〔p.117-124〕を参照。

ては，これまで確認されていない。その可能性は最終的に完全に排除されえないだろう。これに加えて，体外受精の結果として起こりうる損害（例えば多胎妊娠の場合）がある。その損害の責任は，子に対して両親と医師の側にある[24]。

(ⅲ) **胚が保護に値すること**　いくつかの理由から胚の「消費」が着床前診断の実施と結びついている[25]。

　従来の体外受精では，少なくとも受精卵が前核段階を過ぎて培養され続けた場合には，すべての受精卵が女性の子宮に移植されていた。これに対して着床前診断では，いわゆる高リスクのカップルの場合，遺伝的障害をもった胚は意識的に選別されて移植されない。

　さらにまた，生検によって胚が失われる可能性も排除できない。このため，着床前診断の実施には，体外受精のたびごとに胚の需要が高まることがありうる（一部では，10個まで受精卵が必要だとされている。従来の体外受精の場合には，1個から3個までの胚だけが必要である）。生検のために利用される細胞が（採取期間しだいで）全能である限り，それらの細胞も胚と見なされることができる（人工的にもたらされた一卵性双生児）。ただし，全能から多分化能へ移行する時間の長さについては，科学的な論争がある[26]。

　このように着床前診断は二経路で胚の「消費」に行き着く[27]。

　着床前診断との関連における胚の「消費」が，倫理的に是認できるかは，そのつど胚に道徳上どのような地位が認められるかによる。論争のなかで主張されるさまざまな立場は，この種の規範的な基礎を必ずしも明確に示してはいない。それゆえそれらの基礎は，部分的には再構成されなければならない[ⅱ]。

　人間の尊厳は不可分であることから出発し，生きる権利はすべての人間に対して受精の時点から導き出されるとする哲学的な考えでは，胚の「生きる権利」を他の財と比較考量することは不可能である。こうした哲学的な考えをその主張者たちは，ドイツにおける現行の法的状況の基礎とみな

　　ⅱ）　上巻第Ⅰ部「人間の尊厳と人間の諸権利」付論「試験管内のヒト胚を扱う際の倫理的規準」〔p.19-23〕を見よ。

している。そしてこの考えから，将来の両親の譲渡不可能な諸権利のどれも危機に瀕していないのだから，着床前診断は許可されえないということが導かれると考えている[28]。

着床前診断の枠組みのなかで女性の然るべき諸権利が，妊娠〔中絶〕をめぐる葛藤の場合と似たような仕方で語られうるか（「妊娠をめぐる先取りされた葛藤」）は議論があるところだ[29]。

着床前診断の許可をいくつかの条件のもとで是認する人々の一部も，すべての人間の生命に，発展の初期段階においてすでに不可分にして無条件の尊厳がそなわっていることを前提している。しかしながら，人間の尊厳の尊重と，生きることへの基本権はけっして同義ではないとみる。生きる権利は——人間の尊厳とは対照的に——他の法益との比較考量が完全に可能である。ただし，生きる権利の制限が許されるのは，それと同じほどきわめて高いレベルの法益に対してのみである。人間の生命は侵害されてはならないというだけでなく，第三者から，場合によっては自分の親からも保護されなければならない，と主張される。

［この立場からすれば，］生命を保護せよとの命令は倫理的命令であるとともに法的命令でもある。この法秩序を守る義務はすでに生まれた生命に対しても，まだ生まれていない生命に対しても履行される。出生前の人間の生命の場合にこの法秩序を守る義務は，その生命の発達段階とともに強まる。非常に初期段階，例えば着床前または妊娠1ヵ月目においては，母親の生存に関わる問題が子の生命保護の命令を背後に押しやるほどの重みをもつことがありうる。

さらに別の立場は，発達段階に応じた生命保護という考えを，人間の尊厳は或る人の発達過程においていわば次第次第に獲得されていくものというイメージに結びつける。この立場は善きものの比較考量（Güterabwägung）を許し，状況によっては，生命保護が他の高次元の善きものの後回しにされざるをえないという結果にも至りうる。したがって着床前診断は，将来親になる者の願望と利益が然るべく重視される限りにおいて，許されうるものと見なされる（漸進的または相対的生命保護）。また別の立場は，生命保護を他の高い価値をもつ法益と手続を通じて比較考量することをあらかじめ予想している（手続き的生命保護）[30]。

別の哲学的着想は、個人の諸権利と保護請求権の帰属を、痛みを感じる能力とか意識または自己意識、あるいは自己尊重能力といった経験的性質に結びつけ、これらの性質は胚には属さないとする。この種の立場にとっては、ヒト胚が保護に値するということは、着床前診断の是非の判定にとって決定的な基準にはならない[31]。こうした立場がドイツにおける議論のなかで唱えられると、それは憲法と合致しないということが繰り返し指摘される（人格の尊厳という思想）。さらに、そのような〔経験的性質による〕境界画定は多かれ少なかれいつも恣意的で、倫理的に問題の多い帰結をさらに生む結果にもなると批判される。例えば、〔胚以外にも〕上述の性質が当てはまらない人間は、人間の尊厳が認められる仲間（範囲）からは排除されてしまうだろう。

生きる権利の思想は絶対的また実体的であるとしてこれを支持する人々の多くは、他のあらゆる倫理的考量にもかかわらず、着床前診断は許されないと見なす。なぜなら、着床前診断は、場合によっては、胚を殺すことを当然の結果として含むからである。反対に、別の考えを支持する人々がみな着床前診断は認められると考えているわけではない。生命保護に関する手続論または相対論の主張者の一部は、別の考量の下で着床前診断の許容を拒否するに至っている[32]。それゆえ、着床前診断の倫理的な正当性への問いを、ヒト胚の扱いに関する論争を背景に論じることは、容認できない狭小化となると批判する。

（ⅳ）　**着床前診断と出生前診断との間の評価矛盾**　着床前診断をめぐる論争において、現在社会で実際になされていることは評価に関して矛盾しているということがしばしば持ち出される。すなわち、一方で出生前診断が広く定着し、受精後に始動する避妊方法〔事後ピルなど〕が社会で実施されているのに、他方では着床前診断が禁止されるのは、整合性がないというわけである。このような評価矛盾を考慮すると、着床前診断の原則的禁止はほとんど正当化できない。避妊リングや事後ピル、さらには初期段階の妊娠中絶が社会的に受け入れられているのを見据え、着床前診断を許可する方向で、このような不整合を解消すべきであると主張される[33]。

これに対してとりわけ女性政策の側からは、胚が（着床前診断の場合の

第3章 着床前診断

ように）検査施設のシャーレのなかにあるのか，（避妊リングや事後ピルや妊娠中絶の場合ように）女性の体内にあるのかを考慮すべしとの注意が繰り返しなされた。それによると，女性は，自身の体内のなかで成長していく胚を世話するという関係を，身体および精神の不可侵性への権利ならびに自己決定の権利に基づいて拒むことができる。女性の身体の中にある胚を，国家の介入によって保護できるのは，出産の強制という犠牲を払う場合のみである。反対に着床前診断の場合，女性はまだ妊娠していないので，身体的不可侵性と自己決定の権利は直接当てはまらない。このような背景を念頭に置けば，評価矛盾は見いだしえないと主張される[34]。

これに対して，着床前診断を支持する側からは次のような論が展開される。着床前診断〔のケース〕には，「妊娠をめぐる先取りされた葛藤」を取り込まなければならない。加えて，子に障害が予測される際に「妊娠をめぐる葛藤」が医学的な適応として扱われると想定される場合は，誕生後の状況についての予後も求められる。ところが，そのような予後は胚の着床前にすでに診断されうる。そのように「障害がある」と診断された胚の着床を女性に強いることはできない[35]。

出生前診断と着床前診断との間には評価矛盾があるとする論の妥当請求に対しては，一般に次のような反駁がなされる。妊娠中絶のケースで胚の生命の保護が度外視されうるのは，もっぱら妊婦が陥っている苦境を根拠とする場合のみである。しかしながら着床前診断の場合には，そのような苦境があるか否かについて議論の余地がある。狙い通りに胚を作製し遺伝子を基準としてそれらの胚を選別することは，苦境というよりはむしろ，合理的な計算に支配されている。主張されている葛藤なるものは（体外受精と遺伝子診断という）医師の行為によって初めてもたらされる。この意味で，選別を目的として試験管内で胚を産出することは，女性の諸権利に基づいて倫理的に正当化できる行為ではない。それゆえ「妊娠をめぐる先取りされた葛藤」について語ることは許されない[36]。

1-2 社会に及ぼすさまざまな結果

（ⅰ）**着床前診断の適応を制限する可能性**　着床前診断が仮に許可される場合でも，あやふやな社会的合意に引きずられる独自の力学に任せて

着床前診断が社会的に定着していくことがないよう，その適応を限定する必要がある。このことを，ドイツの議論においては合意されたものとして前提することができる。

　適応の限定として，いくつかの可能性が議論されている。

- 立法者または医師団によって定められた適応カタログ（Indikationskatalog）によって，着床前診断の許可を特別重い遺伝病のケースに限定できるであろう。こうした提案はしかし，ドイツの歴史的経験を念頭に置くと，疑問である。適応カタログは，それに該当する病気ないしは障害に見舞われた人々に烙印を押すのに等しく，優生学的に動機づけられた意図的な選別を，医師の治療任務の合法的な一部にしてしまうだろう。このため，適応カタログは「生きるに値しない」という問題ある判定を思い起こさせる[37]。
- 例えば，よく知られた重い遺伝病に罹る「リスク」が高いことに関する一般条項（Generalkausel）も，適応カタログと同じく，問題あるものと見なされる。一般条項は，医師ないし当該カップルによって拡大解釈される余地を開く。そのため，とりわけ着床前診断の正当性を個別ケースで審査する際に，学際的に構成された委員会によって提案される。これには，そのような審査は当該カップルに対するパターナリスティックな監督を意味し正当化しがたい，との異議が唱えられる。そうした異議によれば，一般条項は，適応の拡大を効果的かつ継続的に制限することはできない。

　着床前診断は，いわゆる高リスクのカップル以外に，子どもを望んでいる「普通の」患者にとっても意味のある方法である。着床前診断の助けを借りて，染色体異常のために発生能力を失った胚を同定し，それらを女性の子宮に移植することを避けることで，体外受精の成功率が改善されることがありうる。

　着床前診断の適応を擁護する立場からは次のように主張されるであろう。子どもを望んでいる患者は，その望みを実現するために，治療による可能な限り最善の支援を求める権利を持っている。遺伝子診断によって異常が認められた胚を移植しないことは，そのように選別された胚はどっちみち生存不能なのだから，道徳的になんら問題はない。さらに，着床前診断を

適応する唯一の意図は，より高い成功率で子を生むことであって，障害をもつ子の存在を防止することではないということも，この立場を支持している。しかしながら，体外受精の成功率を高めるために着床前診断を適用することは，ヨーロッパではこれまで，社会的に正当化が難しいと見なされている。この点に関するドイツでの議論では，着床前診断の適応がチェックなしに拡大して行くことに警告が発せられている。

　反対に，着床前診断によって体外受精の適応の裾野が拡大することも，次のように問題視される。体外受精の適応としてこれまで正当とされたものは，カップルの生殖能力に障害がある場合だけであり，子の遺伝素質を検査するためではない。着床前診断を実行するために体外受精を適用することは，とりわけ正当化を必要としている。

　着床前診断は性選択にも利用されることがありうる。国際的な議論において，男の子と女の子の両方が欲しいというカップルの望みが，一部では高く位置づけられている。（とくに病気や事故によって一人娘や一人息子を失うといった悲劇的なケースの場合に）着床前診断が一部では受け入れられるものと見なされている（family balancing）。合衆国での最近のケースが示しているように，着床前診断は，誕生後に例えば，病気の兄や姉への血液や骨髄の提供者になるにふさわしい子どもを産むという目的を持って，胚を選別するのに役立てられることもある（designer baby）。子どもをこのように手段化することは，ドイツの議論ではこれまで一貫して拒否されてきた。

（ii）　**医師が患者から受ける治療依託**　着床前診断に関しては，医師の自己了解の変容が問われている。着床前診断において，医師の行為は，病気または障害への遺伝的素質をもった子の生存を妨げることを目指しており，こうした子の病気の予防，軽減または治癒を目指しているわけではけっしてない。

　これに関して，例えばラインラント・プファルツ州生命倫理委員会による1999年7月20日付け報告書の論拠が議論の的になっている。それは国防や防災といった非常事態から着床前診断の正当化を導き出す論拠で，共同社会が「厳密に定義された個別ケースにおいて，上位の根拠に基づいて，

個人に生命を断念するように要求すること」は是認できるというものである[38]。

これに対して次のような反駁がなされている。そのような定式化は出生前診断と着床前診断による「選別診療（Selektionspraxis）」そのものとまったく同じように，ドイツの医師たちが制度化された形ですでに一度，上位の価値や目的の名のもとに破滅的なまでに人権侵害を犯したことを想起させる。こうした歴史的経験から，障害をもった人の生存を妨げることは医師への治療依託と合致しないということを学ばなければならない[iii]。

こうした反駁に対しては，さらに次のような異議が出される。着床前診断が許されるケースにおける医師への診療委託は当該のカップルまたは女性からのみなされる。障害をもった子を持つことで予想される彼らの負担だけが医師の診療を正当化できる[39]。

（ⅲ）「生殖医療ツアー」　着床前診断の許可に賛成する立場からは，次のような論拠も挙げられた。着床前診断を許可しないと，当該カップルは着床前診断が定着している国々で診療を受けるようになるだろう。

この論拠に対して二つの異議が出されている。

- 第一に，ドイツ人のカップルが外国で医療措置を要求しているという事実から，その措置が倫理的に正当であると推論することはできない。「生殖医療ツアー」の存在を指摘したところで，せいぜい，着床前診断を法律で禁止することの効果を疑問視できるだけである。
- 第二に，ドイツ人カップルによる大規模な「着床前診断ツアー」は，入手可能な経験的データからは，これまでのところ確認されていない。データによれば，過去5年間に約45組のドイツ人カップルがブリュッセルで着床前診断を依頼した[iv]。

（ⅳ）　**決定の自由と新たに生じるさまざまな社会的強制**　着床前診断を

　ⅲ）　国家社会主義のドイツにおいて，障害をもった子の生存を妨げる行為は，（医師の所見に基づいた）婚姻禁止の措置から，〔遺伝病子孫予防法（1933年に成立）に基づく〕強制断種を経て，「安楽死」を装った殺害〔障害者安楽死作戦（T4計画）〕にまで至った。

　ⅳ）　2000年11月13日の公聴会におけるギーゼリント・ベルク博士の口頭報告。

支持するものとして，治療に新しい選択肢が加わることで生殖に関する自己決定が増大する，それゆえ着床前診断の許容は，社会の前向きな発展として歓迎できるといった論拠が挙げられる。

着床前診断に反対する立場からは，着床前診断は親ないしは母親になる者に対して新たな社会的強制をもたらすだろうという指摘がなされる。親になろうとする者に対して，完璧を見込めるようにとの社会的な圧力がかけられる事態に直面して，生殖医療技術の利用に関する決定が本当に自己決定的になされうるのかという問いが投げかけられている。利用可能な診断技術があるのに敢えてそれを断わって，障害のある子が生まれた場合，「今どきそうする必要なんかもうないのに！」といった類いの反応を覚悟しなければならない。このような社会的展開はすでに出生前診断によっても生じていた。着床前診断が出生前診断と比べて，（妊娠中絶を避けるという点で）「道徳的により善い」代案として将来みなされるようになった場合には，親になろうとする者，なかでも「高リスクのカップル」に対して，予測診断を受けるようにとの圧力が強まるだろう[40]。

こうした指摘のなかには，障害をもつ子への〔親の〕個人的な責任が増大するだろうという懸念が表明されている[41]。しかしながら，重大な道徳的問題に直面した際に個々人が自己決定的に責任にもって決断する可能性を制限するような社会的展開は，社会倫理学の観点からは拒否しなければならない。

（ⅴ）**障害をもつ人への烙印と差別**　とりわけ障害者連盟と障害者自助運動の側からは，着床前診断に反対して，着床前診断は障害をもつ人を社会的に排除し，烙印を押して差別することになり，あるいはこうした傾向をいっそう助長するだろうという論拠が出される[42]。

こうした立場に対しては次のような主張がある。両親になる者が障害児の誕生を避けるために出生前診断や着床前診断を要求すれば，障害をもつ人々の感情を害するだろう。このことはたしかに理解できる。しかしながら，出生前診断や着床前診断の利用と，障害をもつ人々への烙印と差別の増大との間に，因果的な結びつきが経験的に実証されているわけではない。反対に近年ではむしろ，障害者自助運動は障害者をより良い形で社会に融

和統合することを達成した。出生前診断が幅広く社会に定着してきたにも拘らずである。それゆえ，診療のなかで着床前診断が定着する場合でも，スティグマ化と差別の傾向を覚悟する必要はない[43]。

このような論拠に対しては，次のような再反論がある。障害をもつ人に烙印を押すことは，そもそも出生前診断と着床前診断という診療に内在している。なるほど目下のところ選別的な出生前診断の実施と，障害をもつ人の融和統合とがまだ同時に進行していることを確認することができる。しかし，出生前診断の利用増と着床前診断の導入によって選別的な実施がさらに拡大して行くならば，融和統合の構えの脆さがたちまち露呈するだろう。結局，障害をもつ人の存在を阻止することが，出生前診断と着床前診断で遺伝子を診断する目標になってしまう。また出生前診断の経験が示しているように，個々人の決定が，社会による「生命の価値評価」が内面化されたものを表現することがありうるし，それどころか，その決定が周りの社会状況からの直接的圧力のもとで下されたりする。

この見解によれば，差別的と呼ばれるべきなのは，出生前診断や着床前診断に同意するカップルまたは女性の個人的な決定なのではなく，社会による価値評価なのだ。その評価は多くの個人的な決断や，社会からの期待とこれに結びついた「生命の価値評価」などが共に作用しあうなかで表される。このような価値変容が社会的に進行するなかで，障害をもつ人々とその家族をますます差別し連帯から排除する行為が社会に貫徹して行くことが懸念される。それゆえ，このような目に合う障害者とその家族の名において，着床前診断の許容は断念すべきだ[44]。

このような見解に対しては，ここでは出生前診断と着床前診断との間にさしたる区別が認められていないが，出生前診断は最終的にはすでに社会的に定着した行為だという論拠が持ち出される。だが，出生前診断が社会的に定着しているということは，それが倫理的に見て正しい（richtig）かどうかについてはまだ何も言っていない。存在から当為を導くこのような誤謬推理は議論においては避けられるべきであろう。

（vi） **積極的な優生学** 出生前診断とは違って，着床前診断は遺伝子による「選別」という新たな質をもつと見なされている[45]。

胚が持っている遺伝的素質についてますます多くを知りうるようになると，いくつかの胚のなかから，両親のイメージに最も合致した胚を選び出すことができるようになろう。その際，性別のような基準が選別で重視されるだろう。しかし将来はおそらくもっと別の素質も選別基準になって行くだろう。

したがって，着床前診断によって初めて効果的な積極的優生学が可能になると言われている。出生前診断は消極的な選別を目指すだけだが，着床前診断の場合は，いくつかの胚を比較して積極的に選別することが主要目的であり，胚はその目的のために産出される。診療の選択肢の新しい質が社会的な価値観の新しい質を伴う，というわけだ。

（vii） **胚研究と生殖細胞系治療への道が開かれる**　着床前診断は生殖細胞系への治療を開発するための前提となる。さらに，すでに触れたように，着床前診断を実施する際，いわゆる「余剰」胚が生じる。これらを念頭に置いて，着床前診断の許可に反対して，着床前診断の許可は胚を使いつぶす胚研究と生殖細胞系治療に扉を開くという論拠が持ち出される。

危険な坂道を滑り落ちるというそうした論（slippery‐slope‐Argumente）に対しては，次のような異議が唱えられている。着床前診断の実施が定着することが特定のさらなる開発（胚研究，クローニング，生殖細胞系治療）を導くに違いないということに経験的必然性はない，と[46]。

それに加えて，さらなる開発（例えば生殖細胞系治療）に対して生じる倫理的な非難から，その開発の基礎となる診療（ここでは着床前診断）に対する倫理的な非難を推論することはできないと反論される。

着床前診断が許可される場合には，望ましくないさらなる展開の禁止を決定するための余地を，立法者はよりいっそう十分にもつことになろうと言われる。

ただし，こうした異議は複雑なすべり坂論には当てはまらない。そうした複雑な立論によれば，着床前診断が定着していくと，その実施が正当化されるなかで社会的な価値変容が起こるため，さまざまな発展の可能性が実際に生じ，それらのなかで，生物医学的診療の特定の発展方向が浮かび上がってくる。この方向は，子の遺伝的素質を点検する傾向をますます強

め，第三者の願望や利害関心のために人間の生命をよりいっそう道具化するという結果をもたらす。そのような展開は望むところではあるまい。しかしながら，着床前診断が定着した後に，立法者がそのような展開を，彼らに許された措置によって抑止できるかは疑問である[v]。

2　法律的議論

着床前診断をめぐる法律的議論においては，次の三つの主題群が重要である。

- 胚保護法（ESchG）に基づく現行の法的状況
- 着床前診断の許可ないし禁止と，他領域における出生前の生命保護との整合性（「評価矛盾」）
- 憲法上の諸問題

2-1　胚保護法に基づく法的状況

胚保護法は，全能性[vi]細胞を着床前診断のなかで診断のために使用することを禁じている。これについては，法学的な議論のなかで意見の一致が見られる。全能性細胞は胚保護法第8条第1項[*1]によれば胚相当と見なされるので，それを分割させることは同法第6条第1項のクローン禁止条項[*2]に抵触する。診断の過程でそれを「消耗する」ことは第2条第1項（胚の維持に役立たない目的のための利用）[*3]に抵触する。ただし，もは

---

[v]　Graumann 2001c 参照。これに関連して，着床前診断の導入をめぐる議論のなかでしばしば表明される警告，着床前診断の禁止は生殖細胞系治療を正当化することになるという警告も考慮しなければならない。さらに，着床前診断の枠内での選択肢として着床前治療も議論されている。

[vi]　全能性概念については本章Ⅰ「1-6　全能性」〔p.143以下〕も見よ。

[*1]　第8条（概念規定）　本法でいう胚とは，受精させられ発育能力をもつ，核融合時点以降のヒト卵細胞のことである。さらに，一つの胚から採取された全能細胞が，必要な条件がそろえば自己分裂し，一個体へと発育する能力を有する場合には，それぞれの全能細胞もこれに該当する。

[*2]　第6条（クローン）　1　他の胚や，或る胎児，或る人もしくは或る死者と同じ遺伝情報をもつヒト胚が成立する事態を人為的に引き起こす者は，5年以下の自由刑もしくは罰金に処する。

[*3]　第2条（ヒト胚の濫用）　1　体外で樹立されたヒト胚，もしくは子宮内での着床

や全能でない細胞が遺伝子検査に利用される場合は，その法状況をめぐる評価はさまざまである。

　一部ではこう主張されている。着床前診断は最終的には妊娠をもたらすことを目指しているのだから，もはや全能でない細胞の利用には，胚保護法第1条第1項2 [*1)] と抵触しない。遺伝的に異常ある胚を廃棄することが起こりえたとしても，それは当初望んでいなかった副次的な結果にすぎない。同法第3条 [*2)] は，特定の精子を選別することによって，重い伴性遺伝病を避けるために，性別選択の可能性を許している。このことは，生殖医療処置の選別的な方向性が最初から排除されてはいないことをも示している。また，着床前診断の際に卵細胞を受精させることは，最初から最後まで，この卵細胞によって妊娠をもたらすことを意図して行われている。ただし遺伝子検査の所見が，懸念される疾病や障害を示していないという条件のもとで。客観的に制約された意図は，刑法の一般原則によれば，無条件の意図に匹敵すると見なされる。したがって，胚保護法第1条第1項2 [*1)] による可罰性は着床前診断では問題にならない，と論じられる。

　これに対して，着床前診断は胚保護法に抵触するという立場からはこう反駁される。人為的に受精させようとする時点では，産出された胚そのもので妊娠をもたらすことが意図されているわけではない。したがって，胚保護法第1条第1項2 [*1)] が求めている目的はここにはない。人為的に受精させる時点では，妊娠をもたらすため，あるいは廃棄するためという特定の利用意図は必ずしも存在しない（「客観的に条件付けられた意図」としても存在しない）。胚が遺伝障害を抱えているか否かはまだ知られておらず，したがって医者の意志は治療の何らかの代案を目指してはいない。

が完了する以前に女性から摘出されたヒト胚を売却するもの，もしくはこの胚をそれの維持に役立たない目的のために引き渡す者，または取得ないし利用する者は，3年以下の自由刑もしくは罰金刑に処する。

　[*1)] p.22参照。
　[*2)] 第3条（性選択の禁止）　含有された性染色体にもとづいて選別された精子細胞によって人の卵細胞を受精させようとする者は，一年以下の自由刑ないし罰金刑に処せられる。この規定は，以下の場合には効力をもたない。すなわち，医師による精子細胞の選別が，デュシェンヌ型筋ジストロフィーもしくはそれと同等に重い伴性遺伝病の発病から子供を守ることに役立つような場合で，かつ，子供に現れる恐れのある当該の疾患が，州法により資格を与えられた機関によって，性選択が妥当である程度に重いものと認められた場合。

遺伝子診断を意図することはまさしく,人為的受精によって妊娠を引き起こそうという決定がまだ下されていないことを示している。というのも,そうでなければ,胚は遺伝子検査なしでも移植されうるからだ。

　胚保護法によって立法者が意図している生命保護は,明らかに個々の人間の生命,したがって個々の胚に関係している。連邦憲法裁判所は,妊娠中絶規制法に関する1993年5月28日の判決[47]においても,その第二原則のなかでこう確認していた。

　　「誕生前の生命を保護する義務は,個々の生命に関係しているのであって,単に人間生命一般に関係するだけではない。」

　胚保護法第3条[*1)]を引き合いに出すことは,遺伝的に障害のある胚が発生することを避けるために精子細胞を選別する場合にのみ適切なのであって,すでに発生した胚の「廃棄」を正当化するものではない。

2-2　胚保護法の規範と他の法的諸規制との間にある評価矛盾

着床前診断をめぐる論議においては,胚保護法が広範に定めている保護規定と,誕生前の生命に関する他のもろもろの法規制との間に評価矛盾が見られる。

　つまり,人為的に産出された胚の扱いに関して胚保護法はかなり厳格に規制しているが,他方,母体内で自然に発生した胚に対する保護基準は,それよりも基本的にずっと緩い。自然に産まれた胚の場合は,着床完了まで刑法による保護はまったく存在せず(刑法第218条第1項第2文[*2)]),それに続いて胚が発達する幾週間にわたって,カウンセリングに関する規則が罪に問われない中絶(刑法第218条a第1項[*3)])を広範囲に可能にする。しかも胚が遺伝的または別の理由で出生前に損傷を被っている場合に

---

　　*1) 前頁*2)参照。

　　*2) 刑法218条第1項第2文「受精卵の子宮への着床が完了する前に,その効果が生じる行為は,この法律でいう妊娠中絶に該当しない」。

　　*3) 刑法218条a第1項「次の場合,第218条の構成要件は実現されなかったものとする。

　1．妊婦が妊娠中絶を要求し,かつ彼女が手術の少なくとも3日前に助言を受けたことを第219条第2項第2文による証明書によって医師に対して明らかにし,

　2．妊娠中絶が医師によって実施され,かつ

　3．受胎後12週を超える期間を経過していない場合」。

は，胚芽病*1)を理由に妊娠中絶が医学的適応の枠内で，それも妊娠期間の限定なしに可能となる（刑法第218条a第2項*2)）。このように〔着床前診断時よりも〕はるかに発達した胚ないし胎児が出生前に罪に問われることなく，言いかえれば合法的に殺害されることが許されるならば，着床前診断の禁止を矛盾なしに根拠づけることなどけっしてできない，というわけだ。

とりわけ胚芽病を理由とする中絶の認可との対比が，次のように引き合いに出される。

胚芽病の恐れありとの医学的適応を受けた場合，妊婦は障害児が誕生した際に自分が葛藤に直面すると見ている。こうした医学的適応の枠内ではすでに葛藤の現存が前提とされ，「先取り」されることがある。しかも人為的受精の際には，遺伝的な変異を有する胚を移植する前に，こうした葛藤をすでに考慮しなければならない。

したがって，着床前診断は繰り上げられた出生前診断に匹敵すると主張される。つまり着床前診断を「試し生殖（Zeugung auf Probe）」と特徴づけるならば，それは，刑法第218条a第2項とも結びついて，出生前診断によってすでに可能となっている「試し妊娠（Schwangerschaft auf Probe）」に対応するにすぎない，というわけだ。

このような立論に対しては，別々の法的帰結を別々の事情のなかで正当化しているという反論が，次のようになされる。

出生前の生命がもつ憲法上の地位，およびそれが保護に値するかという観点での，その生命への原則的な評価に上記立論は触れないままである。妊娠中絶に関する規則は，胚と女性との間に比較を絶する身体的な結合があること（連邦憲法裁判所は「一体となった二（Zweiheit in Einheit）」と言及）によって特徴づけられるのに対して，体外受精および／または着床前診断の場合には，こうした身体的な結合が欠けている。

自然に発生した妊娠の場合には，胚の保護は母親によってのみ果たされ，母親の意に反してはできない。人為的な生殖技術の枠内では，胚を護るための介入の可能性がより大きい。とりわけ国家が，例えば刑法という手段

＊1) 子宮内胎芽期に起こる病変。
＊2) 本書 p.195脚注 vii) 参照。

を用いて，医師に対して，選別的診断を目的とした体外受精をやめるよう有効に働きかけることができる。

さらに，妊娠をめぐってすでに現存している葛藤と「先取りされた」葛藤との間には，ある相違がある。着床前診断の場合には，すでに現存している葛藤に対して反応するのではなく，葛藤が意識的にあらかじめ計算に入れられていて，しかもその葛藤状況は体外受精を行って初めてもたらされる。

現行の法状況によれば，「試し妊娠」はたしかに事実上可能ではあるが，しかしそれは法的に承認されていない。立法者は1995年に刑法第218条aのなかの「胚芽病適応」[1]を廃止した。それゆえ「試し生殖」の許可を求める請求権も存在しない。

実体的な胚保護と妊娠中絶に関する規則との間に実際に評価矛盾が見られたとしても，それだけで着床前診断を支持する立論が成り立つわけではない。というのも，着床前診断の枠内でどのような保護水準が実現されるべきか——胚保護法の保護水準か刑法の保護水準か——は，独自の根拠づけを必要とするからだ。

2-3 憲法上の議論

着床前診断を憲法との関わりから論じる際には，着床前診断を許容する理由として，主に次のような論拠があげられる。

- 体外で産出された胚は，（基本法第1条第1項で謳われた）人間の尊厳[2]の担い手ではまだない。人間の尊厳の担い手であるためには，例えば，人間存在として何らかの仕方で認識することができなくてはならない。しかしながら，胚に人間の尊厳を認めたにしても，着床前診断後の胚の廃棄が，生きる権利への介入と並んで，人間の尊厳への介入でもあるかは疑わしい。

---

[1] 1992年改正刑法第218条a第3項「医師の認識によれば，子が遺伝的素質もしくは出産前の有害な影響の結果として，健康状態の除去しえない障害に罹患しており，その障害が，妊婦に妊娠の継続を要求できないほど重大と認めるに足るほど十分な理由がある場合にも，〔妊娠中絶の違法性阻却の諸条件が〕充足されたものと見なされる」。

[2] 基本法第1条第1項「人間の尊厳は不可侵である。これを尊重し擁護することはあらゆる国家的権力の義務である」。

- 胚は自らの生命を護る権利（基本法第2条第2項第1文[*1)]）をもっている。とはいえ，生きる権利は，他の法益や利益を優先するために立法者によって制限されることがありうる（基本法第2条第2項第3文[*2)]）。着床前診断に関しては，第三者とくに将来の両親の護られるべき諸権利があり，それらによって，遺伝的な障害のある胚の廃棄を正当化する。かかる場合に，刑法による禁止を宣告することは少なくとも必然性がない。
- 基本法第6条（婚姻と家族の保護）[*3)]——また補助規定として基本法第2条第1項（行為の自由一般[*4)]）——は生殖の権利も含んでいる。遺伝学的にチェックされた子を産むために，医学によって与えられた着床前診断というチャンスを利用することをカップルに禁ずることはできない。
- 着床前診断を禁止せよという要求に関しては，研究の自由および学問の自由（基本法第5条第3項第1文[*5)]）ならびに医師が有する職業の自由（基本法第12条第1項[*6)]）も顧慮しなければならない。
- あい矛盾する基本的諸権利を比較考量する場合，生きる権利および身体を傷つけられない権利（das Recht auf Leben und körperliche Unversehrtheit）は胚の側だけでなく母親の側にも妥当することを考慮しなければならない。着床前診断が濫用される可能性があるとか，狭く限定された医学的適応を越えて拡大する危険があるといった理由は，この技術の利用許可に反対する論拠にはならない。（刑法によって）禁ずるよりも法によって利用を限定する方が先行すべきである（均衡の原則[*7)]）。

[*1)] なんびとも生命に対する権利および身体を害されない権利を有する。
[*2)] これらの権利は，ただ法律の根拠に基づいてのみ，侵すことができる。
[*3)] 第6条 (1)婚姻および家族は，国家秩序の特別の保護を受ける。(2)子の監護および教育は，両親の自然的権利であり，かつ何よりも先に両親に課せられた義務である。その実行については，国家共同社会がこれを監視する。〔(3)−(5)は略〕
[*4)] 第2条 (1)なんびとも，他人の権利を侵害せず，かつ憲法的秩序または道徳律に違反しない限り，自らの人格の自由な発展を求める権利を有する。
[*5)] 芸術および学問ならびに研究および教授は，自由である。
[*6)] すべてのドイツ人は，職業・職場および職業教育の場を自由に選択する権利を有する。職務の遂行は法律によって，または法律の根拠に基づいて規制することができる。

- 比較考量の観点から，胚が保護に値する度合いはその発達に応じて高まるということも主張される。体外で産出された胚が最初期の発達段階において保護される度合いが低く，他のもろもろの法益よりも劣ることがありうる。
- 最後に顧慮しなければならないのは，胚移植について最終的に決断できるのは当の女性のみだということである。こうした決定権限（基本法第２条第１項*1)，第２項第１文*2)）が人為的受精の際に受け入れられるならば，着床前診断においても，これが妥当しなければならない。

着床前診断の許可に反対する立場は次のように熟慮する。
- ヒト胚はごく初期の発達段階においても，基本法第１条第１項によって保護される。「試し生殖」は人間の尊厳の保証に抵触しており，その際に，ヒト胚は固有の価値としてではなく，客体として，かつ他の目的への手段として扱われている。少なくとも〔胚の〕生きる権利（基本法第２条第２項第１文*2)）は着床前診断によって，正当化しがたい仕方で傷つけられている。診断のために全能性細胞を消費したり胚を廃棄したりする場合には，人間の生命が意のままに扱われている。罪がなく攻撃的でもない人間の生きる権利を制限することは，基本権の本質的内容の保証（基本法第19条第２文*3)）に抵触する。また，遺伝的に欠陥のある胚を識別してそれを胚移植から排除するという着床前診断の目的設定は，基本法第３条第３項第２文*4)に反する（遺伝病を患った子の単なる「阻止（Verhinderung）」ではなく，選別と絶滅（Selektion und Vernichtung））。
- カップルが子供をつくる権利（基本法第６条ならびに第２条第１項*5)）や研究の自由と学問の自由（基本法第５条第３項*6)）は，着

---

*7) 犯罪と刑罰との間には均衡が保たれていなければならないという刑法上の原則
*1) 前頁＊4)参照。
*2) 前頁＊1)参照。
*3) いかなる場合にも，基本権はその本質的内容（Wesensgehalt）を侵害されてはならない。
*4) なんびとも障害を理由として差別されてはならない。
*5) p.167＊3)，＊4)参照。

床前診断を支持する十分な理由づけにはならない．子供をつくる権利は，子供を遺伝子の構成に基づいて選別する権利を含んではいない．研究の自由と学問の自由は，生殖補助医療の枠内で着床前診断を適用するケースには妥当しない．これらの権利は，生きる権利という優先的な権利と人間の尊厳に直面して限界づけられる．国家が，遺伝子に変異のある胚を着床前にえり分ける可能性を禁じるとするならば，それは憲法が定める保護義務に従っていることになる．

- 着床前診断の禁止は，均衡の原則を守ることにもなる．診療のなかで有効な基準をつくって，それに従って，着床前診断を特定の人間集団や望ましくない特定の遺伝子的特徴に限定的に適用することは不可能である．なぜなら着床前診断の適応が一般条項として記述されるならば，この診療を制約することは保証されない．反対に，着床前診断の適応を狭く限定する一覧表は，特定の遺伝子的特徴に「生きるに値しない（lebensunwert）」とか「望ましくない（unerwünscht）」という烙印を押すことになるからだ．

- 「生きる権利が増大していく」ということは合理的に根拠づけることもできないし，連邦憲法裁判所の判決にも矛盾する．なにゆえ人間生命の特定の発達段階が他の段階のものよりも，生きることへの「より強力な」権利を根拠づけるのかを，恣意的でない形で規定することはできない．このような見解に従えば，結果として，生命の終りにおいても「生きる権利の減少」が前提される恐れがある．

- 着床前診断の支持者たちは，体外受精の際にも胚移植の拒否があることを対比的に持ち出すが，この立論は有効ではない．体外受精の枠内では，移植の拒否は極めて例外的な事例であって，法的には承認されていないが，黙認されざるをえないからだ（胚移植を強制する法的義務は定められていない）．これに対して着床前診断の場合には，胚の廃棄はかなりの程度予想されていて，最初から折り込み済みで，診断方法に内在している．

- 基本法第2条第1および2項*)に従って比較考量して，胚の殺害が許

---

*6) p.167*5)参照．

されると見なし，着床前診断が禁止されれば人格性の自由な発展に対する基本権が侵害されるとしたとしても，しかしながら，ここから着床前診断の許可が必然的に帰結するわけではない。着床前診断は法律によっても禁止ないしは制限されなければならない。そうすることが全般的利益に圧倒的にかなっているならば。

・安楽死の禁止についても，類似の法的状況がある。自殺は罪に問われず，患者は基本法で保証された自己決定権を持っているにもかかわらず，刑法第216条は要請に応じた殺害（嘱託殺人）を処罰する。その根拠は，安楽死の解禁は全般的な法益に矛盾するということにある。「積極的安楽死が許された場合には，回復の見込みがなく〔他人の〕犠牲的な介護や高額の費用を要する介護を強いる患者はみな，死に至らしめる薬物の助けを借りて親族や社会一般あるいはその両方を負担から解放してあげなさいという，少なくとも間接的な圧力や無言の期待にさらされる可能性がある。」[48]

III　規制と行動の必要性

ドイツにおいては着床前診断の扱いに公衆の関心が非常に高く，この間，専門学界をはるかに越えて議論が展開された。このことは，着床前診断について統一的な規則化が必要であることを示している。

現在ドイツでは，着床前診断は基本的に二つの理由から実施されていない。

・優勢な意見によれば，着床前診断はドイツ胚保護法と両立しない。
・さらに，着床前診断の支持者からも，また幾人かの批判者からも，法的な不安定さを避けるために，法的な規定を明確にしなければならないという見解が主張されている。

＊）　p.167＊4），1），2）参照。

IV　法的規制におけるさまざまな選択肢と提言

着床前診断の規制に関しては，原則的に次に見るようないくつかの選択肢がある。それらの内のどれが優先されるかはとりわけ以下による。ヒト胚にどのような法的資格が認められるか。着床前診断の際，場合によっては法的に規制すべきもろもろの利害衝突がどの程度将来の親に生じるか。着床前診断をどのように規則化すれば，大多数の全般的利益にかなうか。

着床前診断は立法者によってのみ規制されることができる。これは本審議会において一致した見解である。着床前診断を法によらずに規制するということも理論的にはありうるが，本審議会はそれを進むべき道とは考えていない。人間の生命を個別に保護することは憲法（基本法第2条第2項1文[*]）によって要求されているが，着床前診断は少なくともこの保護規定に抵触する手続きである。基本法に関わる問題は立法者によって決定されねばならないというのが連邦憲法裁判所の一貫した判決であることからも，ドイツ連邦議会による法制定が必要であることは，すでに明らかだ。国家は，上で挙げたような競合しあう基本的諸権利を立法によって境界づけ，相互に調和させ，場合によって序列をつける義務をもつ。

そこで，基本権に関する胚の資格をどう評価するかによって，根本的に異なった二つの選択肢が生じる。

- 人間の生命にその始まりから人間の尊厳が認められるならば，立法者が着床前診断を禁止する必要が生じる。
- 胚の廃棄はたしかに，生きる権利への介入として理解されるが，人間の尊厳への介入としては理解されないとすれば，あるいは，尊厳の保証は人間生命の発達過程に基づいて後から有効となるということが可能と見なされるならば，立法者が規則を定める義務はたしかに生じるが，しかし同時に，関連するさまざまな基本的権利の間を比較考量する可能性も生じる。

---

[*]　p.167 *1) 参照。

1　法による，着床前診断の禁止

基本法第1条第1項にしたがって，発達しつつあるヒト胚は最初からすでに人間の尊厳への要求の担い手であるとすれば，人間の尊厳が「不可侵」であり，したがって自由に関する第三者の基本権と比較考量することが許されない以上，立法者は着床前診断の禁止を表明しなければならないであろう。

目下，このような問いに対する最高裁判所の判決はまだ出されていない。中絶問題についての連邦憲法裁判所の判決は，試験管内のヒト胚が人間の尊厳の保護請求をもっているかについて，拘束力のある明言を何ら含んでいない。ただし連邦憲法裁判所は，人間の生命の始まりを卵子と精子が融合した時点に求めるのを当然と見なしている[49]。

例えば自己反省や自尊心の能力は，連邦憲法裁判所の見解では，人間生命に尊厳が認められるための前提ではない。

上に述べたことより，人間の生命の始まりから，国家は人間の尊厳を守る義務を負うということが導かれる。

胚を廃棄することが，胚の生きる権利への介入であるのみならず，同時に，胚がもつ人間の尊厳への侵害をも意味しているとすれば，着床前診断を許さない義務が立法者に生じる。

さらに，もしも着床前診断を法律によって禁止することが圧倒的に社会全般の利益になるというならば，法による禁止は可能であろう。社会全般の利益というのは，例えば，両親になる者が，生まれてくる子の健康を保証せよという強制にさらされると感じたり，慢性病を患う人々や障害をもった人々がその生存の正当性を問われるといった事態を避けることである。

2　法による，着床前診断の許可

着床前診断を法によって許可することを支持する者もたいていは，憲法によって守られるべき人間の生命は，女性と男性の細胞核が融合した時点から存在するという前提から出発している。

とはいえ彼らの幾人かは，人間の生命にはごく初期の発達段階からすでに人間の尊厳が認められるという見解を共有せずに，着床前の段階においては〔他の諸権利と〕比較考量するプロセスに余地を認めることができると考えている。結局のところ彼らは，人間の尊厳の保護は胚の発達が進むとともに段階を追って強化されていくということから出発する。連邦憲法裁判所は，着床後の胚には，人間の尊厳が「絶対的に」保護されるべきであって，それは発達状況に関わらないと認めたが，彼らの言う保護は，この「絶対的な」保護の修正を表現している。

この立場によれば，重大なリスク（例えば，発達中の胚の病気や障害，または母親になろうとする者の健康上のリスク）を解明するための診断の場合には，まだ潜在的な「人格」である胚の尊厳を傷つけるような処置は問題にならない。むしろ，基本的権利として保護されている，妊婦の生きることへの利益関心，これへの介入が前面に出ている。このことは，医学的適応とされた妊娠中絶を容認する連邦憲法裁判所判決のなかに反映している[50]。

そうである以上，この立場を唱える者にとっては，胚がもつ生きる権利に対して，親や医師がもつ基本的諸権利を比較考量する可能性が成立する。同時に，その可能性のなかに，立法者が規則を定める義務もあると見なされる。

この立場を唱える者の一部は，最終的には妊娠をもたらすことを目指しているはずの診断目的のために，卵母細胞から全能でない細胞を採取して利用する着床前診断の実施は胚保護法と合致するということから出発する[i]。他方また，着床前診断に胚保護法の規定に抵触するものを認める者もいる。

彼らの視点では，（胚保護法第8条第1項[*]でいう）全能ではもはやない細胞を利用する場合にも，着床前診断の完全禁止が憲法違反にならないのかについて，次のようなケースでは，明確にされる必要がある。つまり，当該女性の生命ないしは身体の安全に妊娠が及ぼすリスクを解明する必要がある場合。あるいは発達中の胚に重い病気や障害のリスクが懸念され，

---

　i) 胚生検については本章Ⅰ「1-1　胚生検」〔p.130-131〕を見よ。
　[*]　p.162[*1]参照。

しかも着床前診断に代えて似たような効果をもつ別の診断法を用いる可能性がない場合である。

　着床前診断を法によって許可することを支持する者の一部は，親の遺伝的素質に起因する周知の重い遺伝病が高いリスクで（少なくとも25％）子供に予想されるようなカップルだけに着床前診断は今後とも限定されるべきだと主張している[ii]。

　着床前診断を実施する場合でも，次のような関心を実現することを，立法者は胚がもつ生きることへの利益関心を理由に，例外なく禁止することができる。例えば，操作して性別を選ぶ。「典型から外れている（untypisch）」とか「美しくない」といった外見的特徴をあっさり避ける。いくつかの特定の能力を選択するといった関心などである。

　着床前診断を法によって許可する際の形態には，さまざまな選択肢があろう。
- 着床前診断へのアクセス・適応・実施に関する諸条件を厳格に規定した上で許可することが考えられる。
- また例えば，個々のケースを倫理委員会で審査することを義務づける。カップルにカウンセリングを提供することを義務づける。着床前診断実施ための認可手続きを確立し，客観的で吟味可能な質基準に照らして免許を授与する。こういった制度上の規則化のなかから選択することも可能であろう。
- 最後に，何らかの報告に基づいて議会が新たな勧告を出すことで，許可を期限付きにするという可能性もあるだろう。
- 着床前診断を無制限に許可するようなことは，ヒト胚のもつ尊厳のみならずヒト胚の生きる権利さえも，それが発達する過程で初めて増大するという前提でしか正当化されえないだろう。そうした場合には，胚のごく初期段階では，立法者には両親の基本的諸権利を制限する義務もなければ，そうする法的根拠さえもないということになろう。

---

　ii）　ドイツでは毎年80から100のカップルが該当すると専門家は想定している。2000年11月13日の公聴会におけるクラウス・ディートリッヒ教授による口頭報告参照。

V 評価と提言

1 評　価

1-1 カップルの利害関心と希望および諸権利

自分たちの遺伝子を受け継ぎ，可能な限り健康な子，あるいは障害のない子が欲しいという望みは理解できるし共感できるものである。生殖を望む個々のカップルの場合，明らかにこのような希望には非常に高い優先順位が与えられる。しかしながら，いのちをめぐるこのような極めて個人的な決断から，立法者が個人の希望を満たすために着床前診断のような方法を許さなければならない義務が導かれる必然性はない。

着床前診断による胚検査は，当該カップルに対して，慢性的な病気や障害のある子を授かる確率を低減することを特定のケースで可能にするような手続きである。

この意味で多くのカップルにとって，着床前診断は出生前診断に替わる代案である。しかし着床前診断は，体外受精を必要とするため，女性にとってかなりの負担であり，多胎妊娠を伴うために，子に医原性障害が発生する確率もかなり高い。それゆえ，出生前診断に比べてより善い代案 (bessere Alternative) とはけっして見なしえない。妊娠中絶の医学的適応と比肩できるような状況（例えば，女性の健康と生命にとって，他の方法では回避しえないような危険）は，成り立たない。なぜなら，医学的代案と社会政策的代案を用いることができるからである。ただし，こうした代案をどのカップルからも受け入れられるわけではないが[i]。

「自らの生殖についての自己決定権」（基本法第2条第1項[*]）は，個々人の生殖を妨げるような国家の強制措置（例えば，婚姻の禁止や強制断種，妊娠中絶の強要）を禁じている。しかしながらここから直ちに，立法者に

---

[i] 本章I「1-4 着床前診断に対する代案」〔p.138-139〕。
[*] p.167 *4)参照。

対して次のような要求が導かれるとは限らない。つまり，自身の遺伝子を受け継ぎ可能な限り健康で障害のない子が欲しいという望みを実現するための医療技術的手段のすべてを用意せよと要求したり，あるいは医療専門職がそれらを提供することを認めよと要求することはできない。

　子どもは請求権の対象となる財ではなく（kein Gut），むしろ基本権の担い手（ein Grundrechtsträger）なのであって，その利益関心は特別な形の養育関係のなかで保証されなければならない。着床前診断を禁止することによって拒絶されるのはもっぱら，子どもが欲しいという希望を，胚を産出した後に遺伝的に変異のある胚を選別する行為を経て，実現する可能性である。自然なやり方でも人工的なやり方（体外受精）でも，いわゆる高リスクのカップルが自らの子を挙げることはできる。

　人生設計に関する個人の希望を技術的に実現するために，性行為によらずに子を生む行為は，立法者の行為を越え出る文化的次元を開く。というのも，人生設計に関する個人のこうした希望を実現することは，もはや個人やカップルのプライベートな決定ではなく，第三者の関与を前提するからだ（医師への治療委任の拡張）。

　自己決定権も制限されることがありうる。そうすることが一般社会の圧倒的な利益にかなう場合には。例えば，該当ケースを限定する規制をもってしても，社会的にみて望ましくない結果や影響を阻止できない場合などである[ii]。

1-2　胚が保護に値すること

本審議会委員は，試験管内の胚に対して，〔卵と精子の〕核が融合した時点から〔子宮に〕移植されるまで，適切な保護を保証することが立法者に求められているという点で一致している。

　（ⅰ）　試験管内の胚の生命保護という問題について　　ヒト胚は最初から人間として発達する。生きる権利〔の成立〕を，卵子と精子の融合の時点よりも後の発達段階に合わせるような基準には，すべて恣意性がつきま

---

　　ii）　本章Ⅰ「1-3　適応〔症例〕」〔p.133-138〕，本章Ⅱ「2-3　憲法上の議論」〔p.166-169〕参照。

とっている。

　生殖のあり方（自然の生殖か，あるいは試験管内の生殖か）に基づいた区別を根拠づけることはできない。というのも，いずれの場合においても，同等の発達可能性を秘めた人間の生命が同じように問題になっているからだ。自然に生み出された胚と，「試験管内で」生み出された胚とでは，互いに異なる形の保護を必要としているという点でのみ区別される。

- 自然に生み出され女性の「体内に（in vivo）」ある胚は，子宮内に着床する前は，およそ7日から9日間，卵管を通って移動する。その際に，胚は女性の身体によって最初から保護されている。
- 生殖医療の補助で「つくり出され（erzeugt）」，実験室の「試験管内に（in vitro）」ある胚は，初めから無防備に第三者の干渉にさらされている。

（ii）　**試験管内の胚の尊厳保護という問題について**　人間の尊厳には憲法上，保護すべき他のいかなる財よりも高い地位と強い重みがどんな場合でも認められている。人間の尊厳は他の諸権利と比較考量されることはできない。本審議会委員の間では，ヒト胚に最初から人間の尊厳が認められるのかという問いが争点になっている。

　着床前診断の受診を決断する時点では，妊娠はまだ存在していない。せいぜい次のような場合に，先取りされた妊娠葛藤について語ることができるだけである。つまり，当該女性が出生前診断の結果，医師によって医学的危機状況が確認された場合には，その障害を他のやりかたでは回避できないことを理由に，妊娠を中断することを意図して，通常の妊娠とは異なる仕方で意図的に「試し」妊娠に踏み込む場合である。

　したがって，身体の不可侵性の保護と自己決定権の尊重という女性の権利を，ヒト胚の保護を制限するための論拠として持ち出すことはできない。妊娠をめぐる葛藤のようなジレンマ状況が成立していないのだから。

　着床前診断の場合には，〔胚の〕産出，診断，場合によっては〔子宮への〕移植ないしは非移植が医師の手でなされる。それらの処置は，着床前診断の法的規制との関係では，全体として倫理的熟慮の対象として取り扱われなければならない。

1-3　適応の制限

着床前診断が定着すると，その採用が無規制に拡大して行く危険が生じる。適応を制限するための手立てとしては，適応一覧〔を作成したり〕職業法〔医師法〕の統制のもとで個別ケースを規制することなどが議論されているが，これらの手立てによっては，当事者全員が最良の意図をもっている場合でも，着床前診断の適応拡大を阻止することは困難であろう。

出生前診断の場合はその結果に基づいて妊娠をめぐる葛藤がすでに生じているのに対して，着床前診断の場合には，要求しがたい行為〔遺伝上の障害があれば胚を廃棄すること〕が基本的にもっと明確に先取りされている[iii]。

1-4　医師への治療委任

着床前診断の実施を依頼することは，医師への治療委任に含まれる諸目的に矛盾している。

妊婦の診療に関する医師への治療委任には，これから母親になろうとする者とその将来の子を健康上の被害から守るということが含まれている。体外受精における治療委任には，子どもが欲しいという望みを実現しようとする女性に対して，その身体の不可侵性に医師が介入することで（女性または男性の）不妊症を克服することが含まれている。

遺伝的適応の場合，医師による着床前診断の実施は，女性やカップルが，健康で可能な限り障害のない子を希望することによって開始される。したがって医師の側からすれば，病気または障害をもった子を得るリスクが比較的高いという理由で女性やカップルが感じる負担を回避する努力によって，介入が実施される。

この介入が，検査される胚に死という結果をもたらすことはありえても，医師に対して，胚の存続を優先してほしいという治療委任はこの場合はない。自らの意に反して生まれてくるかもしれない子の希望をもしも先取りできるならば，こちらの方が医師の権限ならびに将来の親の権限（彼らの

[iii]　詳細な提言は本章Ⅴ「2　提言」〔p.179以下〕で表明される。

希望に沿って医師は診療行為ができる）を上回るはずだ。

　結局これは，着床前診断の場合には医師への治療委任から出発することが困難であることを意味している。

1-5　社会におよぼすもろもろの結果

　いわゆる高リスクのカップルに対して着床前診断を提供することは，場合によっては，「健康な子を保証する」という非現実的な期待を抱かせる危険がある。とりわけ「高リスクのカップル」に対して，障害をもった子の誕生を阻止せよとの社会的な圧力がかかることが懸念される。〔障害のある子の〕誕生を避けるための診断の可能性があるのに，どうしてそれを利用しなかったのか？　それを利用しなかったにもかかわらず，どうして自分の子のために公共の資源を要求するのか？　障害をもつ子の親はこうした責めが強まるなかで弁明しなければならないプレッシャーにさらされかねない。また医師が，障害児の誕生に対して責任を負わされるのを恐れて，着床前診断の機会があることを誰にでも示し，それによって着床前診断サービスへの需要がさらに高まることが懸念される。

　着床前診断を許すことは，障害や慢性的な病気をもった人に烙印を押し，排除・差別するという傾向を社会のなかで強める危険を孕んでいる。

　とくに問題があると判断しなければならないのは，個々人の決定と，結局は「自発的な優生学（freiwillige Eugenik）」へ至りつく可能性をもつ社会的価値評価とが互いに影響し合うことである。

　これと結びついて「生きる価値の評価」が全体として，障害者敵視の傾向を促進することがありうる。こうした展開は，健康な子ないしは障害のない子が保証されるといった誤った可能性がメディアによって伝えられ，賠償責任法（「損害としての子」）に関する問題群や経済的発展の観点から生じるダイナミズムによって，促進される。

2　提　言

本報告書の着床前診断に関する章に付す提言を，本審議会は2002年2月25日に審議した。提言の採決には19名の委員が参加した。

2-1　着床前診断を限定的に許可することに賛成する少数意見A

本審議会の少数意見は，遺伝上の高いリスクが確認できて助けを求めているカップルに対して，着床前診断を以下の限定つきで許可することを提言する。

　限定された諸条件のもとで，遺伝上の高いリスクをもつカップルに着床前診断を許すべきかどうかという問題は，法秩序がこの方法を禁止できるのか，あるいは禁止しなければならないのかということにかかっている。自由を重んじるわたしたちの憲法では，法律による禁止はすべて正当化を必要としている。法律による禁止は，より高次の法益がもっぱらこのような仕方で（均衡原則をふまえて）損害から守ることができるということによってのみ正当化されうる。実効性が不足する禁止（Untermaßverbot）は，高次の価値をもつ権利保護を，実効性という理由から必要である場合には，刑法的手段を用いてでも実効性をもたせることを立法者に求める。

　着床前診断を法的に許すことに賛成する者も，憲法によって保護されるべき人間の生命（基本法第2条第2項）が女性と男性の前核が融合する時点から存在することを前提している。ヒト胚に最初から人間の尊厳が認められるかという問いについての判断はさまざまである。けれども仮に人間の尊厳を認める場合であっても，生きる権利に対するあらゆる介入が，人間の尊厳に対する介入をただちに意味するとは限らないということを顧慮しなければならない。医療補助による生殖に際しての着床前診断は，ヒト胚が生み出されても，遺伝的素質の検査次第では廃棄されることをやむなく認めている。したがって，人間の生命(いのち)が，親のイメージや基準に合わないという理由で抹消されることがありうる。生命(いのち)を恣意的に選別すれば，憲法で高く位置づけられている権利に反する。つまり，人間の生命(いのち)の初期の形態がもつ生きる権利に反する。事情によっては，人間の尊厳にも反する。このことを法秩序は甘んじて受け入れることはできない。法秩序はいつでも人間の生命(いのち)を保護促進しなければならない。人間の尊厳と生きる権利を意図的に無視することは法によってはっきりと拒否されなければならないから，ここでは刑法による保護も命じられる。

　それゆえ，医療によって支えられた生殖の方法としての着床前診断を，

刑法によって原則的に禁止し，しかしながら特定の事例においては刑罰の要求を断念する可能性を開いておくような法的規制を本審議会は提言する。この場合，可罰性の阻却はさまざまな仕方でなされうる。それについてはここでは確定できない。

　重い障害が見込まれる子を，いかなる場合でも臨月まで懐胎せよと母親に無理に要求することができないようなケースがある。とくに，そう要求すれば母親の（精神的な）健康を損ねることが予想されるからである。こうしたケースが存在することについては，幅広い社会的合意がある。

　妊娠中絶に関する法規則は憲法裁判所においても長く容認されてきたが，これが示しているように，誕生前の生命（いのち）がもつ人間の尊厳や生きる権利を原則的に認めても，切迫した葛藤状況がある場合には，本来ならば科せられる刑罰を阻却することが立法者に禁じられてはいない。

　着床前診断の後に胚を廃棄すること，あるいはもっとあとで葛藤状況（もし着床前診断を用いていればすでに知られていたであろう状況）を理由に妊娠を中絶することが，それぞれ，胚がもつ憲法上の諸権利への介入を意味するかという問いには統一的に答えなくてはならない。着床前診断の場合には体外受精という回り道が必要となるということから，判断が別のものになるということはない。優勢な見解によれば，体外受精はすでに確立されており，倫理的に非難されはしないからだ。

　胚の着床直後に妊娠中絶が医学的に適応されると予想されるケースが，胚の着床前からすでに認識されることがありうる。しかるべき葛藤状況を根拠に妊娠中絶がすでに一度なされていた場合には，とくにそうである。

　刑法第218a条第2項*)に依拠した医学的適応の確定は，子の誕生を仮定した時の母親の健康状態についての判定を前提している。妊娠中絶が高い確率で予想される場合には，着床前に胚を廃棄することは，胚にとっても母親にとっても，苦痛が最も少ない道であろう。

　したがって，〔羊水検査などの〕出生前診断の処置を許しておいて着床前診断を禁止すれば，評価矛盾に陥る。もっぱら診断結果の告知によってのみ，妊娠をめぐる葛藤にいたるような心理的なディレンマ状況がつくり

　＊）　p.195＊ vii)参照。

胚移植前の葛藤状況が妊娠をめぐる葛藤と同一ではないということに議論の余地はない。にもかかわらず，自然出産をすれば重度の障害をもった子が生まれることを高い確率で覚悟しなければならないカップルの葛藤は，その重みという点で，妊娠をめぐる葛藤に匹敵する。そのようなカップルは，血縁上の親になることを断念するか，障害ある子の親に将来なることによる心理的負担というリスクをおかすか，その二者択一の前に立たされる。こうしたリスクは着床前診断によってかなりの程度回避できる。ただし「健康な子」は保証の限りではないが。このようなカップルに着床前診断という方法を与えないでおくことは，彼らが親になることを著しく困難にすることを意味する。

着床前診断は，医療によって補助された生殖への追加的な適応である。多方面から懸念されているように，生殖補助医療から着床前診断の利用が拡大することから，カップルならびに社会に対してさまざまな否定的な展開が生じる可能性がある。個別のカップルに関わるもろもろの帰結が問題となるかぎりは，それらの帰結が，体外受精に先行するカウンセリングにおいて重要な役割を演じるべきであろう。しかしながら，カップルが二人の血を分けた共通の子をもつために〔障害を引き継いだ子をもつ〕危険を引き受けるかについての決断は，カップル自身が行う。ここで立法者がカップルに指示を出す必要はない。

体外受精の利用が増加したことから否定的な諸帰結が生じていることを顧慮しなければならない以上，かかる否定的な諸帰結を予防することは立法者の課題である。危険を予防するための穏当な手段が有効であると見込めない場合にのみ，禁止が検討対象になる。

着床前診断が，われわれの社会に生きる障害者の立場を損ねるという危惧は，一見もっともらしく見えるが，経験的に証明できない。着床前診断が提供されている国々に生きる障害者が，他の国々よりも差別にもっと苦しまなければならないという証拠は何もない。ドイツでは出生前診断がほとんど全地域で実施されてからほぼ10年たったが，そのような〔差別の〕うねりが確認できないことは注目に値する。障害児をかかえる家族の状況改善，一般に障害をもった人々の状況改善にいっそう配慮することは，立

法者の不断の課題であり続ける。予測医療が普及して行っても，将来障害が現れる人々，あるいはすでに障害が現れている人々が他の人たちよりも不利な立場に置かれることに対しては，今後も反対して行かなければならない。

　血のつながった子をもつことを断念するのが重大な悩みなのか些細な悩みなのかを判断する権限は立法者にはない。憲法が基本法第2条および特に第6条*1)によって下した基本的な決定は，家族を築き，あるいは家族を増やして行く自由を人々に認めるということだ。立法者はこれに基づかなければならない。この自由は，憲法のなかで「自然な」と特徴づけられている唯一の基本権*2)である。

　基本法第6条から，血のつながった子をもつことへの要求は生じないし，ましてや，「健康な子」をもつことへの要求も生じない。子どもと血縁関係をもった親になりたいという願いを実現することを，もちろん誰も妨げられてはならない。着床前診断の際に問題になるいわゆる高リスクのカップルの葛藤は，たしかに妊娠をめぐる女性の葛藤と同じではないが，すでに説明したように，それと同じくらい真剣に受けとめなければならない。

　遺伝子上に高リスクを抱えるカップルを，刑罰に値する禁止事項の対象とすることが許されるかは，法倫理学的に見て疑わしい。彼らはかなりの葛藤状況の内にすでにあるのだから，それに輪をかけて圧力(プレッシャー)を彼らにかけるとすれば，それは過大な請求になる可能性がある。ヒト胚のもつ人間の尊厳と生きる権利を保護するのに実効性不足を補うために必要とされるような，刑法による禁止は，社会における最小限の倫理（das ethische Mimimum）を確保するためのものだ。刑法による禁止は国家がもつ最も鋭い武器として，この最小限の目的のためにのみ設けられるべきであって，例えばもろもろの特別な倫理の履行を強いるために設けられるべきではない。

　最小限の倫理を超えるような，個々人の私的な世界観や宗教的確信に由来するもろもろの倫理的責任というものはあるが，にもかかわらず刑法

　　*1)　p.167 * 3), 4)参照。
　　*2)　「子の監護および教育は，両親の自然的権利（das natürliche Recht der Eltern）」。

（例えば第218条）は，例外状況においてさえも法の執行に明確な限界を設けるような，〔法を〕犠牲にする限界（Opfergrenze）を顧慮しなければならない。さもないと国家が，こうした場合に法がしばしば破られたり意識的にすり抜けられたりすることに見て見ぬ振りをすることになろう。そうなると法は象徴的な意味しかもたず，現実を規制する力を失ってしまうだろう。

その限りにおいて，しかしその限りにおいてのみ，立法者は，わたしたちのいくつかの隣国で着床前診断が許されていることを顧慮しなければならない。刑法的な諸規制を布告するにあたっては，それらの規制を導入することが，該当する個々人の行動を方向づけるのに実際に適しているかを慎重に見極めなければならない。隣国諸国の法秩序に注目する際には，それらの法秩序をコピーすることではなく，人々が今日生きている現実を認識することが重要なのだ。

着床前診断の原則的禁止を免れるのは深刻な例外的ケースのみである。また，着床前診断に協力する義務を誰も負ってはならない。着床前診断が実施された際，胚が廃棄されずに移植されたという事実があっても，それに関与した者に対する損害賠償請求の可能性がないということを法によって保証しなければならない。

一般に着床前診断を実施することが許されている，あるいはできるということについて，カウンセリングがなされなかったり誤ってなされたりした場合にも，同じことが言える。

ここで問題になっている着床前診断実施に医学的適応を容認する場合には，着床前診断を実施しなければ妊娠中絶が医学的に適応される可能性が高いケースに狭く限定しなければならない。

それ相応の葛藤状況もないのに胚を選別することを可能にしてしまうようなダム決壊*)はなんとしても防がなければならない。また，着床前診断の実施後に廃棄されるかもしれない胚の数は最小限に限定されなければならない。

別の法秩序をもつ他の国々における経験から，着床前診断に際して女性

---

*) いわゆる「滑り坂」論（slippery slope argument）〔p.161〕のことをドイツでは「ダム決壊（Dammbruch）」という。

に対するホルモン刺激がますます強められ，産出される胚もますます数を増しかねないという警告が導かれる。

着床前診断の利用が罪に問われることがない場合であっても，胚保護法の規則は遵守し続けるということを，立法者は明確にしなければならない。しかるべき制限もなしに着床前診断を許可することは許されない。これに関する法規則の体系（das gesetzliche Regelwerk）はけっして「象徴的」な立法であってはならず，実際の行動を有効に形づくるのに適したものでなければならない。そのような法規制がまだ設けられないうちは，着床前診断の原則的禁止に関する例外が作られてはならない。なぜなら，もしそうなったら出生前診断と比べられるような拡大を阻止できなくなるだろう。親子関係に関する価値秩序に対する社会全般の態度が変化することにもなろう。着床前診断に対する刑罰の脅威を例外事例において抑えるような規則体系のなかでは，もろもろの影響が定期的に点検されることが予め組み込まれていなければならない。

着床前診断の枠内でも，体外受精の全般的なリスクが考慮されねばならない。なかでもいわゆる「余剰」胚の扱いをめぐる問題にこのことが当てはまる。

本審議会の少数派は，着床前診断を可能にする諸前提を法技術的に厳密に規定するために，単なる適応一覧表を作成する方策も，純粋な一般条項を作成する方策も提言しない。単なる適応規制はとりわけ，特定の重度障害をもった人々を社会の中に受け入れなくていいということが立法者の客観的な目標であるかのような印象を与えかねない。それに加えて，単なる適応規則は，医学的適応を認められた妊娠中絶の場合のような，具体的な個別事例を判定する際に必要なものには不向きであろう。

さらにまた，本審議会の少数派は次のことを緊急に提言する。つまり，出生前および出生後になされる遺伝子検査の増加が予想されるなかで，障害をもった人々や慢性的な疾患を患った人々を社会が受け入れていくことを強化するために，社会政策・保健政策・法政策においてあらゆる対策を講じることを勧告する。とりわけ，差別の禁止が私人間の行動に与える幅広い影響作用をさらに強化しなければならない。こうしたことは，例えば（支援金を得る資格を有する人のための）民間医療保険とか賃貸法とかで

すでに萌芽的に生じている。

　法によって規則化されねばならないのは，着床前診断へのアクセスと実施，ならびに着床前診断が実際にもたらす影響の点検可能性である。上述のリスクに対処するための規則化は次の要素を含むことになるだろう。

A.1　着床前診断へアクセスするための諸前提
カウンセリングを提供する義務
着床前診断を実施する施設から独立したところで，人類遺伝学的カウンセリングと心理社会的カウンセリングとが，すべての個別事例において行われなければならない。その際，着床前診断よりも問題の少ない代案がすべて簡潔に明示されなければならない。
着床前診断が提供される資格の確定
着床前診断は，信頼をもって確認ができる特に深刻なケースの場合のみ，刑を免れることができる。当該者の葛藤状況が，妊娠を最後まで継続することを刑法が強制できないような妊婦の葛藤状況と同じほど逃げ場がないものなのかが，決定的なポイントになる。そのような観点でケースの状況を把握するためには，二つの選択肢が顧慮される。

- そのようなケースの境界線をはっきりと引くために，一つの法律のなかで，着床前診断が提供されるための一般的な諸条件と個人的な諸条件とを定めることができよう。その際，一般的な諸基準は，着床前診断によって確認されうる重大な健康上の障害の一覧表からなる。それに加えて，当該者〔妊婦〕に，医学的適応という意味での妊娠をめぐる深刻な葛藤と比肩できるような社会的苦境が具体的に確認されなければならない。

　そのような規制のもつ利点は一方では，重い遺伝的障害の数を定めておくこと（numerus clausus）が着床前診断の利用を確実に限定するのに役立つだろうという点にある。他方では，心理社会的苦境が個々に具体的に確認されることが必要条件とされることによって，着床前診断に可罰性が阻却されるのは生まれてくる子の障害に基づくのではなく，まさにこのような苦境が認められることに基づくということが強調される。

そうはいっても，そのような規制に重大な欠点もあることを見逃してはならない。つまり，遺伝性障害の一覧表は，親となるカップルが陥っている個々の苦境の具体的判定とセットになっているとはいえ，法秩序が着床前診断を優生学的な選別として承認しているという誤解を生みやすい。さらに，列挙されている障害の一つをかかえて生きている人々が，烙印を押されることで重荷を背負わされることにもなろう。

- それゆえ，もう一つの選択肢は遺伝性障害の一覧表を断念することになる。必要な制限は，可能な限り厳密に定式化された一般条項をカウンセリング手続きと検査手続きとに結びつけることによって，望ましい境界線を引くことができよう。そのための模範は現行法のなかに見いだされるであろう。

しかしながら，どんな一般条項にも，条項の拡大解釈を実際には排除できそうにないという問題がある。出生前診断はもともとの意図に反して，なし崩し的に産前の通常検診にまで発展してきた。こうした前例が繰り返されてはならない。もっとも，出生前診断のために当時定められていた適応は法律に基づいていたのではなく，ドイツ連邦医師会の指針に基づいていた。一つの法律のなかでしかるべく定めて，かつての前例に陥らないよう配慮されなければならない。

A.2　着床前診断の実施

着床前診断は認可されたセンターでのみ実施することができる。着床前診断実施の許可は，明確に定められた質の基準をセンターが満たしていることが証明された場合に，期限付きで与えられる。認可機関が定めた書式に基づいて適切な記録を残す義務は，〔診断の〕質を確保する措置の一つである。

着床前診断の実施にあたっては，一周期に産出できる胚を最大三個までとするよう，どのセンターにも義務づけなければならない。これに伴う不都合は，極めて難しい比較考量の過程に照らして，やむを得ないものと正当化せざるをえない。

着床前診断は三周期を限度に実施されることを確実なものにしなければ

ならない。

　実施される分子遺伝学的診断処置が特別デリケートであり，診断の委託数も少ないことが予想されることから，診断を一つの施設だけに委託することは，診断の確かさを可能な限り確保する意味で適切であろう。

A.3　着床前診断が点検されうること

所轄の連邦省〔連邦保健省〕に，着床前診断の実施を認可し監督するのにふさわしい機関が設置されるべきであろう。この機関が，もろもろの倫理委員会と実施センターによって作成されることになる報告書を収集して監視する。二年後にはドイツ連邦議会に報告書が提出される。その報告書には，着床前診断の実際の適用が，基本法が立法者に対して命じている付託目標を適切な仕方で実現しているかを判定するために必要な全データが含まれる。

　上記の要点を実行するためには，例えばドイツ連邦医師会の詳細な提言を——該当する限りで——採用しなければならない。

　着床前診断が及ぼす直接的な影響を超えて，社会政策的な影響にも特別に注目しなければならない。なぜなら，着床前診断がもつ選別への潜在力はすべての人間に対する特別な挑発を意味しているからだ。

　着床前診断を許可することがありうるとすれば，それに先立って，立法者は，医学的適応を認められた妊娠中絶に関する法的規定が実効可能なものであることを確認し保証する必要がある。該当するさまざまな規則が法と整合する形で適用されていないのではないかという疑念が，とりわけいわゆる妊娠後期の中絶に関して表明されてきた。妊娠後期の中絶に対しては，必要ならば補足的な規則によって対策を講じなければならない。実効力をもつ規制がなければ，着床前診断の許可はいずれにせよ基盤をまったく欠くことになろう。

　立法者は，みずから制定した諸規則がドイツの現実をどの程度まで実際に規定しているのか，あるいは，それら規則に該当する者たちがドイツでは禁じられている方法を国境の向こう側で利用することによって，すり抜けていないかということに無関心でいることはできない。われわれの価値秩序への尊敬が国民のなかに存続し続けるのは，われわれの法秩序も効力

第3章 着床前診断

を保ち続けている場合のみである。したがって，着床前診断を求めるカップルが他の EU 諸国でそれを――もちろん自己負担ではあるが――受診できるということは，非常に重要な意味をもつ。このことは，「他国がやっていることを私たちもやらなければならない」とか「他国がやっているから私たちも」ということをけっして意味してはいない。むしろ，私たちのあいだで認められている価値の崩壊の危機を防いで，ヨーロッパの諸外国で容易に手に入る可能性に直面しても社会的に持ちこたえるような法秩序が制定されなければならない。さもないと，価値に関する憲法上の決定を冷笑的に扱う風潮が社会に蔓延する結果になりかねない。

　法秩序と法の実効性とが崩壊するというこのような帰結を立法者は阻止しなければならない。

　2002年2月25日の採決の際，この少数意見に賛同した委員はマルゴット・フォン・レネッセ（Margot v. Renesse），エドゥツァード・シュミット-ヨルツィッヒ教授博士（Prof. Dr. Edzard Schmidt-Jortzig），クラウス・ターナー教授博士（Prof. Dr. Klaus Tanner）である。

2-2　着床前診断を拒否する，本審議会の多数意見Ｂ

本審議会の多数は，着床前診断をドイツにおいて許可せず，胚保護法に含まれている，診断目的での体外受精の禁止を，着床前診断に関してはっきりと厳密に定めることをドイツ連邦議会に提言する。

B.1　胚が保護に値すること

着床前診断は，ヒト胚が人間の尊厳に基づいて保護に値することと相容れない[iv]。着床前診断においてヒト胚は，遺伝子検査によって望ましくない遺伝的特異性があると判明した場合には廃棄することを狙って，保留付きで試験管内で作製される。それゆえこの処置は，〔胚から採取された〕もはや全能でない細胞を用いて診断が実施されるとはいえ，ヒト胚の破棄につながる。全能性細胞が診断に用いられる場合には，人工的に作製された

---

　iv）　人間の尊厳の保障という保護領域をめぐる議論については，上巻第Ⅰ部「人間の尊厳と人権」，とりわけ「1　「人間の尊厳」の保護は誰に対して妥当するか？」〔p.18-23〕を参照。

「双生児」の一方が診断試料として使いつぶされることになる。それゆえ，本審議会の多数は，着床前診断は基本法第1条第1項*1)に定められている人間の尊厳を傷つけ，かつ基本法第2条第2項第1文*2)で言う生きる権利を侵害するという見解に立つ。

B.2　女性ないしカップルの諸権利

どのカップルにも，子どもを生むことによって家族を築く自由がある。「生殖についてのこの権利」は，基本法第2条第1項（一般的な行動の自由）*3)ならびに第6条第1項（婚姻と家族の保護）*4)という枠組みのなかで原則的に承認されている。この場合，医療的補助も請求できる。ある特定の生殖技術を国家が恣意的に禁止することは許されない。

しかし，試験管内生殖の方法を用いるならば，生殖後に，発生した胚を両親が任意に扱ってよいと正当化されるわけではない。基本法第2条第2項第1文に基づいて保護される生きる権利と，第1条第1項に基づいて成り立つ，人間の尊厳を保護する義務は，疾患または障害に陥りやすい素質を示す胚についても守られなければならない。これらを補完する形で，差別の禁止（基本法第3条第3項第2文）*5)も顧慮しなければならない。国家は，試験管内でヒト胚を，場合によっては妊娠をもたらすために用いないと留保した上で，発生させることを阻止する権利と義務をもっている。

女性の子宮内に着床する前になされる選別は，すでに妊娠が成立している状況とは基本的に区別されなければならない。妊娠とは，母親になろうとする女性と，彼女の身体内で成長しつつある子との，身体(からだ)で拘束された強い社会的な結びつきである。自らの身体への不可侵を守り，自らの自己決定を尊重することを求める女性の権利は，胚が保護に値することとまともに葛藤状況に陥ることになる。妊娠中絶が罪に問われない例外は，胚の生きる権利と，妊婦の生きる権利や心身を無傷に保つ権利とが葛藤するなかで決断せざるをえないような状況に当てはまる。そうでない場合には，

---

　*1)　p.166*2)参照。
　*2)　p.167*1)参照。
　*3)　p.167*4)参照。
　*4)　p.167*3)参照。
　*5)　p.168*4)参照。

第3章　着床前診断

法の帰結は，産むことへの女性の義務が優先されるということになろう。

これに対して着床前診断の場合には，生殖が留保つきで計画され，その計画が人工的な生殖技術を用いて実行される。まさに葛藤状況の「先取り」という観点から，立法者はこれを規制する形で介入し，「意のままに」なる胚の産出がはじめから起こらないよう要求すべきであろう。

刑法第218条 a における医学的適応の規則も，胚の抹殺に代わって期待できる代案を探すことを優先すべきだと指示している。刑法第218条 a 第 2 項*)によれば，妊娠中絶は，女性にとっての葛藤が，「他に彼女に期待できる仕方では回避できない」場合にのみ正当化される。それゆえ，他に期待できる打開策を探すことを最優先すべきである。このことは，妊娠がすでに始まっていて，母体内で子が成長している場合には，当然いっそう困難となる。とりわけ，極端な場合には命の危険が差し迫ることもありうるような，母体の健康に直接影響を及ぼす事情がある場合は，なおさらだ。しかしながら，着床前診断の場合には，胚を人工的に作製しなければ，このような危険の発生をすでに回避できる。

それゆえ，妊娠中絶に関する規則と着床前診断の禁止との間に評価矛盾は存在しない。このことは，出生前診断に基づいて「試し妊娠」が実際に可能であることと対比する場合にも当てはまる。障害のない子が希望通りに生まれるまで女性が何度も妊娠し，場合によっては，そのつど出生前診断を受け，障害ある子によって生じる負担を理由に医学的適応を請求するということは，たしかにありうる。しかし，そのよう行動は，医学的適応に関する現行規則の趣旨に沿うものではない。それは法の悪用を示している。そのような行為は，たしかに極めて稀にしか見られないことだが，阻止するのがほとんど困難であろう。けれども，そのことから，着床前診断にとって有利な肯定的な規範的帰結を導くことはできない。

いわゆる高リスクのカップルが抱く子どもが欲しいという望みは尊重されなければならないし，責任を負える範囲で支援されなければならない。本審議会の多数意見はドイツ連邦議会に次のことを提言する。高リスクのカップルには，養子縁組・里親制度・非配偶者間人工授精・あるいは体外

---

*)　p.195 * vii)参照。

受精をともなう極体診断*1)といったいろいろな可能性について相談できるチャンスが優先的に提供されること。また，それらのカップルが，子どもが欲しいという叶えられない望みを昇華・克服するよう援助するための心理カウンセリングを優先的に利用できるようにすること。それらのための前提条件を法制化によって整えること。

B.3　医師の諸権利

着床前診断の禁止は職業の自由（基本法第12条第1項）*2)に抵触はするが，しかし医師への治療委託という核心部においてではない。医師への治療委託のなかには，試験管内で産出された胚を選別するという委託は含まれない。着床前診断における治療委託の目標として，狭い意味での「患者」が存在しているわけではないからだ。着床前診断に関する治療委託は，せいぜいのところ，親から委託されたサービス業務として位置づけられうる。最終的には，ヒト胚の生命保護のために医師の職業の自由を制限することは正当化される。

基本的諸権利のさまざまな項目間で葛藤が生じる場合には，可能な限り寛大な調停を探すことが基本法上の義務である。これは，具体的なケースでは，胚の保護が優先されなければならないことを意味する。胚の側では，「人間の尊厳の重大な基盤，他のすべての基本権の前提」v)としての生命が意のままにされるのに対して，他方〔親や医師の側〕では，基本権の現存する諸項目は極めてわずかしか影響を受けていない。

子どもが欲しいという望みが満たされないことに関する心理的な諸問題が病気に値すると認められうる以上，着床前診断利用の妨害は両親にとって，胚の保護の優先を後まわしにしなければならないほど過大なものではない。

着床前診断の禁止は医師がもつ職業の自由に抵触するにしても，その縁の部分に抵触するだけである。〔胚の〕生きる権利と具体的に比較考量される場合には，胚の生きる権利の方が医師の職業の自由よりも優先されな

---

　*1)　p.139参照。
　*2)　p.167*6)参照。
　v)　連邦憲法裁判所1975年2月25日の判決。BVerfGE 39, S. 1 (42).

ければならない。

B.4　社会政策的な検討

立法者は，男女間の平等を促進し，それによって女性の社会的立場を改善する（基本法第3条第2項）[*]という課題をもつ。慢性的な疾患や障害ある子をもつことが，女性の就職の機会を悪化させかねない。さらに貧困のリスクにもなりうる。なぜなら，たいていの場合，女性が子の養育に主要な責任を負っており，結婚して家庭を持っても，今日では十分な社会的な保障にはならないからだ。着床前診断によって障害や病気をもった子を避けうると誤って思い込まれているが，こうした誤解には，かえって子の養育に対する女性の責任がいっそう個人化され，女性に対して，健康な子の誕生を保証するために着床前診断技術を利用せよという社会的圧力がかけられる危険が孕まれているが，こうしてネガティブな社会的な力学が生じる。この意味で，着床前診断は，社会的に生じてくる問題に対する一つの技術的な解決策を示してはいるが，しかし社会的問題はそれによってかえって先鋭化しかねない。女性の負担を軽減するにはむしろ社会政策的な方法を優先すべきであろう。

着床前診断に不可欠な体外受精が女性に及ぼす健康上のリスクは甚大であり，そのリスクは，本来妊娠する能力のある女性がこの方法を用いるには割が合わない。体外受精をともなう着床前診断の成功率が低いこと。誤診も少なくないこと。母子を危険にさらす多胎妊娠の確率が高いこと。これらも社会政策上の比較考量のなかに含めるべきである[vi]。

障害ある人々への差別禁止は基本権の視点ら確定されていて（基本法第3条第2項第2文[*]），これによって，障害ある人々への差別に対抗する

---

[*]　男女は，平等の権利を有する。国家は，男女の平等が実際に実現するよう促進し，現在ある不平等の除去に向けて努力する。

[vi]　着床前診断に関する最新の国際的調査は1,561ケース（カップル）を記録している。そのうち，単産児の両親が156組，双生児の両親が108組，三つ児の両親が5組であった。この調査によれば，赤ちゃんを連れて家に帰れる割合は10.7%にすぎない。さらにこの研究は，8例が誤診，4人の子が病気になり，出生前診断後に4例で妊娠が中断されたことを記録している。ヨーロッパ生殖医療学会（ESHRE）2002, S. 233-246 を見よ。本章Ⅰ「1-5　着床前診断の適用状況」〔p.139-143〕をも見よ。

制度的枠組み条件を作り出すことが立法者の義務と定められた。

　遺伝的障害をもつ胚を「除去」するための手続きを診療のなかで確立することを立法者が認めるならば，そこから，障害をもつ人々に関して否定的な意識を形成する作用が生じることが予想されうる。着床前診断の許可は，障害や慢性的な疾患をもつ人々に烙印を押して，彼らを排除差別する傾向を社会内に助長する危険を孕んでいる。出生前に選別する技術が医療的に提供されることによって，社会の雰囲気が変化し，特定の遺伝子上のリスクをもった人々は，こうした技術を利用した場合にのみ子を得るべきだと期待するような社会的な態度が醸成される可能性がある[11]。そうなれば，こうした遺伝子的特徴をもつ子を出産することを潜在的に責めたり，そのことに釈明を強制するといったことが横行する。「遺伝的リスクの高い」カップルが着床前診断を受けずに子を出産すれば，「不注意な行い」という烙印が押されかねない。そのような価値態度に基づいて，民間の保険ないしは公的機関が当該カップルに給付を拒み，代って「個人責任」で対処せよと指示する危険もある。

　着床前診断を許可すれば，このような理由から，女性の社会的地位に対しても，障害をもつ人々の社会への融和統合に対しても否定的な影響を及ぼすだろう。本審議会の多数はドイツ連邦議会に対して，障害をもつ人と暮らす人々や病気の人を世話している人々が困窮や職業上の不利益を被る危険に対して，財政面・生活面・心理社会面の負担を軽減するための適切な措置をとることを提言する。さらにまた，障害や慢性疾患をかかえる人々が自己決定して自立的に生活できることを促進するような適切な対策をとらなければならない。障害をもつ人々を社会に融和統合し平等に扱うことを，差別禁止法を制定して促進すべきである。

B.5　適応を厳格に制限することは不可能

ドイツの議論においては，着床前診断の無際限な許可が要求されることは極めて稀である。このことは，話題になっている技術〔着床前診断〕がそれの支持者によってさえも，問題ないものとしてではなく，限定を必要とするものとして評価されていることを示している。しかしながら，着床前診断を「限定つきで許可する」もろもろの提案は，現実的にみれば，失敗

する運命にある。
- 「既知の重篤な遺伝病への高いリスクが子に現れるとされるカップル」[52]に着床前診断を制限するといっても、それは明快な限界づけを何も与えておらず、解釈にあまりにも大きな余地を残している。とりわけ「重篤な」病気のなかに具体的に何が含まれるのかという問いについては、人類遺伝学者の間でさえも一致した見解がない[53]。したがって、着床前診断の適用領域を限定するための「一般条項」は、着床前診断を限界づけるには適さないと見なさなければならない。
- 当該の女性が着床前診断を要求できる基準[54]は、刑法第218条a[vii]における医学的適応と類似したものに合わせられている。特定の障害をもった子の誕生は、両親に要求できない（unzumutbare）負担として、また女性の健康を損なうものとしてとらえられる。しかし、この「要求不可能性（Unzumutbarkeit）の先取り」は客観的に判定はできず、最終的には女性ないしはカップルの主観的な判断に委ねられる。したがって、〔医師法など〕職業法に基づく審査委員会を設置してみても、微妙に異なる多彩な適応例に線引きする（Eingrenzung des Indikatioenspektrums）のにふさわしい手段にはならないだろう。
- 拘束力をもった適応一覧表は、特定の病状に烙印を押すことになり、憲法に定められた平等な扱いという規定に反する「生命の価値評価」を定着させるだろう。歴史的な理由からも適応一覧表は支持できない[viii]。

いずれのモデルにも内在しているさまざまな問題点は、これらの策に、

---

vii) 刑法第218条a第2項 「次の場合には、妊婦の同意の上で医師によってなされる妊娠中絶は違法ではない。つまり、妊婦の生命の危険や、妊婦の身体的または精神的な健康状態を著しく損なう危険を回避するために、妊婦の現在および将来の生命状態を考慮した上で、医師の認識に従って妊娠中絶が届け出られ、かつ、その危険が別の方法で回避することが期待できない場合」。

〔連邦医師会の〕着床前診断に関する指針のための論点草案 「そこで決定的な意味をもつのは、問題になっている病気の重篤度、治療のさまざまな可能性、そして予後である。その病気が将来の妊婦ないし母親の健康に重大な障害を与えるようになることが決め手となる」(Bundesärztekammer, 2000a, A526, 2. Indikationsgrundlage.)。

viii) Maranto 1998. S. 109 und S. 119 を参照。1933年に可決された遺伝病子孫予防法はそのような一覧表を含んでいた。

着床前診断にアクセスする際の諸前提条件を組み合わせてみても解消することができない。

　他の国々では，着床前診断が染色体異常に対するスクリーニング方法としても体外受精の際に利用されていることが確認されている[ix]。これと関連して，着床前診断が――初めは例外事例においてとはいえ――一旦許可された場合には，適応例がなし崩し的に拡大していくことを，長期的にみれば阻止できないだろう。遺伝子上の「高い」リスクをもつカップルが着床前診断という方法を用いることができるのであれば，どのみち体外受精治療を必要とするカップルも，例えば，女性が高齢であるために染色体異常の子を生むリスクが統計的に高いカップルも同じように，自分たちの胚の遺伝子を検査するか否かの決断を迫られることになろう。着床前診断という診療が体外受精の枠内でのスクリーニング法に拡大することを阻止しうるのは，着床前診断の完全禁止以外にない。

　社会的理由から子の性を選別するためや，病気の兄姉へ組織を提供するドナーを産むために着床前診断を応用することがすでにいくつかの国で現実になっていることも，着床前診断の許可を大いに躊躇させる[x]。

　したがって，着床前診断の適応に対する制限を持続させることは見込み薄か，ないしは不可能でさえある。ドイツで着床前診断を許可したら，――国際的にすでにはっきりしているように――なし崩し的に拡大して行くと予想される。

　数個の胚のなかから選別する可能性が数量を増すことにより、着床前診断が新たな質をもったものへと転換する可能性がある。なぜなら，生み出

---

　　ix）　国際的に見ると，着床前診断の適応例の14.2％が，〔ダウン症などを検査する〕いわゆる異数体スクリーニングに割り当てられるようにいつの間にかなった。ヨーロッパ生殖医学会（ESHRE）2002を参照。

　　x）　ヨーロッパでは少なくとも3つのセンターが，社会的理由に基づく性別特定のための着床前診断を提供している。さらに，ファンコニ貧血を患っている兄姉に血液や骨髄を提供するドナーに適した子を産むという目的をもって，HLA分析を目的とした着床前診断に関して2件の問合せがあったという記録もある。ヨーロッパ生殖医学会（ESHRE）2002を見よ。イギリスでは，着床前診断を実施するための許可基準の一覧表が，常設機関HFEA（人の受精および胚研究認可局）によって，いつの間にか，免疫学的に適した血液ないしは骨髄を提供するドナーを産むために拡大された。Human Fertilisation and Embryology Authority (HFEA) 2001, Supp 2002, Striegler 2002bを見よ。

された胚のなかから選別する際に，〔病気や障害がないという基準を超えて〕社会的ないしは美的な基準も適用されうるからだ。さらにまた，胚を「使い捨てにするような扱い」がひとたび許されると，ヒト胚を〔妊娠以外の目的に〕（例えば，生殖細胞系の実験，胚を消費する胚研究一般に）利用しようとする関心に反対する論拠は，その説得力と論理的整合性を失ってしまうだろう。こうした関係から，場合によっては（もはや）着床されることのないいわゆる「余剰」胚が着床前診断によって避けがたく生じることを，倫理的に問題ある展開と見なければならない。そうした展開は，他の目的のために胚を消費する胚研究に道均しをすることになりうるからだ[xi]。

B.6 着床前診断に関する現存する禁止

本審議会の多数は，着床前診断は現行法に照らしても禁止されているという見解である。

　胚保護法は，胚の保護に関する包括的な構想を含んでいる。着床前診断は胚保護に関するこの構想に抵触する。胚を産出して女性の子宮に移植することに，いくつかの条件がついているからだ。着床前診断が許可されたら，胚保護は他の高いレベルの法益とも比較考量されることになるだろう。妊娠をめぐる葛藤は，体外受精や着床前診断の場合に決断を下す状況とは

---

　　xi）　これについて詳しくは，Enquete-Kommission „Recht und Ethik der modernen Medizin" 2001b,（「現代医療の法と倫理」審議会中間報告書「幹細胞研究」）の「3.1.1.2 いわゆる"余剰"胚からの採取に関わる問題群」を見よ。国際的な適用例では，着床前診断のために，生検にまわされる胚は平均して6個から10個が体外受精によって産出される（ESHRE 2000 参照）。これだけの数の胚を産出する理由は，培養および生検そのものによって胚が傷ついたり破壊されたりすることにある。さらに，診断された胚のいくつかは望まれない遺伝的特徴を示しているために胚移植に至らず廃棄されるということを前提せざるをえない。もちろん，このような治療を通じて，胚移植に至らず（とりあえず）冷凍保存される胚が生じる確率も高まる。カップルが体外受精の周期をこれ以上続けることを拒み，冷凍保存された胚の子宮への移植を拒む決定をした場合に，いわゆる「余剰」胚が生じる。ES細胞研究はこうしたいわゆる「余剰」胚を幹細胞の獲得のために利用することに基づいている。ドイツでは，胚保護法によって，女性の子宮に移植される数だけの胚の産出が許されており，最大でも3個の胚の移植が許されている。3個の胚で着床前診断を行う場合，通例1個の胚がなお「余り」，それが移植のために用いられうるかは疑問である。そのため，着床前診断を適用する際に，1回の体外受精周期につき産出される胚は最大3個までと胚保護法が定めていても，その数が守られていないだろうと予想される。

比較にならない。

　胚保護法は，「人間の尊厳と生命を優先する憲法の価値決定」[55]を考慮している。生命の保護は，憲法の見地からすると，いつでもそのつどの個別的な生命に関わる[56]。しかしながら着床前診断の場合には，試験管内の・個・々・の・胚に関わるけれども，・ま・さ・に・こ・の・胚・に・よ・っ・て・妊・娠・を・も・た・ら・そ・う・という目的が追求されていない。なぜなら，その胚の遺伝的素質がまだわかっていないからだ。妊娠するという決定は，遺伝子検査を実施した後に初めて下される。体外受精技術をもっぱら妊娠目的だけに許すという立法者の決定は堅持されなければならない。

　したがって，着床前診断は胚保護法第1条第1項2 *)に抵触する。その規則は，「妊娠をもたらすこと以外の目的でヒトの卵細胞を人工的に受精させることを例外なく」[57]禁止している。妊娠をもたらそうという目的は，試験管内の個々の胚すべてにおいて追求されなければならない。着床前診断が最終的には〔健康な子が授かるという〕結果をもたらしうるということだけに狙いを定めて，この法を別様に解釈することは，憲法の名において命じられている人の生命を個人においても保護することと相容れない。

　このかぎりにおいて，生検に際して採取され診断に利用される細胞が全能か否かに関わりなく，胚保護法第1条第1項2から，着床前診断の禁止が帰結する。

　ヒト胚の保護に対抗しそれに優るような第三者の基本権があって，それが着床前診断の許可を命じるということはありえない。

　互いに競合する基本権の調停を「実践的な整合表(コンコーダンス)」という方法で達成するという国家の義務は，競合する諸権利の一方に優位が認められるところで限界にぶつかる。本審議会の多数は，着床前診断に関してすでに現存する禁止を堅持することを，胚に対する国家の保護義務が要求しているという見解をもっている。

　本審議会の多数は，場合によっては新しい生殖医療法を制定して，その枠内で胚保護法の内実を守り，着床前診断の禁止を具体化することをドイツ連邦議会に提言する。

---

　*) p.22参照。

第3章　着床前診断

B.7　国際協定

ヒト胚に関してドイツでは高い保護レベルが〔胚保護法によって〕基礎づけられている。このことはヨーロッパ規模でも，さらに全世界規模でも顧慮されるべきであろう。それゆえ，本審議会の多数は，国際協定の枠組みのなかで，着床前診断の許可ないしはこれ以上の利用が断念されることを目指すようドイツ連邦議会に提言する。ヨーロッパ規模または国際的な規模での協議に際しては，着床前診断に代わって，倫理的観点から見て普遍的に受け入れられるような代案を探求することに，今後は特に注意が向けなければならない。

　2002年2月25日の採決の際，本審議会のこの多数意見は，ライナー・ベックマン（Rainer Beckmann），リヌス・ガイスラー教授博士（Prof. Dr. Linus Geisler），ジークリット・グラウマン博士（Dr. Sigrid Graumann），フバート・ヒュッペ（Hubert Hüppe），ベルナー・レンジング（Werner Lensing），エルンスト・ルター教授博士（Prof. Dr. Ernst Luther），オトマー・クロイバー博士（Dr. Otmar Kloiber），ヘルガ・キューン−メンゲル（Helga Kühn-Mengel），ヨハネス・ライター教授博士（Prof. Dr. Johannes Reiter），ウルリケ・リーデル（Ulrike Riedel），レネ・レシュペル（Rene Röspel），イングリット・シュナイダー博士（Dr. Ingrid Schneider），イルヤ・ザイフェルト博士（Dr. Ilja Seifert），マルグリット・ヴェツェル博士（Dr. Margrit Wetzel），ヴォルフガング・ヴォーダーク博士（Dr. Wolfgang Wodarg），ミヒャエル・ヴンダー博士（Dr. Michael Wunder）からなる。

第 II 部

討議と参加

第 1 章

民主主義に伴う要求

———————

現代医療の発展により，従来の民主的立憲国家の諸制度は一連の新たな挑発と諸問題に直面している。

こうした諸問題はとりわけ次のような状況からもたらされた。
- 科学技術の急速な発展：事実に即して問題点を記述し，その解決を見いだすためには，科学技術の発展の先端を行くような高度に専門的な知識がしばしば必要とされる。医療の新しい発展がもたらすリスクと危険，予想される成功と失敗や副作用などを評価するには，さまざまな領域にまたがる膨大な専門的知識が前提となる。例えば，ヒト胚性幹細胞株（ES 細胞株）はどの程度安定しているのか？ それはひとたび樹立されたら，新たな細胞を生み出す無限の源泉となるというのは本当だろうか？ 体性幹細胞は医療にとってどんな潜在力(ポテンシャル)を孕んでいるだろうか？ こうした問題やこれに類する諸問題を理解するために，政治家たちは学識経験をもつ専門家たちの助言を必要とする。
- 科学技術の発展の複合性：現代医療の発展は諸科学の複合的な発展の一部をなし，それらの発展は社会の多様な領域にまで影響を及ぼす。保健衛生，社会，経済，文化，倫理，法といった領域に，また場合によっては，環境にも影響を及ぼしうる。影響を受けるこれら多様な領域はいつでも見通せるというものではないため，これらの間での相互作用が予期せぬ結果や副次的な影響（副作用）をもたらすこともありうる。これらは専門家にとってさえも，必ずしも予期できるものではない。
- 医療の発展の多くの成果が従来の枠組みを覆すような新しさをもつ：近

年の発展の多くがわれわれの言語や思考の従来の用語ではほとんど捉えがたいものでありながら，にもかかわらずそれらを言葉で表現し，道徳的に評定しなければならない。例えば試験管のなかのヒト胚がそうである。かれらは「両親」や「兄弟姉妹」をもっているのだろうか？ それともむしろ〔そうした従来の家族概念ではなく〕「精子提供者」と「卵子提供者」あるいは「配偶子の原作者（Gametenurheber）」について語るべきであろうか？ 試験管内の胚とはそもそも何ものなのだろうか？「細胞の塊」なのか，それとも「人間」なのか？ ここには医療の新たな発展に適合した新しい言語を開発する必要が生じている。同時にまた，客観的〔中立的〕な概念などというものはほとんど存在しないということ，概念なるものはいつでも規範的な意味を背負わされていたり，議論のなかで特定の不快な響きや含意を詰め込まれていたりするということにも留意しなければならない。

- 現代医療に関わる諸問題について，国民はさまざまな価値観をもち，倫理に関する意見に不一致がある[1]：とりわけ文化的多様性と宗教的寛容を特徴とする現代社会にあっては，規範と価値に関して万人を拘束するような単一の閉鎖的な枠組みをあらかじめ前提することはできない。種々の問題や葛藤をどう理解するかということからして，すでにさまざまである[2]。利点とリスクを比較考量することが課題なのか，それとも道徳的タブーを守り抜くことが課題なのだろうか？ それぞれの立場を論証することが課題なのか，それとも〔立場の違いを越えて〕踏み越えてはならない道徳的限界を定めることが課題なのだろうか？ 個人の選択の自由が大事なのか，それとも社会的な絆が大事なのだろうか？ 人間とは何か，善き生とは何かということについても，理解はさまざまだ。たしかに法という形式においては，人々の共同生活を規制する拘束力をもったさまざまな規範の枠組みが前提されうるし，前提されなければならない。しかしながらこうした規範が〔新しい事態に〕どのように適用され，個別ケースに関してどのように解釈されるかは，文化的・道徳的な方向性の違いによってかなり異なる。政治はこうした方向性について指示命令することはできず，むしろそれらと折り合いをつけて行かなければならない。もちろん政治は民主主義的な討議文化を促進することに

第1章　民主主義に伴う要求

よって，民主的法治国家の諸原則を担いうる文化的基盤が国民のなかで発展していくことに寄与することができる。まさしく現代医療の倫理的・法的諸問題に関して，討議文化の新しいさまざまな形を開発することが政治に求められている。それは憲法の枠内で可能な限り確固たる法倫理学的な諸決定に達するために必要とされている。

　現代医療はこのような特殊性をもっているため，政治にとって助言の必要性がとりわけ高まる。それは次の二つの観点から必要となる。第一に，必要とされる知識をもっている人物から助言を受けたいという要求が生じる。これは政治的な助言の伝統的な形式であって，専門家は彼らの知識を政治家に自由に使わせる。第二に，共同で協議する必要も生じる。とりわけ，予期せざる副次的結果（副作用）が生じるという問題や，それ以上に，価値の多元性と倫理上の不一致という状況からして，共通の合意を形成するプロセスに集中的に取り組むことが適切であるように思われる。そのような合意形成のプロセスのために設けられた古典的な機関が議会である。しかし他方で，多くの人々の確信によれば，そのような討議を通じての合意形成プロセスは，既成の政治機関に限定されるべきではない。多くの市民が議論と相互理解のプロセスに参加することを要求している。みんなに関わることについては，決定するのもみんなでなければならない。現代医療が社会や倫理に対してもつ意味が市民全体に関わるということは，ほとんど争う余地がない。倫理的評定は専門家にゆだねておけばいいというものではなく，むしろ市民自身の問題であると言われる。それゆえ専門家による専門的な政策助言（Politikberatung）への需要と並んで，公衆のなかでは市民による共同の協議に基づく提言（gemeinsame Beratung）への需要も高まってきた。

　本審議会が確信するところでは，民主政治は次の二つの要求を考慮しなければならない。民主政治は専門家による学識経験豊かな助言を求めなければならず，かつ，政治家同士の間で，市民の間で，そして政治家と市民の間で議論と相互理解のプロセスをできるだけ広げるよう援助しなければならない。

　本審議会は，（妊娠中絶，移植医療，幹細胞研究といったテーマに関する）公聴会において議員と市民との間でなされた対話を継続発展させるこ

とが，各分野の学識経験を活かすためにも，きわめて重要だと考える。同様に，今後は特に若者が討議に参画してくるためにインターネットの活用もますます重要となろう。教団や諸団体や自助団体といった各種集団の視点も取り込んでいくことも，本質的に重要な意義をもつだろう。

こうしたことを背景にして，多くの民主的な国々において，審議に対する倍加した需要に応えるために，さまざまな市民運動や制度が発展してきた。1980年代以降とりわけヨーロッパと北米では，数多くの新たな機関が創設されてきた。それらは，医療からの新たな挑戦を法的・政治的にどう扱うかに関して，合意形成と意思決定プロセスを援助することを課題としている。ただし，その構造と構成，課題，任務と権限，民主的正統性のあり方と大きさ，そしてとりわけその影響力については，きわめて多様である。

こうした機関には大まかにいって，政治的な決定権者と密接に結びついているものと，公民社会（Zivilgesellschaft）のなかにあって決定機関とまったく，ないしはほとんど結びつきを持たないものとに区別される。もちろん，この二つの形態の間に，さまざまな中間形態や複合形態が見られる。

政治的決定権者すなわち政府や議会と密接に結びついた形態は，通常，国家倫理評議会や国家倫理委員会にみられる[3]。そうした委員会は，政治的決定権者に助言を与えるという目的のために，立法府や行政府という憲法に基づく機関によって設置される。これらはさらに，臨時調査委員会（Ad-hoc-Kommissionen）と常設調査委員会（ständige Gremien）とに区別されうる。

臨時調査委員会は多かれ少なかれ何か特定のきっかけで一定期間設置される。そうした委員会は時に，例えば具体的な法案を起草するといった，内容が明確に特定された課題を与えられていることもある。有名な例としては，アメリカ合衆国で1974年に設置され，研究倫理の問題に取り組んだ「生物医学と行動研究の被験者[*]保護のための国家委員会（National Commission for the Protection 〔of Human Subjects〕 of Biomedical and

---

[*] 原書に Human Subjects の語が抜けているので，これを補った。

Behavioral Research)」が挙げられる。生殖医療という問題領域に取り組んだのは，1982年にイギリスで設立された「人の受精と胚に関する研究のための審議会（Committee of Inquiry into Human Fertilisation and Embryology）」である。この審議会は，むしろその座長を務めた女性メアリー・ウォーノックの名とともに，ウォーノック委員会としてよく知られている。ドイツにおける例としては，1984年に設置され，その座長エルンスト・ベンダ教授にちなんで名付けられたベンダ委員会が，体外受精，ゲノム分析，遺伝子治療といった問題を取り扱った。この他，同年ドイツ連邦議会に設置された「遺伝子技術の利点とリスク」審議会がある。「現代医療の法と倫理」に関する本審議会もこのような臨時調査委員会の一つと見なされる。そのような臨時調査委員会の成果は，直接あるいは間接に，重要な政治的決定に関わってきた。例えば，「生物医学と行動研究の被験者保護のための国家委員会」が，研究倫理に関する省令のなかに採り入れられたように。ウォーノック委員会の報告も，1990年の「人の受精と胚研究法（Human Fertilisation and Embryology Act）」のなかに大幅に採り入れられた。

　政策決定と密接に結びついたもう一つのタイプは，常設の国家倫理委員会ないしは評議会（表1を参照）である。この種の委員会のうち最初のものは，1983年にフランスに設置された「生命および保健衛生の諸科学のための国家倫理諮問委員会」（Comité Consultatif National d'Ethique pour les Sciences de la Vie et de la Santé）である。これに続いて，類似の審議機関が，スウェーデン，デンマーク，ルクセンブルク，イタリア，ノルウェー，ポルトガル，イギリス，ベルギー，スイス，さらにヨーロッパ外のいくつかの国々に設置された。

　臨時調査委員会から常設の国家倫理評議会ないし委員会が区別されるのは，後者が幅広い委託を受けて，より多彩なテーマを扱うことができるということだけではない。ある明確な任務を与えられた臨時調査委員会と比べて，常設調査委員会はしばしば議題設定において，より自由である。時には国家機関からだけでなく，私人や民間団体からも審議の委託を受けることがある。こうした常設調査委員会は通例，大統領や首相あるいは連邦省庁のような憲法上の上位機関のもとに設置されるが，例外的に国立研究

表1　国家倫理評議会成立史概観

成立年	国	倫理委員会名	制度
1983	フランス	Comité Consultatif National d'Éthique pourles Sciences de la Vie et de la Santé	大統領による発議。1994年以降は法律に明記。任命権はすべての重要な憲法機関にある。所轄は国立保健医学研究所（INSERM）
1985	スウェーデン	Statens Medicins-Etiska Råd (SMER)	議会による発議。任命権の一部は議会にある
1987	デンマーク	Etiske Råd	議会と政府による発議。任命権は議会と保健省にある。所轄は保健省
1988	ルクセンブルク	Commission Consultative Nationale d'Éthique pour les Sciences de la Vie et de la Santé	政府による発議
1990	イタリア	Comitato Nazionale per la Bioetica	最初の発議は議会。任命権と所轄は首相にある
1990	ノルウェー	Den nasjonale forskningsetiske komité for medisin	科学研究省が発議し所轄
1990	ポルトガル	Conselho National de Ética para as Ciências da Vida	法律によって設置。任命権は首相と二，三の大臣と諸法人，諸団体にある。所轄は首相
1991	イギリス	Nuffield Council on Bioethics	民間機関ナフィールド財団による発議
1992	オーストラリア	National Health and Medical Research Council	法律によって設置。任命権は国・各州と準州・特別地域の保健省および他の法人，アボリジニ委員会で分有
1995	ベルギー	Comité consultatif de Bioéthique	法律によって設置。任命権は王と各政府で分有
1995	カナダ	National Council on Ethics in Human Research	医師会，保健省，各種学術会議による共同発議
1995	アメリカ	National Bioethics Advisory Commission	大統領による発議と任命
1996	インド	Central Ethical Committee of the Indian Council of Medical Research	インド医科学評議会による発議と任命

1998	スイス	Eidgenössische Ethikkommssion für die Gentechnik im außerhumanen Bereich (EKAH)	連邦政府によって設置。環境森林農業省が所轄
2001	スイス	Nationale Ethikkommission im Bereich der Humanmedizin (NEKCNE)	連邦政府による発議。連邦保健省が所轄

出典）Fuchs, M 2001

機関に付設されたり（フランス），民間の財団として組織されることもある（イギリス）＊1)。設置の発議と委員の任命は，ときに議会（スウェーデン）や，政府ないしは個々の省庁（ルクセンブルク，ノルウェー）によってなされることもある。しかし，たいていは首相と議会と他の国家機関によって，あるいは首相と，議会または他の国家機関のうちのいずれかによってなされる（フランス，デンマーク，イタリア）。諸団体が任命に関与するという国もある（ポルトガル，オーストラリア，カナダ）。多くの場合，常設倫理委員会は法律に基づいて設置されている。ドイツの国家倫理評議会は，アメリカ合衆国の国家生命倫理諮問委員会と並んで，発議と任命がもっぱら政府首長に集中している比類のない国家倫理委員会である。このことは，連邦政府のもとに設置されている類似の諮問委員会が通常は学識経験者による諮問委員会であって「国家 national」という重々しい形容詞を冠していなかったが故に，特に注目に値する＊2)。

常設倫理委員会の委員構成に関しては，多くの国々で多元性が重視されている。デンマークでは男女比について指定されている。ベルギーでは，地域および言語共同体に関して代表が割り当てられている。フランスでは，明示されているさまざまな宗教教団と世界観が代表されなければならないと定められている＊3)。一般に，多元的構成が必要であり，目指すに値す

＊1) 民間機関ナフィールド財団による Nuffield Council on Bioethics
＊2) この叙述の背景に本審議会と国会倫理評議会とのライバル関係がある。詳しくは松田純『遺伝子技術の進展と人間の未来――ドイツ生命環境倫理学に学ぶ』知泉書館，2005年，第1章，第6章参照。
＊3) 任命方法の第1項に，共和国大統領が委員長を任命し，さらに，重要な哲学的または宗教的潮流（カトリック，プロテスタント，ユダヤ教，イスラーム，マルクス主義）を代表する5名の委員を任命する，と指定されている。

表2 ドイツにおける国家レベルの倫理委員会・倫理評議会*)

年	委員会	制度
1994	連邦医師会中央倫理委員会（ZEKO）	連邦医師会によって1994年3月18日設置 社会のさまざまな機関や学術諸団体の提案に基づいて委員を任命
1995/ 1999	連邦保健省倫理審議会	1995年設置 1999年11月15日連邦保健省による新たな省令と委員の任命によって再設置
2000	ドイツ連邦議会「現代医療の法と倫理」審議会	2000年3月24日の議会決議によって設置 委員は諸会派の合意に基づき連邦議会議長が任命
2001	国家倫理評議会	2001年5月2日の連邦政府閣議決定によって設置。委員は連邦首相が任命

原注*) 2001年12月31日現在

ると見なされている。

　もう一つのタイプは，公民社会のなかに設置される諸組織であって，これらは政治的決定権者との結びつきがあったとしても，緩いものである[4]。このタイプに属するのは，とりわけコンセンサス会議，市民会議，市民対話，市民討論会などである[5]。生物医学のさまざまなテーマが，デンマーク，オランダ，スイスにおけるこのタイプの催し物のテーマだった。

　2001年ドレスデンで開催された「市民会議　遺伝子診断をめぐる係争事件」は，このモデルのドイツ版である[6]。市民会議やコンセンサス会議が，公的機関や国家機関によって発議され，実施推進されることもある。しかしながらこうした会議は，政治への提言を明確に委託されていないという点で，国家の諮問委員会からは区別される。コンセンサス会議や市民対話のメッセージが政治的決定権者に向けられることも確かにあるが，しかし一般公衆に向けられることが，少なくとも同じように重要な役割を果たしている。さらに違う点は，市民会議あるいはコンセンサス会議がはっきりと素人や市民の参加を意図していることである。たとえ政治的決定権者に知識を授けることが副次的効果として期待されていたとしても，それが会議の目的ではない。むしろ，ある問題圏について議論を深める機会を市民に与えることが会議の目的なのである。そうすることで会議は，市民の知識と判断能力を拡張し，意思を明確にするのに寄与する。

表3 生物医学的テーマに関する市民対話の実践例

デンマーク	コンセンサス会議：ヒトゲノムのカルテ化〔遺伝子検査利用の拡大〕（1989年），遺伝子組換え動物（1992年），不妊治療（1993年），遺伝子治療（1995年）
オランダ	コンセンサス会議：遺伝子組換え動物（1993年），人類遺伝学研究（1995年），並行的市民パネル：クローニング（1998年）
スイス	公開討論会：遺伝子診断をめぐる対話（1998年） コンセンサス会議：パブリック・フォーラム「移植医療」（2000年）
イギリス	Citizens' Juries〔市民陪審，コンセンサス会議〕：公共保健政策〔医療保険〕の制度設計（1996年）
ドイツ	コンセンサス会議：市民会議「遺伝子診断をめぐる係争」（2001年）
アメリカ合衆国	Citizens' Jury〔市民陪審，コンセンサス会議〕：臓器移植（1986年），合衆国の医療保険制度改革（1993年）

　市民参加に基づいたこうした討議モデルが具体的な政策形成過程にまで実際に入り込めたかは疑わしい。この意味で成功を収めたイヴェント例としては，ヒトゲノムのカルテ化〔遺伝子検査利用の拡大〕に関するデンマークのコンセンサス会議（1989年）が挙げられる。この会議は，デンマーク議会に集中審議を促し，最終的には，今日デンマークにおいて企業が被雇用者や求職者に遺伝子レベルの健康診断書を求めることが法的に禁じられるに至った[7]。コンセンサス会議や市民会議，市民対話といった多彩な形態の全体を概観して見れば，それが政治的な決定に与える直接的な影響はむしろわずかと見積もらなければならないことが分かる[8]。それが民主主義に与える影響は，むしろ社会的な議論を促し社会の意識を高める過程の発展のなかにあるであろう。

　言及すべき第三のタイプは，先入見を持たない市民の参加に関心をもつのではなく，すでに以前から対立し合っているグループ間での，科学技術政策をめぐる抗争を討議を通じて調停することに関心をもつモデルであろう。ここでの参加者はいわゆる「利害関係（当事）者〔ステイク・ホルダー〕」からなる。すなわち自分自身の利害や，しばしば自分が属するグループに特有な目標設定において，他のグループと対立する関係者である。可能な限り合理的な討議に基づいて，対立し合うグループ間に合意をもたらすことが，このモデルの目標である。科学技術がもたらす帰結の評価活動に参加する分野では，

このタイプの一連の手続きやモデルが採用されてきた。例えば，仲介手続きや，計画細胞（Planungszellen）*1)，未来工房（Zukunftswerkstätten）*2)といったものである9)。ただし，このモデルはこれまでは医療の問題には用いられず，もっぱら「緑の遺伝子技術」〔遺伝子組換え植物〕の領域における論争に用いられてきた10)。

現代医療に関わる諸問題に政策を助言する機関に何を期待しうるかに関しては，さまざまな評価がある。ある者は，合理性で得るものがあり，生命倫理に関する議論を整理する上で助けになると約束し11)，他の者は，デリケートな問題領域に対する市民の新しい感受性が発達すると主張する12)。また，科学技術の将来の発展を予期し，適切な時期に提言しうるようになるという期待もある13)。とはいえ，懸念や危惧も表明されている。新たな専門家支配（Expertokratie）の危険性がしばしば指摘される14)。専門家からなる委員会が一種の非公式の「第二の議会」に発達してしまうのではという危惧である。また，道徳的な問題を専門家の権威に全権委任することによって，公共的議論が骨抜きにされてしまうのではないか，あるいは倫理的討議がロビイストによって操られてしまうのではないか，ということも危惧されている15)。さらに，道徳的な感覚が，学問化された道徳哲学的考察方法のうしろに追いやられてしまうのではないかとさえ危惧されるに至る16)。

上述のように，機関は多様であり，それに伴う経験も見渡しきれないの

---

*1) ペーター・C・ディーネル（Peter C. Dienel，ヴッパタール大学）教授が考案した市民討議・市民参加モデル。住民台帳から無作為に抽出された25人の市民が1つの「細胞」単位をなし，ある政策課題について4日間で，専門家からの情報提供，グループでの討議，現地視察，投票による優先順位づけなどを経て「市民答申」を作成し公表する。ドイツでは，都市計画，交通・エネルギー・環境，外国人市民の融和統合，科学技術の影響など多様な分野で300以上の実践例がある。篠藤明徳『市民の政治学――討議デモクラシーとは何か』岩波新書，2004年，第5章，とくにp.175-181参照。

*2) ロベルト・ユンク（Robert Jungk 1913-1994，映画監督，『千の太陽よりも明るく原爆を造った科学者たち』平凡社ライブラリーや『原子力帝国』社会思想社，現代教養文庫の作者）が考案した住民参加のグループワークモデル。主に教育や都市計画（地域づくり）などの分野に応用されている。(1)主要問題および批判されている分野を解明する「苦情・批判段階」，(2)批判されているものを願望・空想・夢によって乗り越える「ファンタジーとユートピア段階」，(3)新しい着想を諸要求とプロジェクトの概要へ転換する「実現・実践段階」の三相からなるグループワーク。現在ザルツブルクにあるロベルト・ユンク財団に「未来工房国際図書館」があり，そこに未来工房運動の経験が集約され，評価分析されている。

で，そこからドイツの政治に対する直接的な教訓を導き出すことは困難だ。むしろ，まず初めに，政策を助言するために考えられうる諸機関がどんな目的を追求できるか，それらに民主主義の観点からどんな要求をしなければならないかについて，基本構想の面から考察することが有意義である。

本審議会は，次のありうる三つの目的を本質的に区別することを提案する。

a) 政策決定権者がより適切に決定を下すことができるように，彼らに専門的知識と能力を授ける（専門家モデル Expertenmodell）。

b) さまざまなグループや利害の間の対立を，和解をめざして調停するための，一つの機関の枠組みを準備する（利害関係者モデル Stakeholder-Modell）。

c) 公共の福祉と善き生について共通の考えを発展させることを目指して，市民の共通の意思を形成するための機関の枠組みを準備する（共和主義モデル republikanisches Modell）。

これらの基本形態の間に，さまざまな中間形態や混合形態が考えられる。ここではしかし，わかりやすくするために，まず三つの基本形態を個別に考察する。それぞれのモデルは民主主義という観点から見て，特有の長所と短所を持っている。長所を可能な限り生かし，短所を適切な予防策と対抗策によって制御することは努力に値すると思われる。

a) 専門家モデル

このモデルの強みは，これが専門的な知識と能力という資源を活用するのに最も適しているという点にある。このことは，複合的な問題群を学際的に俯瞰・分析し，事柄の性格上顧慮されるべきさまざまな視点を浮き彫りにし，それに基づいた決定を可能にするのに役立つ。とりわけ，急速な発展をとげる科学技術分野と，影響関係が複雑に入り組んだ分野においては，そのような知識の用意を断念するわけにはいかない。専門家モデルのもう一つの長所は，民主的に正統化された決定権者と，助言者とが，少なくとも公式には明確に区別されているという点にある。決定権者はあくまでも，憲法によって決定権限を与えられている機関，政府と議会である。これらの機関によって，少なくとも公式には，決定に対する明確な民主主義的な

正統性が与えられる。

　専門家モデルの問題は，ひとつには，こうした区別が実際は法律で定められているほど明確では必ずしもないという点にある。正統化された民主的機関の決定が，民主的に正統化されていない専門家に依存してしまうと，非公式の専門家支配（Expertokratie）になりかねない。このことが問題となるのはとりわけ，専門家は単に中立的で客観的な観察者なのではなく，彼らも所属する集団の利害関心を持ちうるということを前提せざるをえないためだ。したがって，特定の専門家集団に特有の集団的利害が，誤って普遍的で中立的な助言という衣をまとって貫徹されるという危険を計算に入れなければならない。最後に，このモデルの短所は，市民の参加が排除されているという点にある。これもまた，市民の要求や確信が見過ごされ，それゆえ持続可能な基盤をなんら持ちえないような決定がなされるという危険をはらんでいる。

　とはいえこうした危険性に対しては，さまざまな予防策を講じることができる。ひとつ重要なのは，助言権能と決定権能を明確に区別することである。ここで特に重要なのは，民主的に正統化された決定権者である。そうした決定権者は，その判断形成に際し，専門家だけをあてにするのではなく，彼らの提言を独自に批判的に評価しなければならない。

　もう一つの決定的な予防策は透明性である。たしかに専門家の選任は，憲法によって民主主義的に正統化された機関，つまり政府または議会によって行われるが，しかし公衆が一種のチェック機能を果たすこと，つまり委員構成がひょっとして特定の利害関心に基づいていないかを批判的に判定することが望まれる。誰が誰を選任したかが，報道やインターネットを通じて公開されなければならないだろう。選任する機関は選任された委員のおのおのに選任理由を説明しなければならないだろう。他方，委員は，もしも委員会の仕事において利益を得たり予断と偏見に囚われたりする恐れのある地位や役職に就いている場合には，それをすべて明らかにしなければならないだろう。例えば企業への関与，株の保有，監査役への就任，特許の申請可能性等々である。このようにして透明性が達成された場合に初めて，公衆は，一方で，専門家の権威を批判的に評価し，他方で，利害対立がある場合にはそれを指摘することができるようになる。

さらに，専門家による政策助言に要求されなければならないことは，意見の不一致を明らかにし，少数意見にも彼らの論拠を表明する機会を与えることである。こうした措置も透明性の確保と公衆による批判的評価に役立つ。

 専門家がその地位を自分たちの団体利害のために用いる危険を少なくするために，委員構成が同質的になりすぎないよう配慮しなければならない。学問領域の多様性がその重要な前提となる。したがって，専門家はさまざまな学問分野から選任されなければならない。例えば，哲学，自然科学，工学，社会科学，法学，医学，看護介護学，心理学，神学，歴史学などである。専門家の選任は，もっぱら学問的業績だけを理由にする必要はなく，関連する職業経験や他の実績に基づくこともできる。専門家の資質は，その知識および経験，あるいはそのいずれかに基づく個人的な能力によって証明されるべきであろう。専門家の身分は，特定の社会集団や機関や組織への単なる所属から育つべきではないであろう。

 ある問題領域へのさまざまな見方に意識的に関与することもまた，委員会が利害政治（Interessenpolitik）によって支配されるのを防ぐことに寄与しうる。

 そのような委員会の課題が大きなものになればなるほど，それの民主的な正統性への要求もそれだけ高まる。例えば議会といった具体的な国家機関への助言と並んで，公共の議論を呼びかけ実行し，あるいは国際舞台でドイツの立場を主張するという課題が付け加わるのに応じて，政府の主導権と委員の選任権が首相だけに委ねられているのは，立憲政治の観点からも，どうであろうか[17]。まさに民主主義の観点からは，委員の選任は，憲法上もっとも直接的に正統性を付与されている機関である議会に委託されることが必要であろう。露骨な利害対立が生じた場合には，議会は個々の委員を解任する可能性も持つべきであろう。

 市民参加の欠如という弱点を補うために，専門家モデルを共和主義モデルの諸形態と組み合わせるべきであろう。

 b）　利害関係者モデル（ステイク・ホルダー）

民主主義の観点から見て，利害関係者モデルの強みは，専門家モデルに比

べ，市民の幅広い参加が可能で，公民社会の諸機関のなかにいっそう深く入り込むという点にある。医療分野では，例えば次のような利害関係者が考えられる。医師，特定の患者グループ，看護師，障害者とその家族，研究者，相談室員，医療保険組合・保険会社や製薬業界や教会の代表等々である。それぞれの委員が特定の社会グループの利害と要求を代表することによって，彼らはこれらグループによって正統性が認められなければならない。このことはさらに，他のグループ構成員に，間接的に意思形成に参与することを可能にする。このようにしてある決定が，純粋な専門家モデルよりも，より広範な社会的基礎の上に据えられることができるであろう。

　しかし，利害関係者モデルは重大な弱点も持っている。医療の法と倫理に関するもっとも重大な問題は，倫理と道徳が交渉可能なものではないということにある。さまざまな道徳的評価は，それが特殊道徳的な性格を失わないのであれば，単に利害交渉の対象にされるわけには行かない。利害交渉の特徴は，互いの力関係が測られ，それらに基づいて，関与者の有利・不利が交渉によって取り決められるという点にある。例えば，一方の交渉当事者は特定の不利益に対して補償を得ることができ，何らかの仕方で妥協が図られうる。このことは，交渉の対象がある程度相互に交換可能であることを意味している。不利益Aは利益Bと交換されうる。これに対して，道徳的な諸問題は利害に関わる諸問題から根本的に区別される。道徳的論争においてはたいていの場合，関与者のアイデンティティと自己理解に結びついた確信と直観が問われる。特定の規範や価値，善き生についての考えが，利益と不利益のように，けっして単純に互換されたり比較考量され得ないということが，このことに関係している。せいぜいできることは，自分の論拠や見方を論争のなかに持ち込み，その助けを得て論争相手を説得することである。道徳的諸問題はその概念からして，力関係によって決定されるものではない。なぜ利害関係者モデルがこれまで医療分野における倫理的な諸問題に用いられてこなかったのか，その理由をおそらくここに見てとることができよう。

　このモデルのさらなる弱点は，社会的に弱いグループよりも，よく組織され強力で強い権限を持った利益団体の方が，みずからの関心事を持ち込み貫徹することをより容易にできるということにある。この利害関係者モ

デルによって，強いグループがいっそう強くなり，民主主義的参加をもっとも必要としている弱い団体がいっそう弱くなってしまうという結果をもたらしかねない。

　こうした危険性に対しては，ある程度対策を講じることができる。医療の特定の発展に出会いながらも，相対的に無力で比較的より少ない財源しかない社会的グループをとくに支援することが必要とされよう。社会的に弱い彼らの立場を，追加の資源（例えば，意見を公表するチャンスを与えたり，独自の会議や内部の意見形成のための会合を財政的に援助するなど）を用意することによって補わなければならないだろう。

　ここでもまた透明性がぜひとも必要である。どんな団体が，誰によって，なぜ参加するよう選ばれたのか，どんな団体が，なぜ選ばれなかったのかが公衆に見通せるようでなければならないだろう。さらに，専門家モデルの場合と同様に，それぞれの団体がこれに参加することからどのような利益を得たのかが，明らかにされなければならないだろう。

　そうはしても，利害関係者モデルは，倫理的な原則問題に関わらないような問題にのみ適用されるべきであろう。それゆえ，現代医療の法と倫理に関してこのモデルが導入されるべき領域は限られている。利害関係者間のそのつどの論点をはっきりさせ，明確に描かれた特定の問題についての議論を促進することは，有意義であろう。しかしながら，常設倫理委員会が利害関係者の代表によってのみ占められるというのは，倫理的問題の本性にそぐわないだろう。

　c)　共和主義モデル

共和主義モデルの強みはとりわけ市民参加という事実にある。その際，政治参加はすでにそれ自体のなかで一つの価値を表しているという点から出発している。さらにそれ以上に，共和主義モデルを支持する重要な根拠が主張される。このモデルは，現代医療の倫理的・法的問題を扱う市民の力量をさらに発展させるのに役立つ。ここにもまた，それ自身のうちに価値が見いだされうる。さらに共和主義モデルは，市民に，他の人たちの論拠や見方と対峙することを可能にすることによって，彼らが他者の見方を試しに受け入れてみること，つまり視点の転換を促すことに貢献しうる。理

想的状況では，ハンナ・アーレントがカントに倣って「拡張された考え方」と呼んだものに至る。したがって共和主義モデルは教育的側面も持っている。最後に，このモデルは相互理解に基づいた議論文化を創り出すことに貢献し，そのなかで共感と，公共の福祉についての熟慮が発達しうるであろう。

　しかし，共和主義モデルには短所もある。例えば大きなすりかえという問題が生じうる。医療に関わる個別の倫理的な観点について，市民が十分な専門的知識と時間と聞き手の傾聴を思いのままにすることは不可能である。したがって共和主義モデルは不可避的に，参加する委員の選考に基づく。現実には実行できないのに，このモデルに〔国民の〕代表としての役割を果たすよう要求されるという危険が生じる。したがってここでもまた，実際に民主的に正統化されていない非公式な「第二の議会（Neben-Parlament）」になりうるという問題が生じる。（住民投票，住民表決，住民請求のような）直接的批判の諸形式に対する共和主義モデルの関係が議論され，直接的批判の諸形式の方が公共の議論を強化する上で重要な機能を果たしうると考えられている。

　さらに，共和主義モデルの枠組みにおける議論および助言のプロセスは，かなり「筋道に依存（pfadabhängig）」している。つまり，参加者や専門家の選任について，また言うまでもなく議題について，誰が決定するのかが，その結果に決定的な影響を及ぼす。主導者ができるだけ自制しようと心がけたとしても，構造的制約があり，参加者の間で勢力の不均衡（重みの違い）が生じてくる。なぜなら政治的参加には時間が必要だからである。自営業者，仕事に追われている人，幼な子を育てながら働く女性，介護が必要な家族をかかえる人々（以上は若干の事例を挙げたにすぎないが），こうしたグループの人々は経験則では極めてわずかな時間しか持っていない。彼らは他の社会的なグループに比べて，共和主義モデルへの参加はおそらくより少なくなろう。

　参加型モデルのもう一つの危険性は，非公式の権力関係にある。この関係は参加者に対しても，しばしば権力関係としては見抜かれないまま強い影響を及ぼす。このモデルでは，言語による表現能力が決定的な資源である。より上手に自分を表現できる者が，おそらくより多くの聞き手も獲得

するだろう。ところが言語による表現能力は等しく分け与えられているわけではない。中流ないし上流階級に属する人々は，通例，下層階級に属する人々よりも，より上手に表現できる。コミュニケイションの場面では，男性の方がしばしば女性よりも自信をもっている。移民は，すでに何世代にもわたってドイツで暮らしている家族成員ほどには，うまくドイツ語を操れないことがしばしばある。

　こうした危険性を見据えるならば，これらにより良く対処できよう。とりわけ，議会に並ぶとか，ましてや取って代わる（Neben-oder gar Ersatz-Parlament）という要求がなされてはならない。それぞれの形式の共和主義的討議は中間結果という位置を持っている。共和主義的討議はけっして完全な代表ではなく，議論の決着も目指しえない。このことをいつもはっきりさせておかなければならない。共和主義的討議はいつも未完のプロセスであり，正統な最終決定をもたらすことができない。かかる事情が明らかになれば，とりわけ自由な時間という資源の不平等さに由来する，特定の社会グループの構造的優位という問題も相対化される。なぜなら代表機関であり最終的な決定をするという要求が掲げられないところでは，参加者の重みにある種の不平等な扱いが構造的に生じたにしても，それはけっして致命的な損害を引き起こさないからだ。

　非公式な権力関係が生じる危険には，参加者がこうした危険性を自覚する場合にのみ対処できる。もっとも，こうした自覚はそれ自身，共和主義的討議によって鍛えられる学習過程の成果でありうる。

　それゆえ共和主義モデルは議会における民主的に正統化された決定に取って代わることはできない。しかし共和主義的議論は，専門家モデルを民主主義的に補完し，それの民主主義の面での弱さを埋め合わせるのに役立てることはできる。

第 2 章
提　　言

本審議会はドイツ連邦議会に対して，以下のことに努めるよう提言する。

1．現代医療の倫理的，法的，社会的問題について民主的な公共的な議論を促進する。
2．とりわけ，市民の能動的な参加に基づいて公共的な議論をする方法を促進し援助する。
3．連邦レベルや州レベルで，現代医療の倫理的，法的，社会的問題について政策助言を行う常設委員会ならびに時限委員会に，あらゆる市民が納得できるような法的根拠を与える。
4．こうした法的根拠の基礎に，委員会の課題と目的に関して十分に熟慮された構想を据えて，委員会が矛盾した目的設定や曖昧な目的設定に振り回されないようにする。
5．こうした法的根拠のなかに，委員会の仕事の進め方や構造，委員構成に関して透明性を確保する義務を含める。
6．これらの委員会に，その仕事をいつでも公開する法的可能性を与える。
7．これらの委員会に，適切でとりわけ対話的でもある形式で公共性を取り入れる法的可能性と責務を与える。
9．公衆の参加に際して，影響力も資源も乏しいグループも発言し聞き手を獲得できるよう配慮する。
10．これらの委員会を学際的にバランスのとれた形で構成し，ある特定の性別や職業団体，専門領域，世界観が優勢となることを避ける。

11. 政策を助言する国家委員会の設置に際しては，その委員会の任務が政府機関への助言にとどまらず，例えば国際機関のなかで連邦共和国を代表したり公的議論を促進することを含む場合には，議会がそれに関与する。
12. これらの委員会は議会ないしは連邦大統領のもとに設置される。
13. 政策を助言するすべての委員会，ならびに国家機関によって推進されるモデル，諸機関，市民対話や市民会議などがその仕事を適切な仕方で公開する。
14. その際，これらがその結論をあとづけ可能な形で根拠づけ，反対意見にも言及し，場合によっては意見の相違を明らかにする。
15. 原則としてすべての市民に関わる諸問題が，憲法上正統性をもたないところで，公式にも非公式にも決定されないようにする。

第III部

残された課題

第III部　残された課題

本審議会は，課せられたテーマのすべてを詳細に論じて審議を完了できたわけではない。とりわけ臓器移植の問題や，健康，病気，障害についての社会の認識を論じきれなかった。その理由としては第一に，連邦議会の今任期中にあまりにも時間が足りなかったことが挙げられる。これに加え，この2年間に，バイオテクノロジーと医学分野におけるさまざまな展開が確認され，近い将来に倫理面での解明と法制化がますます必要となると思われた[*1]。ここまでで論じることのできなかった諸問題のうち，いくつかは第III部のなかで，残された課題として述べる。またいくつかは署名入り寄稿として付録で扱う[*2]。それ以外については本答申では扱わない。

[*1]　本審議会が設置された2000年3月から本答申がまとめられた2002年5月までの2年間にバイオ特許やES細胞や着床前診断などをめぐってあまりにも多くの課題が生じたことを指していると思われる。

[*2]　本邦訳はこれを掲載していない。

第 1 章

規則を必要とする諸分野

I 配 分（Allokation）

1 問題の概観

　保健制度（Gesundheitswesen）における資源配分は，現代医療と現行保健政策の中心的な倫理問題のひとつである。この場合の資源とは，人的資源や科学上の〔知的〕資源，また制度上の資源や財政上の資源のことである。費用についての配慮が医療の供給をますます支配するようになり，医師の処置の自由が規制によってますます制約され，医師－患者関係に憂慮すべき結果をもたらしている。

　現代医療の発展が必ずしも全分野で自動的に費用の増加につながらないにしても，先端的な高度医療にとっては，分配問題は避けがたい随伴現象である。社会的・経済的な変動を基盤にしている医療保険分野が収入減に見舞われているために，配分問題は実際に厳しさを増している[1]。〔医療の高度化と歳入減という〕二つの要因が組み合わさっていることから，医療給付の現行配分システムの改革を求める圧力は強まっている。

　さらに介護分野においても，特別な措置を講じる必要が生じている。将来，人口統計学的な変化〔少子高齢化〕によって介護給付の需要が著しく増加することが予測されるので，需要に見合い，患者の視点に立った分配のための構造改革にいますぐ取り組まなければならない。

個々人で病気の予防に取り組むことが，将来，いま以上に大きな役割を果すようになる[2]。それに加え，予測的な診断の発展は，個々人で取り組む予防のなかで一層重要となるだろう。このことも考慮しなければならない。これに伴い，一方では，古典的な「対処（reactive）」療法の分野と「予防」中心の医療分野との間で，資源をどのような規則で配分していくべきかという問題も浮上する。他方で，現在のリスク構造調整システムは原則として，特定グループの罹患率の査定に基づいているのに対して，病気や病気に罹りやすいリスクがますます個人レベルでつきとめられていく可能性が，保健制度全体にとってどんな意味をもつかという問題も生じる。

2　人間像と健康理解

「健康」という善きもの（das Gute 財）の意義は，他の目的の実現ないしは他の善きもの（財）の獲得のための必須条件（条件としての善きもの Konditionalgut）であるというところにある，としばしば見られている[3]。もちろん，こうした考えは物事をあまりにも狭く見ている。健康を，他のさまざまな目的を達成するための手段として一面的に扱い，善き生（das gute Leben）の重要な構成要素として，あるいはそれ自体の価値のために得ようと努める独立した善きものとして，もはや見ていないからだ。

いかなる場合においても，「健康」という善きものには，他の多くの善きもの（財）とは違って，明らかに生存に関わる直接的な意義がある。それゆえに，医療保険給付（Gesundheitsleistung）においては，他の大多数の給付や財の分配よりも，配分の正義（Verteilungsgerechtigkeit）についての問いも一層切実である。

目下議論されている配給モデルは，「費用－便益」計算によって分配の正義（Verteilungsgerechtigkeit）の問題を解決しようとしているものが少なくない。こういったモデルにおいて，給付によってもたらされる「便益」を見定め財政的負担と帳尻を合わせるために，生活の質や予測される余命（いのち）といった要素までが引き合いに出されるとすれば，問題あるものとなる。医療保険給付をこうしたやり方で割り当てると，〔患者の〕年齢や，健康状態についての個人的な判断（persönliches Wohlbefinden）といっ

た基準に左右されることから，基本法第1条第1項に謳われている人間の尊厳の保証から導かれる差別禁止がなし崩しにされる危険が潜んでいる。

　資源が不足しているなかで分配しようとすると，優先順位を設定しなければならない。その際，ある特定の現象がそもそも病気として判定されうるか，される場合はどの程度重篤な段階と位置づけられるかといったことについての価値決定から，優位性が決定されなければならない。優先順位は，そのような評価が基準に設定される場合にのみ，倫理的かつ法的に是認できる。もちろんその基礎には，いつも必ず，健康と病気についてのある一定の理解がなければならない。

　それゆえ，健康と病気についての理解をめぐる議論を配分問題のために有益で実り多いものにすることは，重要な課題であろう。かかる考察はいずれにせよ，健康という目的の定義に踏み込まなければならない。

3　技術がもたらす結果の評価・技術評価 〔技術アセスメント〕

資源配分問題を扱っていくうえでは，割り当て（Rationierung）の原則よりもむしろ合理化（Rationalisierung）の原則に合わせるのが道理にかなっている（vernünftig）。このことは，議論のなかでおおかた認められている。しかし，合理化対策を決定する基礎として，新たに導入された医療技術の効果を追試可能な形で評価できる道具立てが必要とされる[4]。

　新しい技術および処方の導入と，それらについての評価は，医療保険制度においては目下のところ，まだ個別利害が貫徹されるような基盤の上でなされている。立法者はドイツ診療記録情報研究所（DIMDI）に対して，医学的な処方と技術の有効性・効果ならびに費用を評価するための，データバンクに支えられた情報システムの構築と，医学的な処方と技術の評価に関する研究を委託した。さらに，医師と医療保険組合で構成する外来診療のための常設委員会を補うべく，「調整委員会」や「病院委員会」（„Koordinierungs-" und „Krankenhausausschusses"）を設置することによって，〔技術評価本来の目的からの〕逸脱を修正し，社会法典第5巻の目的に従った技術評価（医療技術アセスメント HTA, Health Technology Assessment）を実行するための最初の対策を制度化した。

　医療保険給付に投げかけられる諸課題に対処し，処方の結果を判定できるようにするためには，医療保険給付への影響を超えて，技術結果についてもっと包括的な評価がなされなければならない。この包括的評価は，医療技術アセスメント（HTA）において慣例となっている効果の証明以上に，倫理的・法的・社会的な影響を，さらには保健制度を超えて経済全体への影響についても，いっそう入念に検討しなければならない。

　個々の技術や処方が健康にもたらす有益性を体系的に分析することは，保健制度上の資源需要がたえず増大し続ける事態に合理的に対処する試みである。このなかで効き目や効果のない技術や処方を特定して，それらを公的医療保険の枠内では適用できないものとして，文書に記していくべきである。

　しかし医療技術アセスメント（HTA）は，まさに科学的根拠に基づく医療〔EBM〕と同様，問題となる技術や処方の適用とその結果に関する知識を必要とする。そのため導入後何年も過ぎてから初めて判定がなされることがある。これまで答えられていない重要な問題は，医療技術アセスメントという制度と基準の妥当性の上に，それの判定をもってなされることをめざす。

　さらに医療技術アセスメントは通常，ある技術や処方の短期的な影響（ないしは影響のなさ）しか捉えない。世代を超えて現れる影響や，倫理的・法的な次元はたいていの場合だんだん影が薄くなってしまう。経済全体を見渡した考察も通常はなされない。特に新技術の場合は，発展の可能性がたやすく過大評価されたり過小評価されたりする。そのため医療技術アセスメントは，技術発達にとって問題のある，欠陥の多い措置になりかねない。反対に，純粋に効率志向の考察は，新技術の倫理的および社会的な側面をしだいに見失う。それゆえ新技術の評価を（往々にして経済的な条件のもとに考察された）効率性に限定することは，実現可能ならやっていいという力学（Machbarkeitsmechanik）にひっぱられ，社会的な諸価値の考察が無視されてしまう。

　次世代に関して，技術がもたらす諸結果についての評価は，ほとんど行われていないも同然である。しかしながら現代医療は，狭義の生殖医療に

関してのみならず，次のようなことによっても世代を超えた影響力を持っている。寿命の延び，生殖期の遅れ，労働者の健康に対する要求の変化，あるいは健康や病気や障害に対する社会の認識の変化。これらは若干の例にすぎない。それゆえ医療行為の影響の分析は，医療効率の評価に限定されたままではいけない。それとは逆に，社会のさまざまな変化が健康にますます強い影響を及ぼしつつあることも調べなければならない。

4 医療保険制度の構造

導入された技術の効果についての評価と並んで，配分問題というもう一つの視点が，医療保険制度の構造をどうするかという問題に関わる。とりわけ法的医療保険分野において競争を具体化することに関わってくる。

医療保険制度に対する要求の変化（人口統計学的な〔少子高齢化という〕変化，新しい疾病群）によって，またさまざまな医療給付の変化（科学技術の発達）によっても，〔医療保険制度は〕いままさに絶えざる調整を必要としている。ところが現在の展開は，健康という目的によってというよりも，経済学的なモデルないしは希望的イメージに引きずられているように見える。

公平で効率的な給付を確保するためには，この目的にふさわしい構造が必要である。連帯と補助（Subsidiarität）*）が医療保険制度を担う原理であり続けるならば，医療保険制度には市場の動向と隔絶した独自の構造が将来にわたって必要となろう。過去十年の発展は，医療保険制度への競争的原理の導入が先鋭化することによって，とりわけ健康な被保険者〔の獲得〕をめぐる競争において，法定医療保険〔契約〕での拒否という事態に

---

*） 個人，家庭，共同体，国家などのレベルがそれぞれ下位のレベルのできないことを補助すべきという政治的・社会構造的原理。下位レベルで自力で解決できる問題は下位に任せ，個人の自由と責任を国家の介入・干渉より優位に置き，より大きな統一体よりも，より小さな統一体に権限を与える。反対に，より小さな統一体では担いきれない課題については，より上位の統一体が支え補助するという原理。もともとはアリストテレス=トマス主義に根ざすものであるが，教皇ピウス XI 世による1931年の回勅でカトリックの社会倫理の原理として定義された。ドイツ連邦共和国では，連邦と州との関係をこの補助の原理で規定している。欧州連合では，加盟国の国内法と連合の法との関係をこの補助の原理で規定している。

行き着いた。リスク構造調整をめざす努力は，状況の一連の展開のなかで，法定医療保険の絶えざる危機を際だたせている頂点にすぎない。

医療保険をめぐる競争的な状況，他方また，例えばいわゆる「平和選挙」[i]のような手続き上の問題が，医療保険をたえずその加入者から疎遠なものにしてしまった。自治の考えはかなり後景に退いた。被保険者は医療保険の監査委員会に入りこめないと感じ，医療保険組合はますます「構成員のみなさま（Mitgliedern）」ではなく「お客様（Kunden）」と言うようになっている。

この傾向に抗して，医療保険政策の新しい方向は医療保険間の競争を給付提供者側に転換しようとしている。自治の協同組合的な構造を解体し，医療保険組合と給付提供者との間の選択的な契約構造に置き換えようとしている。支給構造の統合[ii]が目標として掲げられている。しかし，金をめぐる競争の否定的な効果が給付提供者側でも生じ，医療保険組合によるリスク選択やマーケティングのための支出が著しく増加し，同じように厳しい拒否に至りかねないという危険性が論じられている。

それゆえ，金をめぐる競争は医療保険制度にとってふさわしくない道具立てと見なされ，それに代わって質を求める競争への要望が高まる。もっとも，どのような形の競争になるにしても，現存するもろもろの機関や組織形態には変更が加えられなければならない。これに関して，補助の原理（das Drinzip der Subsidiarität）[*]と，それに伴う自治の原理を堅持すべきか，それとも市場原理による組織化形態が将来あからさまになるべきかが，本質的な問いとなろう。

したがって，医療保険制度が現代医療の発展に適合しているかという問いは，医療保険制度自体の組織化と構造への問いでもある。

---

 i) 社会法は，社会保険選挙（Sozialwahlen）において「推薦する権限のある機関ならびに，みずから候補者を推薦したいと思う個々の有権者が，一つの候補者名簿に同意するか，あるいは複数の候補者名簿を提出しても，それらの名簿が全般的に調和しており，総じて，保険者の約款に従って保険組合の構成員として選出すると定められている数より多くの立候補者を記載していないことを許している。こうした事態が生じた場合，推薦された候補者は直ちに選出されたと見なされる（社会法典第IV巻第46条第3項）。この事態は"平和選挙（Friedenswahl）"と称される」（Plate, 1998）。

 ii) SGB（社会法典）第5巻ではこのような表現になっている。

) 前頁)参照。

5　問題設定の要約

諸文献では，配分をめぐる責任レベルは3つ，あるいは4つに区分される[5]。

- 上位のマクロレベル：保健制度に全体としてどんな資源を割り当てるかが決定される
- 下位のマクロレベル：保健制度内の，予防，治療，教育といったさまざまな分野への資源の配分が決定される
- 中間レベル：ある特定の適応や患者グループに関わる資源配分が決定される
- ミクロレベル：個々の患者に関わる配分が決定される

「上位のマクロレベル」の外にいるすべてのレベルにとって，どんな基準に従って，健康目的が定義され，割当値が確定されるのか，そして誰がそのつど決定権をもつのかという問題が最終的に生じる。

とりわけ「下位のマクロレベル」に関して，ドイツの医療保険制度には不十分な点がある。というのも，たとえばフランスとは対照的に，医療保険制度がそもそも全体としてどんな目標を追求するのかを決定する委員会が存在しないからだ。さまざまな権限が連邦や各州に，さらには医療保険組合の自治組織に分散している。医師・医療保険組合連邦委員会は，医師と医療保険組合の自治機関として，法令に従って配分についての権限をもっているが，立法者が提示する目標基準には縛られない。割当値がないので，供給される医療保険給付の統一的な評価も不可能である。

健康という目標を透明かつ民主的で一般に受け入れられるように決定し実行するにはどうしたらよいかを解明することが，重要な課題となろう。普遍的な健康目標をそのように決定し，その達成度をチェックする適切な評価システムをそなえるならば，中間レベルおよびミクロレベルにおいて有効であろう。それと同時に，ここでなされる決定は国民にとって，いっそうフォローしやすく，いっそう透明なものとなろう。さらに，具体的な決定は普遍的な拘束力のある目標に基づいて，そこから導き出すことができる。かくして現行制度の「理論上の欠落部分」が補われる[6]。

さらに，有意義で公平で効率的な配分を実現するためには，中間レベルおよびミクロレベルにおいてどのような構造が必要であるかをよく考えなければならない。前節で概観したように，特に医療保険制度における競争がどのような仕方で構造化されなければならないかという問題がこれに含まれる。

II　同意能力のない人に対する研究

同意能力のない人に対する研究というテーマ領域は，ここ数年，公の激論のテーマになっている。これは90年代の半ば，欧州連合理事会の「人権と生物医学に関する協約」のこれに該当する条項[*)]をめぐって論争に火がついた[7)]。とりわけこの論争のために，ドイツ連邦共和国は今のところまだこの協約に署名していない。2001年夏以降，当該条項への追加議定書草案が提出されている。

　本審議会は，ここではたんに論争の現状と政治的行動の必要性を述べることができるにすぎない。

1　医学研究が許される前提要件

現在有力な法解釈によれば，患者ないしは被験者のインフォームド・コンセントが，研究的な介入が許される前提であり，その介入が負担やリスクを与える際の前提条件である。ここで言うインフォームド・コンセントとは，患者ないしは被験者の自発的な同意と理解されている。その同意は，実験の性格や，実験期間，実験目的，それに伴うリスク，実験途中でも実験への参加の取りやめができることなどについて包括的に説明された後になされる。

　さらに言えば，実験目的は，実験のリスクと釣り合いがとれる程度のものでなければならず，憲法上の基本的な価値と矛盾するものであってはな

---

　　*)　おもに第6，7，8，9，17条。本訳書上巻 p.39-40参照。

らない。

　同意能力のある患者ないしは被験者のインフォームド・コンセントがなされ，しかも利益とリスクとが実証的に比較考量された後の医学的実験は，憲法上疑義のないものと評価される。

　情報の与え方や，利益とリスクとの比較考量の分野で，問題が残されている。とりわけ，同意能力がないかまたは限られている人々に対する医学的な研究が許されるかが論争になっている。

2　情報提供の形式という問題群における未解決の問題

情報提供の形式という問題群において，以下に挙げる点が診療のなかで繰り返しやっかいな問題となっており，法的枠組みについて検討する必要がある。

- リスクや負担はどのくらい詳しく示されなければならないのか。
- 情報はただ与えるだけでいいのか，それとも情報提供者は，被験者に情報が理解されているかについても気を配らなければならないのか。
- 実験中や実験後にリスクや負担について新しい知見が得られた場合，そのことをどの程度速やかに被験者に知らせなければならないか。
- 単盲検試験および二重盲検試験[*]において，被験者に研究計画についてどのくらい厳密に説明しなければならないか，あるいは説明できるか。
- 情報の伝達はどのように記録されるか。
- 被験者のインフォームド・コンセントはどのくらいまで及ぶか。研究計画の枠内で収集された所見や，採取される人体試料は，他の研究計画に利用する目的でさらに次にまわすことがどの程度まで許されるか。

---

[*]　二重盲検試験（Double Blind Test, DBT）とは，プラセボ（有効成分を含まず治療効果のない偽薬）によるプラシーボ効果（思い込み効果）を除去するために，被験者（患者）だけでなく医師にも，どちらが薬効ある「被験薬」で，どちらが薬効のないプラセボかを分からないようにして，治験（臨床試験）を進める方法。これに対して，単盲検試験（Single Blind Test, SBT）は，医師は治験薬の中身を知っているが，被験者は治験薬の中身を知らない場合をいう。

3 利益とリスクとの比較考量における未解決の問題

利益とリスクとの比較考量の説明や評価は，現行の医師法に従って，そのために設立された倫理委員会でなされなければならない。ところが，倫理委員会の審議のあり方は，実際にはかなりまちまちある。

そこで，倫理委員会の審議を法的根拠の上に据えるべきだという要求が議論されている。その際，以下の範囲で，法的規制の枠組みに関する検討を要する。

- 倫理委員会による承認を要する識別基準
- 研究計画の評価のために研究者が提出する申請書の規格化，とりわけ計画の必要性の証明と，他の研究方法では代替不可能であることの証明
- 倫理委員会の任命，構成，任務，審議の仕方
- 倫理委員会の議決が拘束力をもつことを明確にする

4 同意能力のない人に対する医学的な研究の許容

4-1 概念規定

医学的な研究の許容をめぐる討議，とりわけ同意能力のない人，または同意能力がなくなった人に関して，あるいは第三者のインフォームド・コンセントの有効性に関して，これまでのところ，世界医師会による1964年ヘルシンキ宣言で導入された「臨床研究（clinical research）」と「非治療型臨床研究（non-therapeutic clinical research）」という区別が一般に承認されている[iii]。

[iii] ヘルシンキ宣言の2000年10月エディンバラ〔世界医師会総会〕における修正版では，臨床研究と非治療的な研究との区別が廃止された。廃止の理由は，「非臨床的あるいは非治療的研究」からの線引きに用いられる「臨床的あるいは治療的研究（„klinische" oder „therapeutische Forschung"）」という概念が，試験プロトコル（手順書）においても，患者にとっての実際の意味においても，考えられているほど厳密な区別がないという論拠にある。例えば「臨床」試験において，患者は（偶然の決定によって）対照群に振り分けられ，新しい治療法の効果を直接体験することがないことがある。他方で非臨床的ないしは非治療

諸文献ではしばしば，さらに詳しく種別化され，臨床研究（clinical research）は試験的治療（Heilversuch）と臨床試験（klinicher Versuch）とに区分され，非治療型臨床研究は当該患者グループの利益をめざす研究と，それをめざさない科学的な試験とに区分される[8]。

当該患者に治癒，改善，その他の効用をもたらすことを直接見通して，まだ確立していない方法を用い，しかし一般化できる知見を入手するための手立てを同時には採らない場合が，試験的治療（Heilversuch）である。一般化できる知見を入手するためにそのような手立てが採られ，被験者の治癒ないし改善への見通しは基本的には試験の評価後に初めて実現可能となり，したがって当該被験者にとっての利益が間接的にめざされている場合が，臨床試験（klinicher Versuch）である。

非治療型臨床研究の分野ではしばしば，被験者となる同じ診断グループや同年齢グループの患者たちに試験結果を役立てようとする試験（特定グループへの効用）と，例えば純粋な科学試験や基礎研究のように，研究の効用が具体的な患者グループに関わらないような研究とに区別されることが多い[iv]。

4-2 同意能力のない人に対する試験的治療と臨床試験

同意能力のない人，または同意能力がなくなった人に対する医学的研究を許容することへの異議は，道具化の禁止〔という規範〕から導かれる。他

的試験の結果が，患者の治療法を直接改善するのに非常に役立つこともある。さらには，研究は患者たちのデータを用いて行われたり，実際の人間のデータからシミュレートされた将来の潜在的な患者に対して行われたりすることがますます多くなる。そうすると，純粋な「臨床試験」が「非臨床試験」から截然と区別されるのはごくまれであり，通常はひとつの同じ試験プロトコルが臨床的研究と非臨床的研究の性格を併せもつことになる。〔エディンバラ修正版では〕同意能力のない人に対する，本人以外の役に立つ研究は，法定代理人が同意し研究の必要性が証明された場合には可能であるとしている。「リスクや負担を最小限」にするということを，この宣言は述べていない。反対に，個人を対象とした試験的治療や，臨床的試験治療には，例外なく患者本人の同意が必要だとしている。このためタウピッツの解釈によれば，同意能力のない人は，これまでのドイツにおける法状況および国際的に広まってきた実態と矛盾して，臨床試験から除外されることになる（Taupitz 2001）。

iv）Vollmann 2000年．Vollmannはこのなかで，同一疾患グループないしは同一年齢グループに入る将来の患者たちにとって利益となる可能性のある研究と，被験者の疾患とは無関係な非臨床的医学研究（基礎研究）とを区別している。

方，かかる研究を許容する立場は，研究対象となるグループをケアする義務を理由に挙げる。つまり，当該グループの人々を研究に組み込まないことには，彼らに対する新しい治療やより良い治療を開発することができないことが多いと主張する。

その際，法定代理人あるいは法定世話人（後見人）[*]からの同意の有効性の判断はさまざまである。たいていはその医学的研究が当該被験者にもたらす直接的または間接的な利益によって評価される。

法定代理人または法定世話人の同意があれば，同意能力のない人への試験的治療（そのために必要な診断も含む）は許されると判断することに議論の余地はない。この試験は被験者を治療し，あるいは状態を改善することを目指し，したがって直接，本人の利益のためになされるので，道具化禁止には抵触せず，被験者をたんなる研究対象に貶めることにはならない。

未成年者にこの意味における試験的治療を行う場合には，親権者の同意は必須である。同意能力のない成人に行う場合には，法定世話人の同意が必須となる。このために，その試験的治療が圧倒的に本人の利益のためになされるかについての比較考量が決定的に重要である。その際に，未成年の患者自身，ないしは同意能力のない成人患者自身による実際の同意や拒否はそのつど尊重されなければならない。

これと区別されなければならないのが，臨床試験での個人的同意の代理の問題である。臨床試験では試験的治療とは異なり，体系的な評価や，すでに確立している方法との比較のための処置も含め，一般化できる情報の入手が行われ，被験者にもその知見の適用が見込まれるということで，のちのち間接的な利益があるにすぎない。

この点で，親権者ないしは法定世話人の明確な同意があれば十分と，どの程度まで言えるかについては，判断がさまざまに分かれる。たしかにここでも，被験者が臨床試験に参加することが，圧倒的に本人自身の利益になるかどうかを比較考量することが肝要である。しかし，その研究計画が本人に及ぼしかねない不利益が，第三者の同意によってどこまで正当化できるものかに関しては，意見が割れている。研究の設計が当該被験者に対

---

[*] 上巻 p.39-40参照。

して，すでに確立された治療法を採らない場合に，これが問題になる。本来ならば，試験しようとする新しい方法の有益性に比べて，すでに確立されている治療法の有益性が吟味されなければならない[v]。

4-3　同意能力のない人に対する，本人以外の役に立つ検査

被験者自身には直接的にも間接的にも利益のない医学的研究に対する同意は，どの程度まで本人自身によるものでなければならないか，あるいは特定の前提条件のもとで，第三者の同意によってどの程度まで代えることができるかについては，論争になっている。

4-4　欧州連合理事会「人権と生物医学に関する協約」1997年における規則

欧州連合理事会「人権と生物医学に関する協約」第17条2では，同意能力のない人に対する本人以外の役に立つ研究は，以下の場合に許容される。
- 同意能力のある人を対象にした研究では，それと匹敵する有効な成果を得られない
- 被験者に対する「リスクと負担が最小限」でしかない
- 同一年齢グループ，同一の疾患や障害をもつ人々，または同一の容態の人々への効用・利益に対する期待が大きい
- 本人自身が拒否しない
- 法定世話人が同意している

i)　同意能力のない人に対する，本人以外の役に立つ研究の許容をめぐる論争　このような規則を支持する主要な論拠として，以下のことが挙げられる。
- 自身で同意することのできない人々に対する介入研究は，同じ病気を患っているか，または同じ年齢グループに属している人々が，これら

---

[v]　Freund/Heubel (1997) は，同意能力のない人や限られた同意能力しかない人を臨床比較研究の対照群に参加させるのを，〔試験しようとする〕新しい方法の有効性の見込みが〔既存の処方に〕勝っている場合に限ることを提案している。つまり，〔新しい方法の有効性の優位が〕疑わしい場合にはすべて，同意能力のない人や限られた同意能力しかない人は，比較臨床試験においては，少なくとも既存の処方を受け，その上で対照群に割り当てることを提案している。

のグループに対してなされる研究によってのみ治癒または改善のチャンスを持てる場合，したがってこの研究に，他の方法ではカバーできないほど高い需要(ニーズ)があることが明らかである場合に，倫理的に正当化される[9]。

- 「最小限のリスク」と「最小限の負担」しか伴わない研究措置に法定世話人が同意し，同意能力のない人に差し障りがなく，それゆえ人間の尊厳と両立する[10]。
- 将来の患者の諸要求と，現在の被験者を法定世話人が保護する権利とを比較考量することが合法的に許されるのは，そのことが包括的な法定代理という枠組みのなかで，健康に関する事柄についてなされ，世話人が公共の福利という観点を彼らの決定のなかに混ぜ込ませる権限も与えられている場合である[11]。
- さらには，同意能力のない人は他人の役に立つ研究に自分を自由に使わせる「社会的義務」[12]があるとか，「誰もが医学的研究に協力する義務があり」[13]，それは同意能力のある人にもない人にも等しく妥当するといったことが，若干の者によって論じられている。

上記の論拠は医事法の文献でずっと以前から主張されている構想とも合致している。その構想は，同意能力のない人に対する本人以外の役に立つ研究の許容を，病気と同意能力との相関，利益とリスクの比較考量，病人の保護などをふまえて決定することを提言している[14]。

これへの支持はとりわけ「連邦医師会中央倫理委員会」から表明されている。それには同意能力がないことを個々に確認し，研究手続きに倫理委員会の同意を必要とするという提案が結びついている[15]。

このような規則に反対する主要な論拠としては，以下のものが挙げられる。

- 自分で同意することのできない人に対する研究介入であって，本人には直接的にも間接的にも利益をもたらさない介入は，道具化禁止〔という原則〕に反しており，人間を研究の客体物に貶める。それゆえ，こうした介入は基本法第1条第1項に違反する。仮に高い需要があったにしても，それは正当化の根拠にはならない[16]。同意能力のない人に対して人格権を制約するそのような特例化は，憲法上正当化できな

第1章　規則を必要とする諸分野　　239

い。人体実験を伴う非治療的研究に本人自身の自由な同意が前提とされるのには十分な根拠がある。
- 「最小限のリスク」や「最小限の負担」という概念には解釈の余地がかなりの程度あり，多くの介入が正当化されかねない。さらにそれらは主観的な経験に左右される。一般に負担がわずかと見なされている処置も，状況をしばしば直感的に知覚する当該者には，負担が重く不安を呼び起こすものとして体験されることがあるため，まさに当該者の人格の核心に関わり，それゆえ彼らの人間の尊厳に抵触することになる[17]。
- 法定世話人による代諾は，世話法によって排除されている。というのも，こういった決定は常に被世話人自身の福利のためになされるのであって，公共の福利のためになされるのではないからだ[18]。
- たとえ当該者が拒否していても，当該者の意に反してなされ本人以外の利益に役立つ研究から身を守る可能性はあまりにも低いであろう。というのも，同意能力がないかまたは限られている人は，部外者には理解しがたいコミュニケーションしかとれないことがあり，また反応速度もそれぞれ独特であるため，状況そのもののなかで反応を示すことが，しばしば過大な要求になるからだ。

被験者を保護する権利を確保しながらも，研究の必要性にも考慮して，進行性の病気の分野で事前同意の手立てを導入することが議論されている。他人に役立てる目的で人体試料を共同利用したり診断を共同解析に活用したりすることについて，こうした処置がどっちみち治療行為の範囲内で行われなければならない場合には，法定世話人の同意があれば許されるという主張については，批判的に論じられている[19]。

2001年7月18日の「人権と生物医学に関する協約への，生物医学的研究に関わる追加議定書草案」に，同意能力のない人に対する本人以外の役に立つ研究が法定世話人の同意があれば上記の諸条件のもとで許されることが書き加えられている。しかしこれへの批判もふまえて，本人自身の同意能力の程度に応じて段階的に研究に参加させていくことや，そのつどの主観的な負担を独立した第三者によって吟味することが追加議定書のなかであらかじめ定められている。しかしここで，研究措置の進行途中で生じる

かも知れない反対の意向を，法定世話人が実際にどのようにして確認できるのかという疑念をあげることができよう。

5　薬　事　法

ドイツでは未成年者に対する他人のために役立つ検査が，「人権と生物医学に関する協定」において定められている「最小限のリスク」と「最小限の負担」という制限を越えて，医薬品検査という個別分野においてすでに法的に許されている。その証拠としてドイツの薬事法（AMG）が議論のなかでしばしば引き合いに出される。しかし，これはこれに関する規則の字句とは合致しない。

　薬事法では，未成年者の分野において，利益とリスクの相関を調べる臨床検査は，その薬が未成年者の病気を判定したり予防したりするものと定められ，そのために薬の処方が指示される場合，親権者の同意があれば許されると明記されている（薬事法第40条第4項1-4番）。しかしこの規定がはたして未成年者を被験者の立場におくことを排除しているのか，例えばワクチンの効果を試すような予防措置のケースで，本人自身の利益なしに，医薬品の効果の試験に未成年者を参加させることを排除しているのか，これについては論争になっている[20]。

　薬事法第41条も，病人に対して医薬品の臨床試験を許可する際には，被験者の治療の成功に注意を向けるよう促している。

　両親または法定世話人による法定代理の原則は，もっぱら他人のためだけに役立つ研究計画に未成年者や同意能力のない人を参加させることを，たんに表向き防止しているにすぎない。実際にはいろいろと合法的な理由を付けて，しばしば別の道をとる。そこにはかなりのグレーゾーンがある。

　診療現場で切迫する諸問題を背景にして，多くの論者が次の事実を考慮に入れた法整備を求めている。つまり，小児科における知見の獲得が，未成年者を対象とする臨床研究にも頼らざるをえず，その際，研究に関与する未成年者に何の利益ももたされないという事実である。

　これについて，下記のような厳しい規則が提案されている。

・前もってリスクを特定し，そのリスクを最小限に抑える

- 未成年者自身の決定能力を徐々に組み込んで行く
- より年上の未成年者から始めて，研究テーマが参加を認める限りで，より年少者へと徐々に進めて行く
- 倫理委員会による監視
- それぞれの科学的問題が実際に当該の年少グループでしか研究調査できないことの証明[21]

2001年４月４日付「人体用医薬品を用いた臨床試験実施の際に良質の臨床実務を適用することに関する欧州議会指針2001/20/EG」では，同意能力のない人に対する医薬品試験を，これらの人々にとっての利益に縛りつけるのではなく，以下の保護規定を遵守しリスクや負担を最小限に抑えるという条件で認めている。

- 法定代理人は未成年者または同意能力のない人の意思を忖度し顧慮した上で同意する
- 試験はいつでも中止することができる
- 金銭面でそそのかしたり優遇したりしない
- 研究の必要性，しかも当該グループに対する研究がどうしても必要であることの証明

この指針は，被験者のためにこれより高い保護基準を定めている加盟諸国の措置に影響を及ぼさない（第３条第１文）。しかしこの指針によって，ドイツ薬事法（AMG）をこれに適応させるような政治的な圧力がどの程度生じるかは，もう少し待ってみないとわからない。

6　結　論

このような背景をふまえるとともに，欧州連合理事会の「人権と生物医学に関する協約」への〔批准〕署名をめぐる議論がまだ終わっていないという事実も考慮し，さらに薬事法のなかの未成年者に関する規制の適用に曖昧なところが残っている事情も考慮すると，ドイツ連邦議会が同意能力のない人に対する研究というテーマに集中的に取り組むことが緊急に必要となっている。「人体用医薬品を用いた臨床試験実施の際に良質の臨床実務を適用することに関する欧州議会指針2001/20/EG」に基づいて，さらに

審議と行動が必要となっている。

　上記の問題のアウトラインに対応して，とりわけ以下のテーマ領域に取り組み，場合によっては法的規制も必要となろう。

- インフォームド・コンセントの枠組みのなかでの情報の具体的な伝え方
- 「同意能力がない（nichteinwilligungsfähig）」「同意能力がある（einwilligungsfähig）」という概念の定義
- 利益とリスクの比較考量という考え，およびその適用の限界
- 倫理委員会の枠組みの規則化
- 同意能力のない人に対する，本人以外の役に立つ医学的研究を許すこと
- 薬事法を明確にすることによって，本人以外の役に立つ医薬品の臨床試験を許すこと

III　死の看取り，臨死介助

死の看取り（Sterbebegleitung 死に寄り添うこと）と臨死介助（Sterbehilfe 安楽死）というテーマは，現代の医療保健制度の実践のなかで絶えざる論争分野である。20世紀の中頃から，医療の進歩によって，死にゆくこと（Sterben）や死（Tod）というテーマをめぐる問題状況が根本的に変化してきた。これは以下のようなことである。

- 死ぬ時点が，蘇生法や人工的な延命の可能性が拡大することによって，医療行為に影響されるようになり，したがって責任の重い決断にゆだねられるようになった。
- 死ぬ場所が圧倒的に，専門職による救命の可能性のある場所としての病院または介護施設となってしまった。
- 医療が圧倒的な力をもつようになり，これに対して個々の患者が社会的に孤立していく状況のなかで，死の条件が他人によって決定される度合いが高まる恐れがある。
- 集中医療の可能性が増大し，同時に医療倫理における温情主義的な考え（パターナリスティック）

第1章 規則を必要とする諸分野

が弱まり，患者の自己決定がいっそう強調されるようになったのを背景に，議論が先鋭化してきている。オランダでの展開[*1)]を背景に，要請に基づいて死なせること（die Tötung auf Verlangen 嘱託殺人）（積極的安楽死 aktive Sterbehilfe）をめぐって再び議論が激しくなった。これは歴史的な経験を背景にした警告を再び呼び起こしている。つまり，重病人の自己決定に基づいて死なせる（selbstbestimmte Tötung）という考えは，障害のある人や「生きる価値のない（lebensunwert）」とみなされた人を他人の決定によって死に追いやること（fremdbestimmte Tötung）と分かちがたく結ばれているという歴史的教訓[*2)]である。これにさらに，介護供給の不足や，老人ホームなどで介護を要する人が孤立する問題，並びに，介護度がきわめて高い人や不治の病人とりわけ覚醒昏睡（Wach-Koma）の患者[*3)]に対する治療中止の問題などをめぐる議論が加わる。

人間らしい死に方（humanes Sterben）や，親密さを保持した看取りへの要求が高まり，死にゆくことを生の一部として理解しようとする傾向が一方に見られる。他方で，これまで以上に多くの臓器の外移植（Explantation）[*4)]を求めて，移植医療への需要が高まり，これに伴って，生命機能を人工的に維持するさまざまな医療的措置も必要になり，開発されている。この両者の間での葛藤が高まってきている。

本審議会は，死に寄り添うことと死を助けること（臨死介助）というテーマと結びついた数々の心理的，社会的，倫理的，医学的，法的，政治的な問題に十分に取り組むことができなかった。それゆえここでは，主要なテーマ群と対処の必要があるものについて簡単に並べるにとどめたい[*5)]。

[*1)] オランダは国としては世界で初めて2001年4月10日に安楽死の合法化を可決した。2002年4月施行。隣国ベルギーも同様の合法化を2002年5月に可決した。

[*2)] ナチス政権による障害者安楽死作戦。上巻 p.12脚注，下巻 p.158iii)参照。

[*3)] 失外套症候群（apallic syndrome）。開眼し，覚醒しているようにみえるが，言葉を出さず，眼球運動以外に自発的な身体の動きがない状態。広範な大脳白質，皮質病変によるものとされる。

[*4)] 体外への移植のこと。

[*5)] この課題は2003年5月に再設置された「現代医療の倫理と法」審議会に受け継がれる。同審議会は，これについての中間報告書 Patientenverfügungen（患者による事前指定）（A4で72頁。邦訳ドイツ連邦議会答申『人間らしい死と自己決定』山本達監訳，知泉書館，2006年）を2004年9月13日に，また Verbesserung der Versorgung Schwerstkranker und Sterbender in Deutschland durch Palliativmedizin und Hospizarbeit（ドイツにお

1　死の看取りに関わる諸問題

死にゆく人々に尊厳ある生活空間を用意し，そうした人々の願いと要求に添うことが，社会的な目標として認められてきたと見なすことができる。しかし，住み慣れた我が家の環境のなかで死を迎え，一人きりに取り残されず，痛みに苦しむ必要がないという願いを圧倒的に多くの人が表明している[22]。だが，現実はこれとは逆だ。今日，圧倒的に多くの人々が病院や介護施設で亡くなっていて[i]，多くのところでさまざまな努力が見られるけれども，かかる願い〔在宅死〕はほとんど叶えられることがない。ホスピスの数や緩和ケアの普及は，ここ数年来の進展にもかかわらず，なお不十分と見なさざるをえない[ii]。

その結果，たいていの人々は以下のような不安を体験することになる。
・苦痛や，苦痛に満ちた死への不安
・尊厳に満ちた扱いを受けないのではないかという不安
・一人ぼっちに放置されるのではないかという不安
・医療から逃れられなくなるという不安

死にゆく人の希望にほとんど耳を傾けない臨床現場，そのため，たいていの人々は不安に陥っている。他方で，積極的安楽死の合法化に賛成する姿勢がここ何十年かでかなり高まってきていることが確認される[iii]。この

ける重病者と死に行く人に対する緩和医療とホスピス業務によるケアの改善）（A4で84頁）を2005年6月25日に発表し，連邦議会に答申した。。
　i）　Bickel, 1998参照。これによれば，ドイツでは70％の人が病院や老人ホームやこれに類する施設で亡くなっている。Brockmann 1999も参照。
　ii）　連邦ホスピス連合（BAG Hospiz）の2001年版リストによると，ドイツには，927の外来ホスピス，96の入院ホスピス，75の緩和ケア入院施設，23の緩和ケア外来がある。ドイツホスピス財団の発表によると，これは人口100万人あたり8床のホスピスベッドにあたる。実際の需要は人口100万人あたり20-30床と見積もられる。緩和ケアベッドは100万人あたり30床が必要と見積もられているのに対し，100万人あたり7床しかない。
　iii）　積極的な安楽死への賛成は，質問の仕方や環境によって，たしかにかなり変動する。2001年の連邦健康白書には，フォルザ（FORSA）世論調査研究所による2000年のアンケート結果が引用されている。この調査はドイツ尊厳死協会の委託を受けて実施され，結果は81％の賛成であった。これに対して，ドイツホスピス財団の委託を受けてエムニド（EMNID）世論調査研究所が同年実施したアンケートでは，賛成は35.4％にすぎなかった（Statistisches Bundesamt/Robert-Koch-Institut 2001）。

両者の連関が顕著になっている。

　死にゆく人の状況を改善し，積極的安楽死への願いを持続的に抑えることへの寄与について，主に下記の分野で論じられている。ここでは，行政上，法律上，制度上のあらゆる対策とならんで，現代医療とその自然科学技術的な見方において，態度や価値観を転換することも多くの人々から求められている[23]。

1-1　病院またはホームでの死の看取りの改善

この分野では，従事者の研修・継続教育や，死の看取りを介護のなかに一層しっかりと含み込み，看取りの重視を介護の核心に据えること，また意見は割れるけれども，ボランティアのホスピス奉仕をもっと導入することなどの制度的改善も論じられる。病院で死に寄り添うためには，重病人や末期患者に対する日々の予算や，緩和医療のための相応の財政支援といった，財政的保証のより一層の改善が求められている。

1-2　緩和医療の拡充

この項目で議論される対策は，医師や介護者を対象にした緩和医療に関する研修や継続教育の改善，緩和医療の講座の設置，緩和病棟および緩和医療の外来診療態勢の構築と財政的保証の改善にまで及ぶ。財政的保証はこれまで介護保険でも医療保険でも十分にはなされてこなかった。

1-3　〔在宅〕通院介護の改善

ここでは，終末期における在宅看護の質と柔軟性を保証するための財政的な改善について議論される[iv]。

1-4　サービス業務の協力の改善

ここでは，病院，老人ホーム，介護施設，さらにソーシャル・ステーション（Sozialstation）*)，開業医，無償のホスピス・サービスなどがいつで

---

　　iv)　ここでは，末期患者のための特別介護・看護費用の支出を認めている合衆国の規定が手本となろう。Busse et. al. 1997 も参照。

　　*)　ドイツにおける訪問看護・訪問介護サービスの拠点。プロテスタント系のディア

も外来の緩和介護サービスや緩和医療についての相談業務サービスの支援や専門知識を請求できるようにすべきと提案されている。

1-5　家族やボランティアによる援助の拡大

ここでは，入院看護か通院看護かにかかわらず，家族が死を看取るために労働法上可能な休暇v)をとる手立てや，自助グループ「介護する親族」への助成，ならびにボランティア労働への指導，同行，継続教育の規則化について議論されている。

1-6　ホスピスのさらなる拡充

入院および外来のホスピスケアのための財政保証に向けた法的基準が制定されたことにより，基本的な前提条件が築かれた。ただし，州や自治体レベルでのこれまでの自発的な助成プログラムがあちこちで継続できないという危機が生じている。けれどもホスピス運動の多くは，州や自治体の自発的なプログラムが維持された場合にのみ継続されうる。

2　臨死介助（Sterbehilfe 安楽死）の諸問題

2-1　法的状況と倫理的判断

生命維持措置の手控えまたは中止（passive Sterbehilfe 消極的安楽死）や，苦痛緩和措置の適用（indirekte Sterbehilfe 間接的安楽死）——たとえそれが死期を早めることになったとしても——は，ドイツでは医師職業法の規則と最高裁判所の判決24)によれば，許されている。これに対して，要請に基づいて死なせること（嘱託殺人，direkte Sterbehilfe 直接的安楽死）については，刑法第216条*)によって禁止されており，法的に規制されて

コニア事業，カトリック系のドイツ・カリタス連合など非営利の民間福祉団体と公的制度が連携して，訪問看護・介護にとどまらず，多様な地域福祉活動を展開している。

　v)　これについての手本は，フランスの法律第99-477番，1999年6月9日付「緩和医療供給への権利の保証」であろう。

　*)　刑法第216条（嘱託殺人）(1)なんびとも，被害者の明示的かつ真剣な要請により，当該人物を殺害することを決意するに至った場合には，6月以上5年以下の自由刑に処する。(2)未遂はこれを罰する。

第1章　規則を必要とする諸分野　　247

いる。医師による自殺幇助については，法的規制がない。しかし，要請に基づいて死なせること（嘱託殺人）と，治療行為を怠ることが刑法第323条ｃ＊1)によりはたして犯罪の成立要件になるか，その境界問題が生じる25)。

議論の大部分が繰り返し関わる問いは，消極的かつ間接的な安楽死の法制化の問題と，要請に基づいて死なせることをドイツで合法的に認める目的で刑法第216条を改正すべきかという問題である26)。

消極的かつ間接的な安楽死分野の法制化に反対する論はこう論じる。医師界の判断よれば，診療に密着したところでのさらなる展開に関して，これまでの職業法上の規則や責任は基本的には守られてきた。治療中止の決断が患者やその家族の声を十分聞かずに下されたという困った事態が，臨床現場から繰り返し報告されてはいるが。

刑法第216条の改正＊2)に対しては，根本的な異議が出されている。異議の理由には，次のようなものがある。歴史的な経験をふまえて「生命の保護」が基本法に定められている。積極的な安楽死の導入によって，医師への治療委託が〔殺害の委託へ〕転倒する。死なせてほしいという要請が間接的に表明されたと推測される際に，法律上の不確実さが避けられない。それと結びついて拡大解釈や濫用の危険があり，診療にさまざまな結果を及ぼしかねない，といったものである27)。患者の自律（自己決定）を一面的に強調することによって，医師の配慮義務がなおざりにされかねないと懸念されている28)。それに加えて，歴史的な背景をふまえれば，積極的な安楽死を許せば，重病人や障害をもつ人あるいは老人は，〔まわりが安楽死を〕期待するプレッシャーを感じざるをえないであろう。また，「生きる価値がある „lebenswert"」，「生きる価値がない „lebensunwert"」という規定をめぐる議論＊3)が新たに活発化しかねないという恐れもある29)。

＊1)　ドイツ刑法第323条Ｃ（救助の不履行）　災害または公共の危険もしくは急迫に際し，救助を行うことが必要であり，かつ諸般の事情からみて行為者にそれを期待することができ，特に自分自身に著しい危険もなく，かつ他の重要な義務に違反しなくても，それが可能であるにもかかわらず，救助を行わなかった者は，1年以下の自由刑または罰金に処する．

＊2)　現行刑法第216条（前頁＊）に，例えば，「(3)被害者の真摯な意思に従って医学的治療を差し控えるか，あるいは中断する者は，処罰されない。これは，治療の開始あるいは継続により，被害者の生命が延引される場合にもあてはまる」を追加する立法提案がある．

＊3)　上巻 p.12，下巻 p.243参照．

要請に基づく殺害禁止の撤廃は，重要な社会的諸団体によって拒否されている[vi]。にもかかわらず，積極的に死なせることを許す手前で，さまざまな問題が生じている。とりわけ，末期ではないが不治の病を患う患者に対して，生命維持措置を中止したり行わなかったりという形の問題。意思表明ができない，もしくはもうできなくなった患者に対して治療を中止するという問題などである。これらについては，医師の職業法での規則が特に重要である。

2-2 連邦医師会の諸原則

医師の間で論議が高まってきていることを背景に，連邦医師会は1998年に，「医師による死への看取りについての諸原則」[30]を新たに公表した。ここでは，1993年のこれに関する指針の示達以来この問題をめぐる判決が変化してきていること，医療技術のその後の発達，重病ではあるが末期ではない患者の治療の限度について医師自身からの質問が増えていることをふまえて，一層踏み込んだ検討がなされている。

　この「諸原則」は要請に基づいて死なせることを，誤解の余地なく拒否していながらも，死が迫っている者あるいは予後が思わしくない〔もう治る見込みがない〕患者がある特定の状況にある場合，生命を維持するという医師の義務にもかかわらず，生命維持のための措置がもはや適切ではないことも強調している。このような場合，治療を中止する代わりに，治療目標を苦痛を緩和する医療措置の方向に転じなければならない。これには，重篤な障害をもった新生児に対して両親の了解のもとに，生命維持措置を行わない，ないしは続行しないということ（「初期安楽死（Früheuthanasie）」とも呼ばれる）も含まれる。

　「諸原則」はすべての患者に対し，患者の容態とは関わりなく，基本の医療看護を認めている。そこには，人間の尊厳にふさわしい形で，病院等に収容し，愛情を込めていたわり，身体をケアし，苦痛や呼吸困難や不快感を和らげ，さらには飢えや渇きを癒すことなどが含まれる。「諸原則」

---

vi) カトリック教会，プロテスタント教会，ドイツ障害者評議会，連邦ホスピス協会，ドイツホスピス財団，ドイツ医師会，その他多くの重要な社会的諸団体がこの点で一致している。

第1章　規則を必要とする諸分野　　　249

は患者の自己決定権を強調している。生命維持措置から苦痛緩和措置への転換は，患者の意思が決定すべきである。しかし，その時点でもはや患者に同意能力がない場合，患者の意思と推測されるものに即して決定されなければならない。その際，患者による事前指定（Patientenverfügung）*1)が〔医師に〕提示された場合は，それを医療方針決定のための基本の手がかりと見なさなければならない。

「諸原則」は，末期ではない重病人までも含めている点や，かかるグループに対してまで「推測される意思」を引き合いに出している点で批判されている[31]。とりわけ，本人の意思を形成しようがない重篤な障害をもつ新生児に対して，「推測可能な意思」という司法概念を用いることはできない。

予後が思わしくない〔もう治る見込みがない〕あるいは重篤な障害を負った患者に対する生命維持措置の中止は，末期患者に対するそのような措置の中止と同一視できない。末期患者の死に至る過程を引き延ばさないこと（Nicht-Verlängerung des Sterbeprozesses Sterbender）は，重病者の生きる過程を縮めること（Abkürzung des Lebensprozesses schwer Kranker）から，法的にも倫理的にも区別されなければならない。かかる患者グループにおいて予後に注意を喚起することにはリスクがある。実際の診療のなかでは，予後の評価は非常に異なることがよくあるからだ。このことはとりわけ，重度の形成不全あるいは重度の代謝障害を患っている新生児についても当てはまる[32]。

例えば覚醒昏睡（Wach-Koma）*2)患者のような末期ではない患者に生命維持措置を行わない，または中止するために〔患者の〕推測されうる意思を引き合いに出すことも批判されている。また，同意能力がない人のグループに対しては，生命維持措置の終了について後見裁判所の許可書を「死期が迫る前に（im Vorfeld der Sterbephase）」，法定世話人から入手しておいた方がよいという示唆[33]も批判されている。これとともに，きわどいケースについて「死亡させることが例外的に許される」とした1994年の連邦裁判所判決[vii]，および1998年のフランクフルト上級地方裁判所の

　＊1)　英語の advance directive やリビング・ウィルにあたる。
　＊2)　p.243＊3)参照。

250　第Ⅲ部　残された課題

（論争になった）判決[viii]から，該当する人々のグループ全体のための原則的なケースが導かれようとされた。

　総じて，不治ではあるが末期ではない患者までも〔治療中止の対象に〕含め，かかるグループにも，推測可能な患者の意思を持ち出すことによって，「諸原則」の意図に反して，消極的安楽死と積極的安楽死との境界も判別できなくなるという危険があろう。「諸原則」決定以降，入院診療と外来診療に対する統一的な評価がこうしたケースに対して明確なものを提示し，〔患者の〕陳述に手を加えたり，より厳密にすることにもつながりかねない。

2-3　患者による事前指定

患者の意思は治療にあたる医師にとっては決定的な基準となる。このことに議論の余地はない。ここで議論になるのは，患者による事前指定書に基づき生命維持措置を行わなかったり中止したりする場面で，患者の意思の方に重きを置くことである[34]。患者による事前指定書がいつの場合でも患者の現時点での意思を表しているかどうかは疑わしい。治療しないでほしいという指示を書面で仕上げる際の書式やその運用，その書の効力が及ぶ範囲についてはかなりの差がある。さらに，意思は時間とともに移り変わるにもかかわらず，当人自身の意思と評価されるべき事前指定と，当人にもはや同意能力がなくなった状況において当人の希望や評価に応じた決定を下すことを一人ないしは幾人かに委ねる事前全権委任（Vorsorgevollmachten）や世話人の指示（Betreuungsverfügungen）との間にも差があ

---

　　vii)　連邦裁判所1994年9月13日付判決，BGH St 40, S. 257-272, いわゆる「ケンプテン事件（Kemptener Fall）」において，連邦裁判所は覚醒昏睡の患者に対する人工栄養の中止を，推測できる患者の意思を根拠に，合法的であると説明した。（訳注：ケンプテン事件の判決については，甲斐克則『尊厳死と刑法』成文堂，2004年，第5章参照）。

　　viii)　フランクフルト上級地方裁判所1998年7月15日付決定，NJW (Neue Juristische Wochenschrift) 1998, S. 2747-2749. いわゆる「フランクフルト事件（Frankfurter Fall）」において，フランクフルト上級地方裁判所は，「不可逆的昏睡状態の」，それゆえ末期ではない患者に対する経管栄養の中止を，後見裁判所が後見人の決断を確認したことをもって許されると説明した。しかしその後の判決は，後見裁判所にそのような権限があることを否定している。例えばミュンヘン地方裁判所第Ⅰ部，1999年2月18日付け決定，NJW 1999, S. 1788-1789.

る[ix]。

　患者による事前指定書という構想に対しては，さまざまな批判的な異議が出されている。この構想は当該患者にとっては過大な要求をしばしば提起している。どういった状況のなかで事前指定が成り立つのかが検討されていない。事前指定がさらに合法化されることによって，医者－患者関係が空洞化する。治療費がどれくらいかかるかを前もって算定する義務を理由に自己損傷を助長する……等々といった異議が出されている[35]。

　このように評価が対立しているため，患者による事前指定書はこれまでのところ医師を厳格に拘束するだけの影響力をもっていない。「患者による事前指定の扱いに関する医師のための指針」[36]も，患者による事前指定書は治療にあたる医師によって，そこに表明されている意思が，患者の現時点の意思とはたして合致しているか，というところまで吟味されなければならないと定めている。ただしこの点を州医師会のしかるべき規則制定によって職業法で定めることは，まだまったく片づいていない[x]。また，生命維持措置の不履行や中止に関する決定において，どのようにして患者の意思が取り入れられたかの記録に関する拘束力ある指針も欠けている。患者の意思に添うには，患者の事前指定書への尊重が求められる。しかしながら，事前指定書の現時点での拘束力を疑ういくつかの理由がある場合には，患者の意思を推測しなければならない。その時点での患者の意思を捜しだすには，家族と医療従事者との対話が重要な役割を果たす。

2-4　欧州連合理事会報告書

欧州連合理事会による1999年の「危篤患者および末期患者の人権と尊厳の保護に関する報告書」[37]は，国際的な議論の高まりや安楽死の拡大が差し迫っているなかで，批判的指針を提示した。すなわち，個人の自己決定を強調しながらも，同時にしかしEU加盟国に，患者個人が死の脅威から守

---

　　ix)　エムニド（EMNID）世論調査所による1999年のアンケートによると，回答者の88％が前もって意思表示書を作成することに賛成しているが，実際には8％しかそのような書類を作成していない。Statistisches Bundesamt/Robert Koch 2001参照。
　　x)　1998年にベルリン市医師会はその職業規則のなかで，患者による事前指定書を，末期において，特定の諸条件のもとで拘束力あるものと宣言した。そこまで踏み込んだ唯一の州医師会である。

られる基本的な権利を擁護することを要求した。自己決定する権利と尊厳をもって死ぬ権利には，死亡させられる権利は含まれていない。さらに，苦痛緩和医療を促進すること，とりわけ医療者の専門養成教育や，そのほか関連する職業グループすべての養成教育のなかに緩和医療〔教育〕を確立する手立てをとるよう，加盟国に勧告している。

3　結論と提言

本審議会は，ドイツ連邦議会が死の看取りと臨死介助（安楽死）というテーマに集中的に取り組むことが必要であると考えている。

　上記に示した問題の概要に応じて，とりわけ以下の課題に取り組む必要がある。

- 病院や老人ホームなどにおける死をめぐる状況を構造的な改革によって改善すること
- 緩和医療ケアを強化するための措置
- 人生の最終段階における在宅看護の改善
- 入院診療と外来診療との協力態勢の改善
- 家族による援助と，ボランティアによる援助の改善
- ホスピス業務のさらなる拡大充実
- 治療の限度に関する後見裁判所の決定が，厳密に末期患者に限定され，世話を受ける人と世話人との間の信頼関係が成り立ち，世話を受ける人の明確な意思があることを前提に行われる。そのように世話法を明確にする〔改正ないしは解釈〕

本審議会は，生命維持措置の不履行ないしは中止に関する法制化，または医師が自殺を幇助したり〔患者の〕要請に応じて死亡させたりすることに関する法改正は必要ないと考えている。

　そうではあるがしかし，議会および公共で批判的な議論が強化される必要はある。これとの関連で，老人ホームなどにおける状況を調査するためにドイツ連邦議会に審議会を設置すべきとの要求も支持する。

　議会や公共での議論が，医師による死の看取りや安楽死に関する職業法上の規制をさらに発展させていくプロセスを支持することもあろう。こう

した発展は，末期ではないが不治の患者の治療限度について，特別な同意基準を確定することになろう。また，終末期におけるあらゆる決断に患者ないしは患者の意思を取り入れるために，〔医療や介護の〕質の基準を開発することにもなろう。

　死の看取りや臨死介助（安楽死）に関わる臨床実践を評価吟味し，それを通じて，連邦医師会の「諸原則」をさらに発展させて，それらを職業法として制定するための基盤を準備するような措置をとくに支持しなければならないであろう。

IV　移植医療

長い間政治レベルおよび社会レベルで論争が展開されたのちに，1997年12月1日に臓器移植法が施行された。移植法の目的は移植医療の法的に重要な側面を規則化することにある。すなわち，死亡時点，臓器摘出への同意，臓器の調達と分配，ならびに生体移植の規制といった事柄である。

　移植医療は，すでに幅広く応用されている高度医療技術であるが，同時にその科学的な基礎と，臨床応用の可能性は急速な進歩のさなかにある。移植法という形での法規制は特別注目に値する。というのも，移植医療のさらなる発展のなかでこの法を検証し，その適合性を問うことから，将来これに匹敵する生物医学技術分野において，根本的な倫理問題をめぐって社会的に意見の対立が生じた場合，一つの法的規制をどのように見いだしうるかを推論できるからだ。

　それゆえ詳細な取り組みの中心に位置しなければならない問いは，医学の発展と社会の発展に直面して法的規制がどの程度その真価を発揮したか，そして法的規制によってどのような意図せざる結果が生じたかということであろう。その際，生体移植が拡大する傾向にはとくに注意を要する。また，資源の欠乏〔臓器不足〕や，これに伴う公平な分配，分配の透明性，医学上の代案の探求といったテーマは，他の新しい高度医療技術を導入する際に生じうる問題を評価する際にも重要なものとして現れるであろう。住民への情報提供と説明という問題や，移植医療のケースで脳死や同意の

取り消しといった領域で明るみに出たような倫理的な意見の不一致に社会がどう取り組むかという問題ももとより重要である。

　かかる取り組みの際，移植法が，さらに残っている意見の不一致のすべてに関して法的安定性をもたらし，臓器移植の実施に耐えうる規則を可能にしてきたという事実を顧慮しなければならないだろう。この点において，移植医療や移植法の分野での経験は，現代医療のなかで将来的に規則化が必要になる分野にとって基準ともなろう。こういった分野においても，社会のなかにさまざまに相反する意見がありながらも，立法者はそれらを調停する実用的な法を制定することによって，診療実践に対して法的安定性をつくり出し，同時に個々人に対して，各人のさまざまな価値観に応じて行動する可能性をなおも残しておくことになるからである。

　この点において移植医療の規則化は特別注目に値する。なぜなら，ここで立法者は具体的な例を手がかりに，立法の効果を倫理的な意見の不一致を背景に点検することができるからだ。

第 2 章

全体を貫くテーマ

I　医師－患者関係[i]

　医師－患者関係は，現代医療および現代医療技術の発展にとって鍵となる役割を担っている。そこには，患者と医師の役割理解の変化も，医学的治療の可能性の変化も反映している。医師－患者関係によって，医師の行動は倫理的に拘束力のある目標のもとに置かれ，さらに，医学的治療が効果を上げるためにも必要な，患者を保護する空間が境界づけられる。つまり医師－患者関係には医師の守秘義務が密接に結びついている。しかしまた，治療の自由も密接に結びついている。

　医学の進歩，さらには人口統計学上の変動や自己決定の重視は，医師－患者関係の伝統的な構造に影響を及ぼし，医師と患者相互のつき合い方の形にも影響を及ぼす。

　医学的治療の成果は，治療にあたる者と患者との間の信頼関係にかなりの程度左右される。治療にあたる者は通例は，医師または心理臨床家であるが，しばしば段階的に，看護師，介護師，その他の治療専門家もこれに該当する。患者と関わりをもつのは，たいていの場合，治療チームでもあ

---

[i]　例えば以下参照。Dörner 2001a; Francke/Hart 1999; Luban-Plozza et al. 1998; von Reibnitz et al. 2001. さらにビーレフェルト-ベテル (Bielefeld-Bethel) とイェーナ (Jena) でこのテーマについて行われた本審議会の公開対話集会への下記の寄稿も参照せよ。Geisler 2000; Kloiber 2001; Luther 2001a; Tanner 2001; Wunder 2000c; 2001a.

る。それゆえ以下の考察は，倫理面では，他の治療専門職や医療専門職にも拡大適用されうる。

　医師－患者関係は，通常，情報や専門的能力に著しい差があることを特徴としている。患者は治療者の知識と技量に依存し，治療者の決定の的確さや質について検証する可能性は通常は非常に限られている。さらに，とりわけ重篤なケースでは，痛みや意識障害が患者の決定を困難にしたり不可能にするため，患者の決定能力が限られるという事情も加わる。

　同様のことは子供や精神疾患や認知症の患者にも当てはまり，自分に対する治療について決断することがごく限定されているか，まったくできないこともしばしばである。

　医師がもつ治療の自由は，守秘義務とまったく同様に，患者に由来する権利と解釈することができる。守秘義務も治療の自由も，患者を保護し，医師が関与する治療を保護する空間をつくり出すのに役立つ。その保護された空間のなかで，患者は，患者が抱えている問題や悩みを医師が外部にもらしたりせず，同時にまた患者に最も適した治療方針を採用してくれるということを確信できる。しかし実際は，治療に関する決定は医師のみが下すのではなく，通常は医師と患者とが共同で決断することになる。

　この場合，患者が関与する度合いはさまざまな理由によって異なる。

・自己決定は今日，一世代前よりもはるかに重視されている。「恩恵的な温情主義（benevolenter Paternalismus）」に代わって，決定権が患者の側にのみあるかのように示唆する患者の自律（自己決定）という主張が登場してきた。患者の自己決定が客観的な実態と合わないにしても（というのも，講じられるべき治療について決定を下すのは今もなお医師であって，患者はただ同意を求められる），いずれにしても今日では，患者の大部分が，患者が治療方針の決定に関与することを，主観的には重要だと感じている。

・高度で幅広い教養があって初めて，治療の必要性と治療の経過を深く洞察できる。

・医学的な情報が幅広く普及し，自由に手に入れられるようになったことで，一方では患者がより正確な独自の情報を得れるようになったけれども，もしも情報が間違っていた場合には，情報が歪曲されたり，

第2章　全体を貫くテーマ

　誤解されるリスクを負う。

　医学がさまざまな専門分野に分化することによって，医師の行為は分業の一部となり，このため医師－患者関係が拡散して，患者はどっちを向いていいのか分からなくなる。

　同時に医師の役割理解も（少なくとも医師の活動の周辺分野において）変化した。開業医という自由業は報酬と引き換えに顧客の希望を満たすサービス提供者であると，社会的にますます認知されるようになっている。これはライフスタイル全般がどんどん医療化*)していること（zunehmende Medikalisierung der allgemeinen Lebensführung）にも当てはまる。医師の活動領域が拡張し，気分の不具合や美容上の問題を治療し，ライフスタイル上の希望に合わせて治療することへと重心が移動し，あるいはそういった分野にまで拡大することによって，この傾向が強まっていく。生殖医療の大部分も，医学的な補助を受けたスポーツ能力の向上も，こうした医師の活動領域の多様化と拡張に属する。こうした拡張は，予防，治療，苦痛緩和といった，医師への伝統的な委託とは相容れないか，または調和しがたい。

　さらに，法的安定性への正統な関心に，医師－患者関係〔をなんでも法律で処理しようとする〕ある種の法律化（Verrechtlichung）が結びつく。これが，医師と患者との間の関係を悩まし，自己防衛〔保身〕的な医療（Defensivmedizin）が発達するといった別のマイナス効果につながりかねない。

　さらにこれと平行して，医療の経済化（Ökonomisierung der Medizin）が絶えず進行し，医療や医師－患者関係が市場経済的に捉えられるようになり，これによって顧客－奉仕者という視点（die Kunden-／Dienstleiter Perspektive）がよりいっそう強調されてくる。医師の方も，伝統的な職業理解に基づく使命感から，こうした傾向に誤って，または意識的に追随している。

　いのちの始まりと終わりにおける新しい治療法が，医師-患者関係の理解に新たな問題を提起している。まだ生まれていない子の診断にあたって，

---

　　*）　上巻 p.84訳注＊)参照。

胎児そのものを患者として扱うような認識はけっして共通認識ではない。いのちの終わりにおける治療の決断に際しては，時として患者の死への希望が優勢となる。しかし，安楽死や自殺幇助は医師への治療委託とは相容れない。

精神医学の分野ほど，患者の自律（自己決定）が，治療や医師-患者関係のあり方を変えた分野はないであろう。閉ざされ秘められた精神医学から，開放的で活動的な精神医学への転換は，多くの患者に自立した生活を可能にしたが，病気をかかえたまま一人にされ，ほったらかしにされたまま，生存が危険にさらされている患者も多い。医者に診てもらう場合みずから決断する自律的な患者というモデルは，この場合必ずしもすべてのケースに通用するわけではない。

しかし，自分の意志に反して拘禁されている患者の場合，例えば司法精神医学の観点から拘禁されていたり，拘留中であったり，亡命希望者のための施設収容中，または予防拘禁中など，自分の意に反して拘禁されたりしている患者の場合も，その医師－患者関係は検討対象となる。医師の行為と医療上の決定が監督官庁の指示のもとに入るべきかという問題は，論争となっていて，意見がまったく割れている。

遺伝子検査の急速な発達も，医師-患者関係の定義づけやこの関係の境界づけに関して挑発している。というのも，遺伝子検査では，その大多数が個人や世代を越えた診断となり，個々の医師-患者関係という狭く限定された領域は越えられているからだ。

医師-患者関係は〔医療倫理のなかで〕中心的な位置を占めているため，これが変化したり影響を受けたりすることは，政治的にも重大な意味をもつ。それゆえ，下記のように，政治的にも重要なさまざまな問題が生じる。

- 医師と患者の信頼関係が掘り崩されないような経済的・法的な枠組みを作ることができるであろうか。
- 治療のために重要な医師－患者関係を，外部からの影響，例えば経済的な影響から防護し，組織的に保護することができるか，それともそうするにはもはや手遅れか。
- 医師への報酬の構成を，例えば個別の医療給付に応じた報酬をやめるなどして変更すれば，医師－患者関係は改善されうるだろうか。

第2章　全体を貫くテーマ

- 例えば精神医学系の個々の診療科や，生まれていない子や小児の場合など，患者が自由意思と決定能力をもたずに医者にかかりに来るようなつながりのなかで，医師－患者関係はどのように保護され，あるいは改善されうるだろうか。
- 人口統計学的な変動〔少子高齢化〕は，例えば老人ホーム等における慢性疾患の患者や，とりわけ認知症の人に関して，医師－患者関係にどんな結果をもたらすだろうか。
- 医学生を養成する専門教育を，コミュニケーション能力や，医師と患者との会話において信頼を築く能力，心理社会的な専門知識などを強化するように，どう改善できるか。
- 障害を有する人への医師の関係は「脱医療化（entmedikalisiert）」されなければならないか。もしそうなら，どのようにしてそれは可能か。
- 医師－患者関係に関して職業団体や団体連合はどんな役割を果たすか。
- 技術の影響や，経済的な活用を優先する傾向は，患者の代弁者（弁護士）としての医師という伝統的な自己理解を変化させ，医師を「売り手（Verkäufer）」に，患者を「顧客（Kunden）」にするのに適している。こういった展開を規制すべきであろうか。もし規制すべきなら，どのようにしてすべきであろうか。
- 規制しないとすれば，誰が患者の利益を代弁するのか。
- 患者による事前指定や，看護・介護についての代理委任を，それらが信頼を促進する役割を果たせるように，どう整えていくべきか。
- 医療保険制度への患者の参画は，どのように改善されなければならないか。
- その際，例えば1999年第72回連邦および州保健大臣会議で提出された文書「ドイツにおける患者の諸権利（Patientenrechte in Deutschland）」に相応するような，成文化された患者の権利憲章はどのような寄与ができるだろうか。
- 情報提供された患者のもろもろの権利と義務は，どのように並べてランクづけできるであろうか。患者のしかるべき倫理観はどのように育てられるであろうか。倫理観の育成を促進するどのような機会がある

であろうか。

第IV部

倫理的議論をさらに進めるための全般的な提言

「現代医療の法と倫理」審議会は，その委託に従って，現代医療の進歩に伴って起こってくるさまざまな疑問や問題を調査し，まとめ，倫理的な評価や，これらの問題への社会の関わり方や，立法行為ならびに行政行為に関して提言するために，科学と公衆と立法者との接点を作ってきた。本審議会はこれらの経験を集約し，そこから基本的に，次の3点を全般的な提言としてまとめた。

 I 審議の仕方と方法
 II 公衆との対話
 III ドイツならびに外国における倫理をめぐる議論の構造

I　審議の仕方と方法

期日が定められている現下の立法手続きおよび決定手続きに審議が伴走する際や，意見の分かれる問題についての倫理的な評価や立法上の取り扱いについて提言を仕上げる際，制度的な制約があるために以下のことがとりわけ難しいことが明らかとなった。

・必要な態度表明を時局に即して緊急に提示すること
・倫理的な評価について審議委員の間で合意が生まれなかった際に，それらの問題点を表現すること

1-1　立法手続きおよび決定手続きに審議が伴走する

緊急の問題に時局に応じた態度表明を行うために，本審議会は中間報告書という手段を用い，また立法手続きを所轄する委員会に所見を述べた文書を手渡す機会を活用した。

 中間報告書は，「バイオテクノロジーにおける知的財産の保護」および「幹細胞研究」というテーマに関して公表された[*]。EU基本権憲章に関する報告書の部分は起草会議（Konvent）でドイツの代表団に手渡され，彼らと意見交換を行った。

---

 [*]　それぞれ2000年1月と11月に答申され公表された。監訳者まえがき上巻 p. xvi-xvii 参照。

中間報告書を発表することによって最終報告書が小さくなる恐れが審議会で議論されたが，本審議会の意味ある審議が，緊急を要する立法手続きや決定手続きに十分に活用されるようにするために，これを甘受することとした。

本審議会はドイツ連邦議会に対して，立法手続きや決定手続きに遅れをとらずに審議するという考えをさらに推進し，場合によってはそのために必要な制度的・法的な諸条件を整えることを提言する。

2-2 意見の分かれるテーマにおける調整方法と記述方法

とりわけ困難であったのは，審議委員の間で最後までその評価をめぐって合意を形成できなかったテーマの取り扱いである。以下の3テーマがそれである。
- バイオテクノロジーにおける知的財産権の保護（バイオ特許）
- 幹細胞研究およびES細胞の輸入
- 着床前診断

本審議会は，評価する立場において緊張関係があったにもかかわらず，すべての領域において，それぞれの論拠が公正に意見交換され，対話の断絶もなく，溝を残すこともなく議論を進めることに成功した。「不同意の限界」ならびに誤用傾向に対して一般に共有されている懸念を確認し，また法的に要求できることと，倫理的にレベル以下であってはならないことに対する枠組みを定めたことも，重要な経験であったと本審議会は見なしている。合意できる共通点と，基本的に評価が分かれたままの事柄ではそれぞれの評価の理由を，報告書のなかで適切に述べた。けれども，審議委員のなかになお残っている意見の相違に関して，相違の事実と範囲をどのように記述すべきかについて，なお問題が残された。

このため審議会は以下のようなさまざまな道を選んだ。報告書の結論と異なる少数意見を示す（バイオ特許に関する報告書），「両論（Gabelempfehlung 複数の提言）」を併記する（ES細胞の輸入に関する報告書），異なるふたつの立場について票決結果を示す（本答申の「着床前診断」〔第Ⅰ部〕）。

それゆえ本審議会はドイツ連邦議会に対して，倫理的な意見の不一致を

取り除けないような事例の場合に，それにふさわしい叙述方法を開発し活用することが許されるか，もし許されるならどの程度まで許されるかについて審議するよう提言する．

II　公衆との対話

医療倫理・生命倫理のなかでも意見の分かれる問題において，政治的な決定は公衆の積極的な参加なしに下されてはならない．また連邦議会は本審議会に対して，こういった問題への社会の取り組みのための提言を期待している．それゆえ本審議会は，上記の諸問題について公共の議論を促進し，その質を高めていくことを重要な課題と考えている．本審議会はその際，一方で，公共の議論のなかからいくつかのテーマを取り上げるとともに，他方で，討論をさらに進めるきっかけも作った．そのためにもさまざまな形態を用いた．その際，審議会内における議論の公開性や意見形成の仕方が公衆のなかに大きな反響を呼ぶことがわかった．

　かかる仕方を活用した経験から本審議会は連邦議会に対して，公衆との間で必要な対話を促進するために，以下のような道具立てを採用し発展させていくことを提言する．
- とりわけインターネットを活用して報告書や所見，態度表明などを公衆に知らせる
- 対話集会と公聴会
- 議会外の諸委員会や諸機関との連携
- インターネットを用いて社会における対話の可能性を促進する（オンラインフォーラム，オンライン会議など）
- 諸メディアとの協働の強化

III　ドイツならびに外国における倫理をめぐる議論の構造

欧州近隣諸国における医療倫理・生命倫理問題に関する意見形成の構造に

ついて知るために，本審議会は公聴会で英国，オランダ，デンマーク，チェコ共和国，フランス，ポーランド，スイスの倫理委員会の代表者との交流につとめた。その際，医療倫理・生命倫理問題の取り扱い方には，幅広い多彩な可能性があることがわかった。国家機関による扱いから，職業自治団体の常設委員会〔医師会の倫理委員会など〕による検討，さらには自発的な社会団体や諸制度〔コンセサス会議など〕による意見や判断の形成の促進などである。

本審議会自身の経験や上述の公聴会から，医療倫理・生命倫理における懸案の諸問題については，特別な方式で意見形成や判断形成を行う必要があることがはっきりした。こういった問題には以下のようなものがある。

・問題の状況：問題の状況は通常複雑で，個々の専門家には見通せないことすらある。そこで，事態を掌握し，さまざまな側面から調査し，その結果を，決定を担う人々すべてに分かりやすい形で提示しなければならない。そのためには，専門家と意見を交換し（諸科学の寄与），ヨーロッパにおける展開と国際的な展開を見据え（欧州レベルの交流と国際的な交流），すべての人々が理解できる言葉に翻訳すること（公共の理解）が必要となってくる。その際，時宜にかなった対応（Aktualität）がとくに重要であり，そのためには継続的な調査と情報伝達が必要不可欠となる。

・倫理的な評価：重要な問題では倫理的な評価が割れるので，評価の基準を示し，共通点と相違点を確認し，協調点を探さなければならない。ここでは，専門的な知識（倫理や法）を参照するだけでなく，関連する社会諸団体との対話や，かかる諸団体相互の対話が必要である（公衆との対話）。

・法制化と政治的決定：通常はさまざまな選択肢がありえて，しかも，欧州レベルと国際レベルで包括的な規則の審級が重要な役割を果たしているので，客観状況の問題にかなった規制，独自の倫理的・法的価値確信に応じた規制が必要とされる。ここでも，議会という重要な決定レベルにおいて，合意が得られるような解決策が見いだされうるためには，専門的知識（法律）のほかに，関与者の議論が必要である。その際，さまざまな立場や選択肢がしばしば特定の党への帰属と合致

しないように注意しなければならない。

本審議会の経験によれば，上記の目標を達成し政治的な決定に対してしかるべく準備をするためには，以下のことがとりわけ重要である。

- 公衆，科学者，政治的決定の担い手との間の対話のなかで，問題領域を早期に同定し，明確にする
- さまざまなメディアと連携し，インターネットも活用して，公衆と政策決定者と科学者にわかりやすく情報を伝えて問題意識を共有させる
- 公共の議論を刺激し奨励する
- 政策決定者のために公共の議論を徹底的に解明し問題点を叙述する
- 政治的決定を行なう官庁が問題領域に関して協議し，立法的決定，行政的決定を準備する
- 倫理的に争われている諸問題に際して，立法的決定，行政的決定のために必要な，ある部分的な合意のための提案を仕上げ，さらに見渡しがたい意見の相違を指し示す
- 欧州レベルならびに国際レベルでの継続的な交流，および欧州レベルならびに国際レベルに適しい規制やその準備に参加する

重要な政治的な決定を準備するのに必要となる上述のような課題と必要なものを引き受ける際，本審議会の経験によれば，ドイツにおける現存の制度化にもかかわらず[i)]，まだ不十分なところがある。不十分な点は次のようなさまざまな要因から生じている。権限が制約されている。民主主義

---

i) 医療倫理および生命倫理の分野で目下連邦レベルで現存する機関には以下のものが挙げられる。
- 政治的レベル，医師の自治団体レベルでの審議会として：ドイツ連邦議会「現代医療の法と倫理」審議会，連邦首相のもとに設置された国家倫理評議会（Nationaler Ethikrat），連邦保健省倫理諮問委員会（Ethik-Beirat beim Bundesministerium für Gesundheit）（2002年4月10日解散），連邦医師会中央倫理委員会（Zentrale Ethik-Kommission bei der Bundesärztekammer）
- 意見形成と判断形成のための制度化されたサービス機関として：生命諸科学における倫理のためのドイツ情報センター（Deutsches Referenzzentrum für Ethik in den Biowissenschaften, DRZE），連邦議会技術評価局（Büro für Technikfolgenabschätzung beim Deutschen Bundestag, TAB）
- 社会的な意見および判断の形成レベルにおいて：市民会議「遺伝子診断をめぐる係争」（Bürgerkonferenz Streitfall Gendiagnostik）（ドレスデンで2001年に実験的な試みとして行われた）〔本書 p.210参照〕

的な正統性に欠ける。専門的知識が不足している。〔任務が〕不必要に重複している。配属が不明確である。連携が不十分である。制度化が十分でない等々である。

　それゆえ本審議会は連邦議会に対して，ドイツにおける倫理的議論の文化の問題や，倫理的議論の適切な促進と組織化に取り組むこと，そしてそれにふさわしい審議制度を構築することを提言する。かかる審議機関は医療倫理・生命倫理の諸問題における議会の討論や決定を，公衆との対話のなかで適切に準備し，それに伴走する。このことは審議会（Enquete-Kommission）の作業形態あるいは常設委員会（ständige Kommission）の形でなされることになろう。その際，以下のことに留意しなければならない。

- 必要な民主主義的正統性が連邦議会の決議によって保証される
- 専門的な能力がある
- 審議の独立性が保証される。そのために，連邦大統領またはドイツ連邦議会のもとに設置することが検討に値する
- 議会が下す決定権限が委譲される危険を回避する（国民の代表者を代理する委員会ではない）
- 議会との適切な意見交換を図る
- 審議プロセス，関与者の地位，審議結果を透明にする
- 公共の議論と社会的な諸団体や諸機関，科学の進歩と学術研究機関，職業的自治団体の委員会〔医師会の倫理委員会など〕，医療倫理・生命倫理分野にすでに現存する諸機関，これらの間でネットワーク化を適切に構築する
- 欧州および国際舞台での議論と決定に必要なかぎり参加する

出典注

I 部 1 章

1) Ottmar 1995, S. 1ff. 参照。
2) Precht 1999, S. 167; Encyclopaedia Britannica 2001.
3) Palermo et al. 1992.
4) Ottmar 1995, S. 5 から引用。
5) Mettler et al. 2000, S. 194.
6) Tinneberg 1995a, S. 45
7) Hölzle 2001, S. 1.
8) 2年後も不妊が続く場合については Stauber 1996; Runnebaum/Rabe 1994; Felberbaum/Diedrich 1994 参照。1年後も不妊が続く場合については Breckwoldt 1994 参照。
9) Bundesärztekammer 1998b.
10) Tinneberg/Ottmar 1995 参照。また http://www. familienplanung. de/kinderwunsch/daten/f3_02. htm (Stand: 27. 3. 2002) (連邦健康啓発センターのウェブサイト) 参照。
11) Tinneberg 1995, S. 113ff.
12) Tinneberg 1995b, S. 113, 116.
13) Seehaus et al. 2000, S. 109.
14) Seehaus et al. 2000.
15) Seehaus et al. 2000, S. 109.
16) Brown 2000, 特に S. 33; Coskun et al. 2001.
17) Simon 1995, S. 134.
18) 以下の文献に概説がある。Byrd et al. 1990; Kliesch et al. 2000; Nagy et al. 1995.
19) 例えば Aubard et al. 1994 参照。また以下の文献も参照: Burks et al. 1965; Stahler et al. 1976
20) Allan/Cotman 1997; Crabbe et al. 1999.
21) 例えば Fischer et al. 1996 参照。
22) Siebzehnrübl et al. 1997, 20頁以下を見ること。
23) なかでも以下の文献を参照: Trounson/Kirby 1989; Pickering/Johnson 1987; Spitzer et al. 1998.
24) Leibo 1977.
25) Carroll et al. 1990.
26) Porcu et al. 1997.
27) 例えば Fabbri et al. 2000 および 2001; Oktay et al. 2001 参照。
28) Oktay et al. 2001.
29) Nieschlag et al. 2001.
30) Katzorke et al. 2001.
31) Diedrich et al. 2001.
32) DIR (ドイツ体外受精登録簿) 1999. S. 10.
33) DIR (ドイツ体外受精登録簿) 2001. DIR 2000. S. 26 も参照。
34) Keller et al. 1992, §1 Abs. 2 Rz. 1 参照。
35) Pichlhofer et al. 2000, S. 42 (さらに別の証明が付いている)。
36) Colman/Kind 2000, S. 193.
37) Pichlhofer et al. 2000. S. 43 参照。
38) Lanz-Zumstein 1990, S. 149-158.
39) Bundesärztekammer 1998b, A 3167 参照。
40) 詳しくは Mettler 1995, S. 92ff. 参照。
41) 精子形成に関わる障害については Steger 2001 を参照。
42) Mettler et al. 2000, S. 194-200.
43) Koch, H.-G. 2000, S. 45.
44) Centers for Disease Control and Prevention 1998.
45) Günther/Fritsche 2000, S. 249.

46) これに関する文献は Kohn/Schill 2000.
47) Klein 1990.
48) Felberbaum 2001, S. 269.
49) Felberbaum 2001, S. 268.
50) Bindt 2001 参照。
51) Deutsches IVF-Register 1999, S. 7.
52) Bundesärztekammer 1998b, A 3167.
53) Barbian/Berg 1997, S. 217.
54) 詳しくは Held 2001 参照。
55) Nygren/Nyboe Andersen 2001, S. 384 参照。
56) Nygren/Nyboe Andersen 2001, S. 384, Ulfkotte 2001 参照。
57) Nygren/Nyboe Andersen 2001, S. 390.
58) Nygren/Andersen 2001, S. 389.
59) Centers for Disease Control and Prevention 1998 (疾病管理予防センター1998年度報告).
60) Centers for Disease Control and Prevention 1998, S. 4 参照。
61) Centers for Disease Control and Prevention 1998, S. 4 参照。
62) Centers for Disease Control and Prevention 1998, S. 10 参照。
63) Schneider 2001, S. 32.
64) Barbian/Berg 1997, S. 7. この著作はドイツにおける体外受精の発展を詳しく説明している。
65) Bundesärztekammer/Wissenschaftlicher Beirat 1985, S. 1690-1698.
66) Hölzle/Wiesing 1991, S. 8; Barbian/Berg 1997, S. 7.
67) Barbian/Berg 1997, S. 5.
68) Bundesärztekammer 1998b, A 3169.
69) 1992年以来のデータについては Deutsches IVF-Register 1999, S. 6 参照。
70) Deutsches IVF-Register 2000, S. 6.
71) Deutsches IVF-Register 1999, S. 6 参照。
72) Deutsches IVF-Register 2000, S. 6 参照。
73) Beier 1996, S. 50.
74) Beier 1996, S. 50.
75) Günther 1995, 特に S. 28.
76) Günther/Fritsche 2000, S. 249.
77) Bundesministerium für Gesundheit 2000 (連邦保健省2000年度白書).
78) 以下で引用される規定については, Bundesausschuss der Ärzte und Krankenkassen 1997 (医師・医療保険組合連邦委員会1997年度報告) 参照。
79) Bundesausschuss der Ärzte und Krankenkassen 1997, Nr. 14.
80) Kentenich 2001, S. 260.
117) Brähler et al. 2001, S. 161. ドイツにおける子なし状況についての1996年の調査結果が引用されている。
81) Bundesärztekammer 1985.
82) Bundesärztekammer 1988.
83) Bundesärztekammer 1989.
84) Bundesärztekammer 1994.
85) http://www.uni-duesseldorf.de/WWW/AWMF/ll/gyn-e002.htm (Stand:27.3.2002).
86) Bundesärztekammer 1998b, A 3170.
87) Kentenich 2001, S. 260.
88) Egger/Freyschmidt 2000, S. 52 参照。
89) これについては Egger/Freyschmidt 2000 参照。
90) Egger/Freyschmidt 2000, S. 50.
91) Bundesärztekammer 1998b.
92) BSG 2001, BSGE 88, S. 62-75.
93) BSG 2001, BSGE 88, S. 62 (69).
94) BSG 2001, BSGE 88, S. 62 (70f).
95) Lenzen-Schulte 2001.
96) Ludwig et al. (o. J.).
97) Bundesausschuss der Ärzte und Krankenkassen 2002.
98) Deutsches IVF-Register 1999, S. 5 参照。
99) Beier 1996, S. 52.
100) Hölzle/Wiesing 1991, S. 8.

出 典 注

101) Deutsches IVF-Register 2000, S. 10 参照。
102) Barbian/Berg 1997, S. 2.
103) Deutsches IVF-Register 2000, S. 14.
104) Kentenich 2000b, S. 41f.
105) Hölzle et al. 2000.
106) Strauß et al. 2000, S. 46.
107) Bundeszentrale für gesundheitliche Aufklärung 2000, S. 11.
108) Bundeszentrale für gesundheitliche Aufklärung 2000, S. 13.
109) Strauß et al. 2000, S. 223.
110) Barbian/Berg 1997, S. 21.
111) Hölzle 2001, S. 1.
112) Hölzle 2001, S. 1.
113) Kentenich 2000a, S. 17.
114) „Glück aus dem Reagenzglas. Mehr Kunst-Befruchtungen" 2001 を見よ。
115) Tinneberg 1995a, S. 45.
116) Brähler et al. 2001, S. 157.
117) Brähler et al. 2001, S. 161. ドイツにおける子なし状況についての1996年の調査結果が引用されている。
118) Bruckert 1991. ただし Brähler et al. 2001, S. 161 から引用。
119) Bundeszentrale für gesundheitliche Aufklärung 2000, S. 14.
120) Dorbritz/Schwarz 1996. ただし Brähler et al. 2001, S. 162 から引用。
121) Bundeszentrale für gesundheitliche Aufklärung 2000, S. 12f.
122) Brähler et al. 2001, S. 162.
123) Brähler et al. 2001, S. 159.
124) Brähler et al. 2001, S. 160 (Abbildung 4) による.
125) Brähler et al. 2001, S. 162.
126) Kentenich 2000a, S. 17.
127) Barbian/Berg 1997, S. 1.
128) Hölzle 2001, S. 6f.
129) Hölzle et al. 2000, また Hölzle 2001, S. 6 も参照。
130) Hölzle 2001, S. 7.
131) このことや体外受精の経済的側面について詳しくは Barbian/Berg 1997 を参照。
132) Vgl. Koch 1998, S. 20ff.
133) Kettner 2001, S. 42.
134) Bundesärztekammer 1998b, A 3166.
135) Enquete-Kommission „Recht und Ethik der modernen Medizin"2001b, Abschnitt 3. 2, S. 54ff. 参照。
136) 例えば Beier 1996 und 2001; Felberbaum 2001; Kentenich 2001 参照。

I 部 2 章

1) Bundesausschuss der Ärzte und Krankenkassen（医師・医療保険組合連邦委員会）1998, Abschnitt A "Untersuchungen und Beratungen sowie sonstige Maßnahmen während der Schwangerschaft"（妊娠中の検査とカウンセリング，およびその他の処置）, Nr. 3.
2) 前掲書, Allgemeines（総論）, Nr. 1.
3) 前掲書, Abschnitt A "Untersuchungen und Beratungen sowie sonstige Maßnahmen während der Schwangerschaft", Nr. 5.
4) Nippert 1999, S. 66 参照。
5) Nipeprt/Horst 1994, S. 1.
6) ここに挙げたリスクに関するすべてのデータは Schroeder-Kurth 2000, S. 47 から採った。Schmidtke 1997, S. 109ff. も参照。
7) Niperrt 1999, S. 67.
8) Nippert 1999, S. 67.
9) Nippeet 2000, S. 130.
10) この点に関してより詳しくは Nippert 2001c, S. 203f. 参照。
11) Nippert/Horst 1994, S. 1
12) Nippert/Horst 1994, S. 2.

13) Nippert 2000, S. 135.
14) Nippert 2000, S. 134.
15) Nippert 2001c, S. 293.
16) Nippert/Horst 1994, S. 2.
17) Passarge/Rüdiger 1979, S. 23.
18) Von Stackelberg 1980.
19) Bundesärztekammer 2000b.
20) Nippert/Horst 1994, S. 7.
21) Nippert/Horst 1994, S. 143.
22) Schmidtke 1997, S. 327ff. の「ドイツにおける遺伝学的カウンセリング施設リスト」参照。
23) Nippert/Horst 1994, S. 3.
24) Nippert 2001c, S. 294 参照。
25) Bundesärztekammer 1987.
26) Bundesärztekammer 1998c.
27) Kirchner-Asbrock, 2001, S. 1f.
28) BGHZ 89, S. 95ff. 民事責任と出生前診断に関する判決の詳細についてはFranzki 1999 も参照。
29) Nippert 2001c, S. 295.
30) 数に関しては Nippert 2001c, S. 294 und 305. を参照。
31) この点に関しては Nippert 2000, S. 135. を参照。
32) 数字上のデータに関してはFeuerstein et al (im Erscheinen), S. 49 を見よ。
33) Gemäß § 92 Abs. 1 Satz 2 Nr. 4 SGB V i. V. m. § 196 RVO bzw. § 23 KVLG.
34) Bundesausschuss der Ärzte und Krankenkassen 1998, Vorbemerkung.
35) Bundesausschuss der Ärzte und Krankenkassen（医師・医療保険組合連邦委員会）1998における定義参照。
36) 1996年改訂版に関しては，Kassenärztliche Bundesvereinigung 1996（保険医連邦協会1996年版）参照。
37) Bundesärztekammer 1987.
38) Bundesärztztekammer 2000b.
39) Nippert/Horst 1994, S. 6.
40) 数字は Nippert 2001c, S. 294, 305 参照。
41) Nippert 2001c, S. 295. ここには，この点についてのさらに詳細な出典指示もある。
42) Nippert 2001c, S. 295. ここには，さまざまな医療保険制度における出生前診断の費用対効果についての検討も載っている。
43) Nippert 2001c, S. 297.
44) Schumann 2001.
45) Baldus 2001, S. 24 参照
46) Nippert 1999, S. 68. また Weiß 2000 も参照。
47) Pieper 1998; Schücking 1994 und 2000; Schneider 2001 参照。
48) Nippert 1999, S. 70. また Baldus 2001 も参照。
49) Katz-Rothman 1989.
50) Katz-Rothman 1989, S. 104; Nippert 1999, S. 70; Schindele 1995 und 1998. 参照。
51) Nippert 1999, S. 77. また Katz-Rothman 1989; Griese 1999; Beck-Gernsheim 1991 und 1996; Rapp 1999 sowie Wolbring 2001 参照。
52) Nippert 1999, S. 74. また Nippert/Horst 1994; Graumann 2001b 参照。
53) Pieper 1998, S. 244.
54) Bundesärztekammer 1998c.
55) Bundesärztekammer 1998c, A 3236.
56) Bundesärztekammer 1998c, A 3236 参照。
57) Degener 1998b と Beckmann 1998b におけるこの判決の概観参照。
58) Schroeder-Kurth 1994, S. 398f. 参照。
59) Hennen et al. S. 71; Nippert 2000, S. 135f.
60) Degener 1998b, S. 45 におけるこうした議論についての検証参照。
61) Beckmann 1998b, S. 1, 4f.
62) Baldus 2001, S. 46f. 参照。
63) Nippert 2001c, S. 302.

I部 3章

1) Kollek 2000, S. 44 参照。
2) Findley et al. 1995. これ以上の資料とより詳細な議論は Kollek 2000, S. 51 にある。
3) Ries et al. 1998.
4) Supp 2002; Striegler 2002a.
5) Kollek 2000, S. 31ff. を参照。
6) Diedrich 2002, S. 6.
7) European Society of Human Reproduction (ESHRE) 2002, S. 242 (Tabelle XIV) 参照。
8) European Society of Human Reproduction (ESHRE) 2002, S. 235 (Tabelle III) sowie European Society of Human Reproduction (ESHRE) 2000, S. 2674 (Tabelle III) 参照。
9) European Society of Human Reproduction (ESHRE) 2002, S. 242 (Tabelle XIV) 参照。
10) Badura-Lotter 2000, S. 60.
11) Denker 2000a を参照。Kollek 2000, S. 64ff. も見よ。
12) Enquete-Kommision "Recht und Ethik der modernen Medizin" 2001a. を参照。
13) Sozialministerium de Landes Baden-Württemberg 1999, Sowie Bundesministerium für Bildung und Forschung 2001.
14) Max-Planck-Institut für internationals und ausländisches Strafrecht Freiburg 2001, S. 7.
15) Birnbacher 1999; Schöne-Seifert 1999 参照。
16) Bundsärztekammer 2000a: Ludwig/Diedrich 1999. 参照。
17) Graumann 1999.
18) Kollek 2000. 参照。
19) Deutscher Ärztinnenbund/Ausschuss für Ethikfragen 2001 参照。
20) Mieth 1999a.
21) Neidert/Statz 1999.
22) Haker 2001.
23) Habermas 2001 参照。
24) Kollek 2000.
25) Schroeder-Kurth 1999.
26) Denker 2000b; Beier 1999 参照。
27) Schroeder-Kurth 1999 参照。
28) Haker 2000.
29) Wiesemann 2000.
30) Mieth 2000.
31) Singer/Dawson 1993.
32) Düwell 1998 参照。
33) Woopen 1999 参照。
34) Graumann 2002 参照。
35) Knoepffler et al. 2000 参照。
36) Braun 2001a.
37) Müller 1999.
38) Ministerium der Justiz des Landes Rheinland-Pfalz 1999, S. 77.
39) Ludwig 2001 参照。
40) Mieth 1999b 参照。
41) Wegener 2000; Finke 2000.
42) Deutscher Behindertenrat 2001.
43) Maio 2001 参照。
44) Graumann 2001b 参照。
45) Testart/Sèle 1995; 1999.
46) Maio 2001 参照。
47) BverfGE 88, S. 203ff.
48) Kutzer 2001.
49) BverfGE 88, S. 203 (251) 参照。
50) BverfGE 88, S. 203 (251ff.). 持ち出された論拠は Herdegen 2001 の詳論に対応する。
51) 例えば Nippert 1999 S. 78 にあるアンケート調査結果参照。
52) Bundesärztekammer 2000a を参照。
53) Nippert 2001c, S. 299 und 318 (表 15) を見よ。
54) Bundesärztekammer 2000a 参照。
55) Bundesregierung 1989, S. 6.
56) BverfGE 39, S. 1 (58f.); 88, S. 203 (252).

57) Bundesregierung 1989, S. 8.

Ⅱ部1章
1) 例えばDüwell 2000; Gill 1997: Honnefelder/Rager 1994; Bayertz 1994.を参照。
2) Braun 2000a 参照。
3) Fuchs 2001 が，こうした諸制度のタイプについての概観を与えている。
4) Fuchs 2001 sowie Gill/Dreyer 2001 参照。
5) Gill/Dreyer 2001, S. 11ff.; Koch/Zahle 2000; Fischer 2000; Ammon 1998; Grundahl et al. 1996; Joss/Durant 1995.
6) www. buergerkonferenz. de (2002年2月19日)
7) Andersen/Jaeger 1999. ただしGill/Dreyer 2001, S. 35. からの引用。
8) Gill/Dreyer 2001.
9) Saretzki 1997.
10) van den Daele et al. 1996; Evangelische Akademie Loccum 1996 参照。
11) Catenhusen 1997, S. 2f.
12) Kettner 2000, S. 7.
13) Lenoir 1997, S. 11.
14) Kettner 2000, S. 7f.
15) Düwell 2000, S. 105.
16) Kymlicka 2000.
17) このような危惧はM. Schröder 2001 によって示されている。

Ⅲ部1章
1) これについてはKühn 2001 参照。
2) Sachverständigenrat für die Konzertierte Aktion im Gesundheitswesen（保健制度における集中的行動のための専門委員会）2001.
3) Eibach 1999 もそうである。
4) Feuerstein/Kuhlmann 1998, とりわけこれに所収のHöfling 1998.
5) 相当する定義モデルは，例えばEngelhardt 1988, S. 35 にある。
6) Sachverständigenrat für die Konzertierte Aktion im Gesundheitswesen 2001.
7) Europarat（欧州連合理事会）1997.
8) Freund/Heubel 1997 参照。
9) 特にHelmchen/Lauter 1995 参照。
10) Bundesministerium der Justiz（連邦法務省）1998, S. 18.
11) Elzer 1998.
12) Wolfslast. ただしSpranger 2001 から引用。
13) Picker 2000; sowie Wunder 2001c.
14) Eser 1978; Helmchen. et. al, 1989.
15) Zentrale Ethikkommission bei der Bundesärztekammer（連邦医師会中央倫理委員会）1997.
16) 特にSpranger 2001, 可能性のある例外規定についてはHöfling/Demel 1999 参照。
17) Wunder 2000b.
18) 特にJürgens 1998 参照。
19) Schröder/Taupitz 1991; Dörner 2001b.
20) 特にTaupitz/Fröhlich 1997; Walter-Sack/Haeferli 2001 参照。
21) 特にKoch/Klug 1998 参照。
22) 特にHausmann 2001 参照。
23) Student 1989, Hahn/Thom 1983 参照。
24) Kutzer 2001, S. 77ff.
25) Eser/Koch 1991; Vollmann 2000.
26) とくにBaumann, J. et. al 1986 ならびにドイツ尊厳死協会（DGHS）の数々の刊行物参照。
27) Wunder 2000a; Kutzer 2001, S. 77ff. 後者には詳しい証明がついている。
28) Döner 1993; 2001.
29) Süssmuth 1994.
30) Bundesärztekammer 1998d.
31) Wunder 2000a, S. 264.
32) Zimmermann. et. al 1997 参照。
33) Kutzer 2002 参照。

34) とくに Klie/Student 2001; Luther 1999; Vollmann/Knöchler-Schiffer 1998 参照。
35) Dörner 2002.
36) Bundesärztekammer（連邦医師会）1999.
37) Council of Europe（欧州連合理事会）1999.

文 献 一 覧

Allan, J. A. & Cotman, A. S. (1997) A new method for freezing testicular biopsy sperm: Three pregnancies with sperm extracted from cryopreserved sections of seminiferous tubule. *Journal of Fertility and Sterility, 68*, S. 741-744.

Alper, M. M. et al. (2001) To blastocyst or not blastocyst? That is the question. *Human Reproduktion, 16 (4)*, S. 617-619.

Ammon, U. (1998) Fallbeschreibung „Konsensus-Konferenz". In: Ammon, U. & Behrens, M. (Hrsg.) *Dialogische Technikfolgenabschätzung in der Gentechnik. Bewertung von ausgewählten Diskurs- und Beteiligungsverfahren.* Münster.

Andersen, I. -E. & Jaeger, B. (1999) Scenario workshops and consensus conferences: towards more democratic decision-making. *Science and Public Policy, 26 (5)*, S. 331-340.

Aubard, Y., Teissier, M. P. & Baudet, J. H. (1994) Cryopreservation of the ovary and ovarian tissue. *Revue Francaise de Gynecologie et d'Obstetrique, 89*, S. 192-197.

Badura-Lotter, G. (2000) Embryonale Stammzellen. Naturwissenschaftlicher Sachstand und ethische Analyse. In: Engels, E. -M., Badura-Lotter, G. & Schicktanz, S. (Hrsg.) *Neue Perspektiven der Transplantationsmedizin im interdisziplinären Dialog.* Baden-Baden.

Baldus, M. (2001) Von der Diagnose zur Entscheidung. Entscheidungsprozesse von Frauen im Kontext pränataler Diagnostik. Literatur-Expertise. In: Bundesministerium für Familie, Senioren, Frauen und Jugend (Hrsg.) *Arbeitsmaterialien für die Fachtagung: Pränataldiagnostik. Neue Wege zur Kooperation in der psychosozialen und medizinischen Versorgung, Heidelberg, 24. März 2001.* Heidelberg.

Barbian, E. & Berg, G. (1997) Die Technisierung der Zeugung. Die Entwicklung der In-vitro-Fertilisation in der Bundesrepublik Deutschland. *Beiträge zur Medizin, Medizinsoziologie und Klinischen Psychologie, Bd. 10.* Pfaffenweiler.

Barritt, J. A. et al. (2001) Mitochondria in human offspring derived from ooplasmic transplantation: Brief communication. *Human Reproduction, 16 (3)*, S. 513-516.

Baumann, J. et al. (1986) *Alternativentwurf eines Gesetzes über Sterbehilfe.* Stuttgart/New York.

Bayertz, K. (Hrsg.) (1994) *The concept of moral consensus. The case of technological interventions in human reproduction*. Dordrecht/Boston/London.
——, Ach, J. S. & Paslack, R. (1999) *Genetische Diagnostik. Zukunftsperspektiven und Regelungsbedarf in den Bereichen innerhalb und außerhalb der Humangenetik, Arbeitsmedizin und Versicherungen. Eine Untersuchung im Auftrag des Büros für Technikfolgen-Abschätzung beim Deutschen Bundestag*. Münster.
Beck-Gernsheim, E. (1991) *Technik, Markt und Moral. Über Reproduktionsmedizin und Gentechnologie*. Frankfurt a. M.
——, (1996) Die soziale Konstruktion des Risikos — das Beispiel Pränataldiagnostik. *Soziale Welt, 47 (3)*, S. 284-296.
Beckmann, R. (1998a) Der „Wegfall" der embryopathischen Indikation. *Zeitschrift für Medizinrecht, 16 (4)*, S. 155-161.
——, (1998b) Karlsruhe und das „Kind als Schaden". *Zeitschrift für Lebensrecht, 7 (1)*, S. 1-5.
Beier, H. M. (1996) *Assistierte Reproduktion. Zum Stand der Therapieverfahren in der Bundesrepublik Deutschland. Gutachten im Auftrag des Bundesministeriums für Gesundheit*. Aachen.
——, (1999) Definition und Grenze der Totipotenz: Aspekte für die Präimplantationsdiagnostik. *Ethik in der Medizin, 11*, Supplement 1, S. 38-44.
——, (2001) Diskussionsbeitrag zur Leitfrage 7: Welche Anforderungen an Sicherheits- und Qualitätsstandards, Dokumentation und Patientenaufklärung sollen für die Verfahren der medizinisch unterstützten Fortpflanzung gesetzlich vorgeschrieben werden und was soll für die Einführung neuartiger Verfahren gelten. In: Bundesministerium für Gesundheit (Hrsg.) *Fortpflanzungsmedizin in Deutschland. Wissenschaftliches Symposium des Bundesministeriums für Gesundheit in Zusammenarbeit mit dem Robert Koch-Institut vom 24. bis 26. Mai 2000 in Berlin. Schriftenreihe des Bundesministeriums für Gesundheit, Bd. 132*, S. 497. Baden-Baden.
Berufsverband Medizinische Genetik e. V. & Deutsche Gesellschaft für Humangenetik e. V. (1998) *Richtlinien und Stellungnahmen*. 3. Auflage (Sonderdruck Medizinische Genetik). München.
Beschlußempfehlung und Bericht des Ausschusses für Familie, Senioren, Frauen und Jugend (1995) Zu dem Gesetzentwurf der Fraktion CDU/CSU Entwurf eines Schwangeren- und Familienhilfeänderungsgesetzes (SFHÄndG). *Bundestagsdrucksache 13/1850*, 28. Juni 1995.
Bickel, H. (1998) Das letzte Lebensjahr: Eine Repräsentativstudie an Verstorbenen. *Zeitschrift für Gerontologie und Geriatrie, 31*, S. 193-204.
Bindt, C. (2001) Das Wunschkind als Sorgenkind? Mehrlingsentwicklung nach assistierter Reproduktion. *Reproduktionsmedizin, 17 (1)*, S. 20-29.

Birnbacher, D. (1999), Quality control' in reproduction — what can it mean, what should it mean. In: Hildt, E. & Graumann, S. (Hrsg.) *Genetics in Human Reproduction*. Aldershot, S. 119-126.

Boyle, R. J. & Savulescu, J. (2001) Ethics of using preimplantation genetic diagnosis to select a stem cell donor for an existing person. *British Medical Journal*, *323*, S. 1240-1243.

Brähler, E. et al. (2001) Zur Epidemiologie gewollter und ungewollter Kinderlosigkeit in Ost- und Westdeutschland. *Reproduktionsmedizin*, *17 (3)*, S. 157-162.

Braun, K. (2000a) Grenzen des Diskurses. Biomedizin, Bioethik und demokratischer Diskurs. In: Abels, G. & Barben, D. (Hrsg.) *Biotechnologie — Globalisierung — Demokratie. Politische Gestaltung transnationaler Technologieentwicklung*. Berlin.

―――, (2001a) Grenzziehungen in der Biomedizin unter Beachtung der Menschenwürde. In: Bundesministerium für Gesundheit (Hrsg.) *Fortpflanzungsmedizin in Deutschland*. Baden-Baden, S. 22-26.

―――, (2001b) *Weibliches Selbstbestimmungsrecht und die Würde menschlicher Embryonen: Ein Widerspruch?* http://www.politik-im-netz.com (26. 3. 2002).

Breckwoldt, M. (1994) Störungen der Fruchtbarkeit. In: Martius, G., Breckwoldt, M. & Pfeiderer, A. (Hrsg.) *Lehrbuch der Gynäkologie und Geburtshilfe*, Stuttgart, S. 373-387.

Brockmann, H. (1999) Wer will schon im Krankenhaus sterben? Die Sterbekostendebatte anders gesehen. In: Wissenschaftliches Institut der AOK (Hrsg.) *Krankenhaus-Report 1998*. Bonn, S. 195-209.

Brown, S. (2000) Transfer einzelner Embryos: Less is more. *Orgyn*, *4*, S. 30-33.

Bruckert, E. (1991) How frequent is unintentional childlessness in Germany? *Andrologia*, *23*, S. 245-250.

Buchholz, T. & Clement-Sengewald, A. (2000) Möglichkeiten und Grenzen der Polkörperdiagnostik. *Reproduktionsmedizin*, *16 (5)*, S. 343-353.

Bundesärztekammer (1985) Richtlinien zur Forschung an frühen menschlichen Embryonen. *Deutsches Ärzteblatt*, *82 (50)*, S. 3757-3764.

―――, (1987) Pränatale Diagnostik. Empfehlungen des Wissenschaftlichen Beirates der Bundesärztekammer. *Deutsches Ärzteblatt*, *84 (10)*, S. 572-574.

―――, (1988) Richtlinien zur Durchführung der In-vitro-Fertilisation mit Embryotransfer und des intratubaren Gameten- und Embryotransfers als Behandlungsmethoden der menschlichen Sterilität. *Deutsches Ärzteblatt*, *85* (50), A 3605-3608.

Bundesärztekammer (1989) Mehrlingsreduktion mittels Fetozid. Stellungnahme der „Zentralen Kommission der Bundesärztekammer zur Wahrung ethischer Grundsätze in der Reproduktionsmedizin, Forschung an menschlichen Embryonen und Gentherapie" vom 7. August 1989. *Deutsches Ärzteblatt, 86 (31/32)*, A 2218-2222; B 1575-1577; C 1389-1391.

——, (1994) Richtlinien zur Durchführung des intratubaren Gametentransfers, der Invitro- Fertilisation mit Embryotransfer und anderer verwandter Methoden. *Deutsches Ärzteblatt, 91 (1/2)*, A 53-62; B 39-48; C 38-47.

——, (1998b) Richtlinien zur Durchführung der assistierten Reproduktion. *Deutsches Ärzteblatt, 95 (49)*, A 3166-3171.

——, (1998c) Richtlinien zur pränatalen Diagnostik von Krankheiten und Krankheitsdispositionen. *Deutsches Ärzteblatt, 95 (50)*, A 3236-3242.

——, (1998d) Grundsätze zur ärztlichen Sterbebegleitung. *Deutsches Ärzteblatt, 95 (39)*, B 1852-1853.

——, (1999) Handreichungen für Ärzte zum Umgang mit Patientenverfügungen. *Deutsches Ärzteblatt, 96 (23)*, A 2720-2721.

——, (2000a) Diskussionsentwurf zu einer Richtlinie zur Präimplantationsdiagnostik. *Deutsches Ärzteblatt, 97 (9)*, A 525-528.

——, (2000b) *Tätigkeitsbericht 1999/2000 – dem 103. Deutschen Ärztetag 2000 in Köln vorgelegt von Vorstand und Geschäftsführung*. Köln.

——, (2001) *Ärztestatistik zum 31. 12. 2000*. http://www.bundesaerztekammer. de/30/Aerztestatistik/05Stat2000/Tabelle_3.pdf (13. 3. 2002).

Bundesärztekammer/Wissenschaftlicher Beirat (1985) Richtlinien zur Durchführung von In-vitro-Fertilisation (IVF) und Embryotransfer (ET) als Behandlungsmethode der menschlichen Sterilität. *Deutsches Ärzteblatt, 82 (22)*, S. 1690-1698.

Bundesärztekammer/Wissenschaftlicher Beirat (1987) Pränatale Diagnostik. Empfehlungen des Wissenschaftlichen Beirates der Bundesärztekammer. *Deutsches Ärzteblatt, 84 (10)*, S. 572-574.

Bundesausschuss der Ärzte und Krankenkassen (1997) Richtlinien des Bundesausschusses der Ärzte und Krankenkassen über ärztliche Maßnahmen zur künstlichen Befruchtung („Richtlinien über künstliche Befruchtung") in der Fassung vom 14. August 1990 (veröffentlicht im Bundesarbeitsblatt Nr. 12 vom 30. November 1990), zuletzt geändert am 1. Oktober 1997. *Bundesanzeiger, 243*, 31. Dezember 1997.

Bundesausschuss der Ärzte und Krankenkassen (1998) Richtlinien des Bundesausschusses der Ärzte und Krankenkassen über die ärztliche Betreuung während der Schwangerschaft und nach der Entbindung („Mutterschafts-Richtlinien") in der Fassung vom 10. Dezember 1985 (veröffentlicht im Bundesanzeiger Nr. 60a vom 27. März 1986), zuletzt geändert am 23. Oktober 1998. *Bundesanzeiger, 16*, 26. Januar 1999.

Bundesausschuss der Ärzte und Krankenkassen (2002) *Intracytoplasmatische*

Spermieninjektion. Pressemitteilung, 26. Februar 2002. Köln.

Bundesministerium der Justiz (1998) *Das Übereinkommen zum Schutz der Menschenrechte und der Menschenwürde im Hinblick auf die Anwendung von Biologie und Medizin — Übereinkommen über Menschenrechte und Biomedizin — des Europarates vom 4. April 1997. Informationen zu Entstehungsgeschichte, Zielsetzuung und Inhalt.* Bonn.

Bundesministerium für Bildung und Forschung (2001) *Rahmenbedingungen der Forschung in den Bereichen Präimplantationsdiagnostik, Stammzellenforschung/ Therapeutisches Klonen, Gentests/Umgang mit genetischem Wissen in den Mitgliedsstaaten der EU und ausgewählten Ländern. Überblick.* Bonn (unveröff. Arbeitspapier).

Bundesministerium für Forschung und Technologie & Bundesministerium der Justiz (1985) *Bericht der gemeinsamen Arbeitsgruppe des Bundesministers für Forschung und Technologie und des Bundesministers der Justiz: In-vitro-Fertilisation, Genomanalyse und Gentherapie.* München.

Bundesministerium für Gesundheit (2000) *Eckpunktepapier zum geplanten Fortpflanzungmedizingesetz vom 20. Dezember 2000.* AZ. 312-4080/17.

Bundesministerium für Gesundheit (Hrsg.) (2001) Fortpflanzungsmedizin in Deutschland. Wissenschaftliches Symposium des Bundesministeriums für Gesundheit in Zusammenarbeit mit dem Robert Koch-Institut vom 24. bis 26. Mai 2000 in Berlin. *Schriftenreihe des Bundesministeriums für Gesundheit, Bd. 132.* Baden-Baden.

Bundesregierung (1989) Entwurf eines Gesetzes zum Schutz von Embryonen (Embryonenschutzgesetz). *Bundestagsdrucksache* 11/5460, 25. Oktober 1989.

——, (1990) Entwurf eines Gesetzes über die neunzehnte Anpassung der Leistungen nach dem Bundesversorgungsgesetz sowie zur Änderung weiterer sozialrechtlicher Vorschriften (KOV-Anpassungsgesetz 1990 — KOV-AnpG 1990). *Bundestagsdrucksache 11/6760*, 21. März 1990.

Bundesverband Reproduktionsmedizinischer Zentren Deutschlands e. V. (2001) *Schriftliche Stellungnahme zur Kryokonservierung. Stellungnahme anlässlich einer Anfrage der Vorsitzenden der Enquete Kommission „Recht und Ethik in der modernen Medizin" vom 12. Oktober 2001 (unveröff.).*

Bundeszentrale für gesundheitliche Aufklärung (Hrsg.) (2000) *Frauen leben. Eine Studie zu Lebensläufen und Familienplanung. Kurzfassung.* Köln.

Burks, J. L. et al. (1965) Morphologic evaluation of frozen rabbit and human ova. *Journal of Fertility and Sterility*, *16*, S. 638-641.

Busse, R. et al. (1997) Hausärztliche Betreuung und Therapie von Finalkranken. Eine Längsschnittstudie, *Gesundheitswesen*, *59*, S. 231-235.

Byrd, W. (1990) Aprospective randomized study for pregnancy rates following intrauterine and intracervical insemination using frozen donor sperm.

Journal of Fertility and Sterility, *53*, S. 521-527.
Cara e. V. (o. J.) *Selbstverständnis, Informationen, Materialien, Adressen*. Bremen.
Carroll, J., Depypere, H. & Matthews, C. D. (1990) Freeze-thaw-induced changes of the zona pellucida explains decreased rates of fertilisation in frozen-thawed mouse oocytes. *Journal of Reproduction and Fertility*, *90*, S. 547-553.
Catenhusen, W. -M. (1997) Vorstellung des Projekts Bundesethikkommission vor dem Hintergrund der deutschen Ethikdiskussion. In: Friedrich-Ebert-Stiftung (Hrsg.) *Braucht Deutschland eine Bundes-Ethik-Kommission? Dokumentation des Expertengesprächs Gentechnik am 11. März 1997 in Bonn*. Bonn.
Centers for Disease Control and Prevention (1998) *Assisted reproductive technology success rates. National summary and fertility clinic reports*. http://www.cdc.gov/nccdphp/drh/art98/PDF/art1998.pdf (27. 03. 2002).
Chen, C. (1986) Pregnancy after human oocyte cryopreservation. *Lancet*, *1*, S. 884-886.
Cleine, J. H. (1996) Fertilization/Theory. In: Bras, M. et al. (Hrsg.) *Ivflab - Laboratory aspects of in-vitro fertilization*. Off, S. 127-146.
Colman, A. & Kind, A. (2000) Therapeutic cloning. Concepts and prakticalities. *Trends in Biotechnology*, *18 (5)*, S. 192-196.
Connors, P. (2002) *The cloning of marmota monax. Scientific, legal and ethical aspects*. Punxsutawney.
Coskun, S. (2000) Day 5 versus day 3 embryo transfer: A controlled randomized trial. *Human Reproduction*, *15 (9)*, S. 1947-1952.
Council of Europe (1999) *Report on the protection of the human rights and dignity of the terminally ill and the dying*. http: //stars. coe. fr/doc/doc99/edoc8421. htm (18. 4. 2002).
Crabbe, E. et al. (1999) Freezing of testicular tissue as a minced suspension preserves sperm quality better than whole-biopsy freezing when glycerol is used as cryoprotectant. *International Journal of Andrology*, *22*, S. 43-48.
Degener, T. (1998b) Die Geburt eines behinderten Kindes als Schaden? *Psychosozial, 71 (1)*, S. 37-47.
Denker, H. -W. (2000a) Embryonale Stammzellen und ihre ethische Wertigkeit. Aspekte des Totipotenz-Problems. In: Honnefelder, L. & Streffer, C. (Hrsg.) *Jahrbuch für Wissenschaft und Ethik, Bd. 5*. Berlin/ New York, S. 291-304.
―――, (2000b) *Stellungnahme im Rahmen der öffentlichen Anhörung der Enquete-Kommission vom 13. 11. 2000*. http://www.bundestag.de/gremien/medi/medi_ext.htm.

Deutscher Ärztinnenbund/Ausschuss für Ethikfragen (2001) *Stellungnahme zur Präimplantationsdiagnostik (PID/PGD)*. Köln.

Deutscher Behindertenrat (2001) *Zum Menschenbild und zu Entwicklungen in der Biomedizin, in der Gentechnologie und in der Embryonenforschung. Positionsbestimmungen*. Düsseldorf.

Deutsches IVF Register (DIR) (1999) Jahrbuch 1999. Bad Segeberg.

Deutsches IVF-Register (DIR) (2000) Jahrbuch 2000. Bad Segeberg.

Deutsches IVF-Register (DIR) (2001) *Offizielle Angaben des Deutschen IVF-Registers zu kryokonservierten Eizellen im Vorkernstadium und zu kryokonservierten Embryonen in den Jahren 1998-2000*. Bad Segeberg.

Diedrich, K. (2002) Stellungnahme im Rahmen der öffentlichen Anhörung der Bundestagsausschüsse für Gesundheit und für Recht vom 23. Januar 2002. *Gesundheitsausschussdrucksache 1274/14*, S. 5-11

Diedrich, K., Felberbaum, R. & Ludwig, M. (2001) *Schriftliche Stellungnahme zur Kryokonservierung. Stellungnahme anlässlich einer Anfrage der Vorsitzenden der Enquete-Kommission „Recht und Ethik in der modernen Medizin" vom 12. Oktober 2001 (unveröff.)*.

Dorbritz, J. & Schwarz, K. (1996) Kinderlosigkeit in Deutschland - ein Massenphänomen? Analysen zu Erscheinungsformen und Ursachen. *Bevölkerungswissenschaft*, *21*, 231-261.

Dörner, K. (1993) *Tödliches Mitleid*. Gütersloh.

———, (2001a) *Der gute Arzt*. Stuttgart/New York.

———, (2001b) Fremdnützige Forschung ohne Einwilligung. Der Fall Eisingen. *Dr. med. Mabuse*, *132*, S. 42-45.

Dörner, K. et al. (2002) Patientenverfügungen: Kein „Sterben in Würde". Eine Aufwertung der Ethik der Autonomie des Einzelnen bedeutet eine Dominanz des Stärkeren über die Ethik des Schwachen. *Deutsches Ärzteblatt*, *99 (14)*, A 917.

Dreier, H. (1995) Menschenwürdegarantie und Schwangerschaftsabbruch. *Die Öffentliche Verwaltung*, *48*, S. 1036-1040.

Dürig, G. (1956) Der Grundsatz von der Menschenwürde. *Archiv des öffentlichen Rechts*, *81*, S. 117-157.

Düwell, M. (1998) Ethik der genetischen Frühdiagnostik — eine Problemskizze. In: Düwell, M. & Mieth, D. (Hrsg.) *Ethik in der Humangenetik*. Tübingen, S. 26-48.

———, (2000) Die Bedeutung ethischer Diskurse in einer wertepluralen Welt. In: Kettner, M. (Hrsg.) *Angewandte Ethik als Politikum*. Frankfurt a. M.

Egger, B. & Freyschmidt, J. (2000) Die Versorgung kinderloser Paare im Leistungsspektrum der gesetzlichen Krankenkassen. In: Bremische Zentralstelle für die Verwirklichung der Gleichberechtigung der Frau (Hrsg.)

Schwangerenvorsorge und Reproduktionsmedizin als frauengesundheitspolitische Herausforderung. Bremen, S. 50-54.

Eibach, U. (1999) Grenzen der Finanzierbarkeit des Gesundheitswesens und die Sorge für chronisch kranke Menschen. *Vortrag bei der WHO-Sektion Europa im Februar 1999* (unveröff. Ms.).

Elzer, O. (1998) Die Grundrechte Einwilligungsunfähiger in klinischen Prüfungen. Ein Beitrag zum EMRÜ- Biomedizin, *Medizinrecht, 3*, S. 122-128.

Engelhardt, H. T. (1988) Zielkonflikte in nationalen Gesundheitssystemen. In: Sass, H. -M. (Hrsg.) *Ethik und öffentliches Gesundheitswesen.* Berlin/ Heidelberg/ New York.

Enquete-Kommission „Recht und Ethik der modernen Medizin" (2001a) *Präimplantationsdiagnostik mit dem Embryonenschutzgesetz unvereinbar.* Pressemitteilung, 13. März 2001.

Enquete-Kommission „Recht und Ethik der modernen Medizin" (2001b) Zweiter Zwischenbericht der Enquete- Kommission „Recht und Ethik der modernen Medizin". Teilbericht Stammzellforschung. *Bundestagsdrucksache 14/7546*, 21. November 2001.

Enquete-Kommission „Recht und Ethik der modernen Medizin" (2001c) Zwischenbericht der Enquete- Kommission „Recht und Ethik der modernen Medizin". Teilbricht zu dem Thema Schutz des geistigen Eigentums in der Biotechnologie. *Bundestagsdrucksache 14/5157*, 25. Januar 2001.

Eser, A. (1978) Das Humanexperiment — zu seiner Komplexität und Legitimität. In: Stree, W. (Hrsg.) (1978) *Gedächtnisschrift für Horst Schröder*. München, S. 191-215.

Eser, A. & Koch, H. -G. (Hrsg.) (1991) *Materialien zur Sterbehilfe. Eine internationale Dokumentation.* Freiburg i. Br.

Europarat (1997) *Übereinkommen zum Schutz der Menschenrechte und der Menschenwürde im Hinblick auf die Anwendung von Biologie und Medizin: Übereinkommen über Menschenrechte und Biomedizin vom 4. April 1997*. In: Honnefelder, L. & Streffer, C. (Hrsg.) *Jahrbuch für Wissenschaft und Ethik, Bd. 2*. Berlin, S. 285-303.

European Council (Hrsg.) (1994) *Standing Conference on European Ethics Comittees. Proceedings.* Stockholm.

European Registration of Congenital Anomalies (EUROCAT) (o. J.) *Prevalence of selected congenital anomalies. Report 7 (1990-1994), Table A03: Congenital anomalies.* http://www.lshtm.ac.uk/php/eeu/eurocat/A03.html (27. 03. 2002).)

European Society of Human Reproduction (ESHRE) (2000) ESHRE Preimplantation Genetic Diagnosis (PGD) Consortium: data collection II (May 2000). *Human Reproduction, 15 (12),* S. 2673-2683.

European Society of Human Reproduction (ESHRE) (2002) ESHRE Preimplantation Genetic Diagnosis Consortium: data collection III (May 2001). *Human Reproduction, 17 (1)*, S. 233-246.

Evangelische Akademie Loccum (Hrsg.) (1996) *Diskursprojekt Gentechnologie in Niedersachsen. Loccumer Protokolle Nr. 17/96*. Loccum.

Fabbri, R. et al. (2000) Technical aspects of oocyte cryopreservation. *Molecular and Cellular Endocrinology, 169*, S. 39-42.

Fabbri, R. et al. (2001) Human oocyte cryopreservation. New perspectives regarding oocyte survival. *Human Reproduction, 16 (3)*, S. 411-416.

Felberbaum, R. (2001) Qualitätssicherung in der assistierten Reproduktion. Das Deutsche IVF-Register. In: Bundesministerium für Gesundheit (Hrsg.) Fortpflanzungsmedizin in Deutschland. Wissenschaftliches Symposium des Bundesministeriums für Gesundheit in Zusammenarbeit mit dem Robert Koch-Institut vom 24. bis 26. Mai 2000 in Berlin. *Schriftenreihe des Bundesministeriums für Gesundheit, Bd. 132*, Baden-Baden, S. 265-279.

Felberbaum, R. & Dahncke, W. (2000) Das Deutsche IVF-Register als Instrument der Qualitätssicherung und zur Beratung der Patienten. *Der Gynäkologe, 33 (11)*, S. 800-811.

Felberbaum, R. & Diedrich, K. (1994) Sterilität und Infertilität. In: Dudenhausen, J. W. & Schneider, H. P. G. (Hrsg.) *Frauenheilkunde und Geburtshilfe*, Berlin, S. 527-543.

Feuerstein, G., Kollek, R. & Uhlemann, T. (im Erscheinen) *Gentechnik und Krankenversicherung. Neue Leistungsangebote im Gesundheitssystem*. Baden-Baden.

Feuerstein, G. & Kuhlmann, E. (Hrsg.) (1998) *Rationierung im Gesundheitswesen*. Wiesbaden.

Findley, I. et al. (1995) Allelic drop-out and preferential amplification in single cells and human blastomeres. Implications for preimplantation diagnosis of sex and crystic fibrosis. *Human Reproduction, 10 (6)*, S. 1609-1618.

Finke, K. (2000) *Stellungnahme im Rahmen der öffentlichen Anhörung der Enquete-Kommission vom 13. 11. 2000*. http://www.bundestag.de/gremien/medi/medi_ext.htm.

Fischer, F. (2000) Citizens and experts in biotechnology policy. The consensus conference as alternative model. In: Abels, G & Barben, D. (Hrsg.) *Biotechnologie Globalisierung – Demokratie. Politische Gestaltung transnationaler Technologieentwicklung*. Berlin.

Fischer, R. (1996) Pregnancy after intracytoplasmic sperm injection of spermatozoa extracted from frozenthawned testicular biopsy. *Human Reproduction, 11 (10)*, S. 2197-2199.

Francke, R. & Hart, D. (1999) *Charta der Patientenrechte*. Baden-Baden.

Francke, R. & Regenbogen, D. (2001) *Der Schutz des Selbstbestimmungsrechtes der Frau bei der Betreuung nach den Mutterschaftsrichtlinien des Bundesausschusses der Ärzte und Krankenkassen. Rechtsgutachten im Auftrage des Netzwerkes gegen Selektion durch Pränataldiagnostik, Institut für Gesundheits- und Medizinrecht, Universität Bremen.*

Franzki, H. (1999) Haftungsrisiken auf dem Gebiet der Pränataldiagnostik, *Ultraschall in der Medizin, 20*, S. 212-214.

Fraser, N. (2001) *Die halbierte Gerechtigkeit.* Frankfurt a. M.

Freund, G. & Heubel, F. (1997) Forschung mit einwilligungsunfähigen und beschränkt einwilligungsfähigen Personen, *Medizinrecht, 8*, S. 347-350.

Fuchs, M. (2001) *Internationaler Überblick zu Verfahren der Entscheidungsfindung bei ethischem Dissens. Gutachten im Auftrag der Enquete-Kommission „Recht und Ethik der modernen Medizin" des Deutschen Bundestages.* Bonn. http://www.bundestag.de/parlament/gremien/kommissionen/archiv14/medi/medi_gut_fuchs.pdf.

Fuhlrott, C. & Jorch, G. (2001) Assistierte Reproduktion aus pädiatrischer Sicht. *Reproduktionsmedizin, 17 (2)*, S. 100-102.

Geisler, L. (2000) *Wie sollte moderne Medizin aussehen?* http://www.bundestag.de/gremien/medi/medi_oe4.html (12. 4. 2002).

――, (2001) Designer-Babys ohne Rücknahmegarantie. *Financial Times Deutschland*, 18. 12. 2001.

Gesundheitsministerkonferenz der Länder (1999) *Protokoll der Konferenz der Gesundheitsminister der Länder am 9. /10. Juni 1999.*

Gill, B. & Dreyer, M. (2001) *Internationaler Überblick zu Verfahren der Entscheidungsfindung bei ethischem Dissens. Gutachten im Auftrag der Enquete-Kommission des Deutschen Bundestages „Recht und Ethik der modernen Medizin".* München. http://www.bundestag.de/gremien/medi/medi_ext.htm.

Gill, B. (1997) Verständigungsprobleme in der Biomedizin − Zum konstruktiven Umgang mit Dissens in technologiepolitischen Konflikten. In: Elstner, M. (Hrsg.) *Gentechnik und Ethik*, Berlin u. a.

„Glück aus dem Reagenzglas. Mehr Kunst-Befruchtungen" (2001) *Frankfurter Rundschau*, 5. Juli 2001.

Graumann, S. (1999) Eine neue Eugenik? Die Selektion von menschlichen Embryonen im Reagenzglas. Eine ethische Bewertung der Präimplantationsdiagnostik. *Frankfurter Rundschau*, 21. Januar 1999.

――, (2001b) Gesellschaftliche Folgen der Präimplantationsdiagnostik. In: Bundesministerium für Gesundheit (Hrsg.) Fortpflanzungsmedizin in Deutschland. Wissenschaftliches Symposium des Bundesministeriums für Gesundheit in Zusammenarbeit mit dem Robert Koch-Institut vom 24. bis

26. Mai 2000 in Berlin. *Schriftenreihe des Bundesministeriums für Gesundheit, Bd. 132.* Baden-Baden, S. 215-220.

———, (2001c) Zur Problematik der Präimplantationsdiagnostik. *Aus Politik und Zeitgeschichte, 27*, S. 17-24.

———, (2002) Präimplantationsdiagnostik, Embryonale Stammzellforschung und das Regulativ der Menschenwürde. In: Kettner, M. (Hrsg.) *Biomedizin und Menschenwürde.* Frankfurt a. M. (im Erscheinen).

Griese, K. (1999) Zum Umgang von Frauen mit dem Angebot der Pränataldiagnostik. Soziokulturelle und biographische Aspekte. In: Pichlhofer, G. (Hrsg.) *Grenzverschiebungen. Politische und ethische Aspekte der Fortpflanzungsmedizin.* Frankfurt a. M., S. 97-115.

Grundahl, J., Kluver, L. & Durant, J. (1996) *Colloque sur les conférences publiques de consensus. INSERM.* Paris.

Günther E. & Fritzsche, H. (2000) Sterilitätsbehandlung mit donogener Insemination. Entscheidungsbedarf im deutschen Fortpflanzungsmedizingesetz. *Reproduktionsmedizin, 16 (4),* S. 249-252.

Günther, H. -L. (1995) Juristische Aspekte: Embryonenschutzgesetz (ESchG). In: Tinneberg, H. -R. & Ottmar, C. (Hrsg.) *Moderne Fortpflanzungsmedizin.* Stuttgart/ New York, S. 21-28.

Habermas, J. (2001) *Die Zukunft der menschlichen Natur. Auf dem Wege zu einer liberalen Eugenik.* Frankfurt a. M. Hahn, S. & Holzgreve, W. (1998) Fetale Zellen in mütterlichem Blut. Vom wissenschaftlichen Kuriosum zur diagnostischen Wirklichkeit? *Reproduktionsmedizin, 14 (2),* S. 143-147.

Hahn, S. & Holzgreve, W. (1998) Fetale Zellen in mütterlichem Blut. Vom wissenschaftlichen Kuriosum zur diagnostischen Wirklichkeit? *Reproduktionsmedizin, 14 (2),* S. 143-147.

Hahn, S. & Thom, A. (1983) *Sinnvolle Lebensbewahrung − humanes Sterben.* Berlin.

Haker, H. (2000) *Stellungnahme im Rahmen der öffentlichen Anhörung der Enquete-Kommission vom 13. November 2000.* http://www.bundestag.de/ ftp/pdf_arch/med_hak.pdf

———, (2001) Präimplantationsdiagnostik und verantwortliche Elternschaft. In: Graumann, S. (Hrsg.) *Die Genkontroverse. Grundpositionen.* Freiburg i. Br., S. 179-184.

Hausmann, C. (2001) *Wer sollte bei Dir sein? Sterben und Sterbebegleitung in Thüringen. Umfrage im Auftrag der Bundesarbeitsgemeinschaft Hospiz.* Jena.

Health Council of the Netherlands (2001) Prenatal screening: Down's syndrome, neural tube defects, routineultrasonography. In: Health Council of the Netherlands (Hrsg.) *Publication no. 2001/11.* Den Haag. http://www.gr.nl/

OVERIG/BIBLIOGRAPHIC%20DATA/BIBE200111.HTM (Stand: 27. 3. 2002)

Held, K. (2001) *PGD zur Aneuploidie-Diagnostik. Vortrag anlässlich des Symposiums „Fortpflanzungsmedizin, Genetik und Recht — Möglichkeiten, Erwartungen und verantwortungsvolles Handeln" des Bundesverbandes Reproduktionsmedizinischer Zentren Deutschlands e. V. am 4. Mai 2001 in Leipzig.* Saarbrücken (unveröff. Ms.).

Helmchen, H., Kanowski, S. & Koch, H. -H. (1989) Forschung mit dementen Kranken: Forschungsbedarf und Einwilligungsproblematik. *Ethik der Medizin, 1 (2)*, S. 83-98.

Helmchen, H. & Lauter, H. (1995) *Dürfen Ärzte mit Demenzkranken forschen?* Stuttgart/New York.

Herdegen, M. (2001) *Stellungnahme zu verfassungsrechtlichen Fragen der Präimplantationsdiagnostik im Rahmen der nichtöffentlichen Anhörung der Enquete- Kommission vom 12. Februar 2001.*

Höffe, O. (1981) Strategien politischer Gerechtigkeit: Zur Ethik öffentlicher Entscheidungsfindung. In: Wildermuth, A. & Jäger, A. (Hrsg.) *Gerechtigkeit. Themen der Sozialethik.* Tübingen, S. 107-140.

Höfling, W. (1998) Rationierung von Gesundheitsleistungen im grundrechtsgeprägten Sozialstaat. In: Feuerstein, G. & Kuhlmann, E. (Hrsg.) *Rationierung im Gesundheitswesen.* Wiesbaden.

Höfling, W. & Demel, M. (1999) Zur Forschung an Nichteinwilligungsfähigen. *Medizinrecht, 12*, S. 540-546.

Hölzle, C. (2001) *Psychosoziale Aspekte ungewollter Kinderlosigkeit. Stellungnahme im Rahmen der nichtöffentlichen Anhörung der Enquete-Kommission vom 26. März 2001.*

Hölzle, C. & Wiesing, U. (Hrsg.) (1991) *In-vitro-Fertilisation — ein umstrittenes Experiment. Fakten, Leiden, Diagnosen, Ethik.* Berlin/Heidelberg.

Hölzle, C. et al. (2000) Lösungsorientierte Paarberatung mit ungewollt kinderlosen Paaren. In: Strauß, B. (Hrsg.) *Ungewollte Kinderlosigkeit, psychologische Diagnostik, Beratung und Therapie.* Göttingen, S. 149-172.

Honnefelder, L. & Rager, G. (Hrsg.) (1994) *Ärztliches Urteilen und Handeln. Zur Grundlegung einer medizinischen Ethik.* Frankfurt/Leipzig.

House of Commons, Science and Technology Committee (2001) *Genetics and insurance. Science and technology. Fifth report.* http://www.parliament.the-stationery-office.co.uk/cgi-bin/empower (13. 3. 2002).

Human Fertilisation and Embryology Authority (HFEA) (2000) *HFEA Annual Report 2000.* http://www.hfea.gov.uk/frame.htm (27. 03. 2002).

Human Fertilisation and Embryology Authority (HFEA) (2001) *HFEA to allow tissue typing in conjunction with preimplantation genetic diagnosis.* Pressemitteilung, 13. Dezember 2001. http://www.hfea.gov.uk/frame.htm (27. 3. 2002).

Human Genetics Commission (2001) *The use of genetic information in insurance: Interim recommendations of the Human Genetics Commission.* http://www.hgc.gov.uk/topics.htm#ins (13. 3. 2002).

Joas, H. (1997) *Die Entstehung der Werte.* Frankfurt a. M.

Joss, S. & Durant, J. (1995) *Public participation in science. The role of consensus conferences in Europe.* London.

Jürgens, A. (1998) Fremdnützige Forschung an einwilligungsunfähigen Personen nach deutschem Recht und nach dem Menschenrechtsübereinkommen für Biomedizin. *Kritische Vierteljahresschrift für Gesetzgebung und Rechtswissenschaft, 1,* S. 34-51.

Karmaus, W., Helfferich, C. & Neumann, H.-G. (1996) Materialien zur DESIS-Studie. Deutsche Studie zur Infertilität und Subfekundität. In: Bundeszentrale für gesundheitliche Aufklärung (Hrsg.) *Kontrazeption, Konzeption, Kinder oder keine — Dokumentation einer Expertentagung.* Köln, S. 15-26.

Kassenärztliche Bundesvereinigung (1996) Überarbeitete Neuauflage des Mutterpasses 1996. *Deutsches Ärzteblatt, 60,* A 1980-1982.

Katzorke, T., Propping, D. & Wohlers S. (2001) *Schriftliche Stellungnahme zur Kryokonservierung. Stellungnahme anlässlich einer Anfrage der Vorsitzenden der Enquete-Kommission „Recht und Ethik der modernen Medizin" vom 12. Oktober 2001 (unveröff.).*

Katz-Rothman, B. (1989) *Schwangerschaft auf Abruf.* Marburg.

Keller, R., Günther, H.-L. & Kaiser, P. (1992) *Embryonenschutzgesetz: Kommentar.* Stuttgart u. a.

Kentenich, H. (2000a) Das Medizinische ist inzwischen Routine. *Gen-ethischer Informationsdienst, 16 (139),* S. 17-20.

——, (2000b) Reproduktionsmedizin 2000: Klinischer Standard - Gefahren - Ausblicke. In: Bremische Zentralstelle für die Verwirklichung der Gleichberechtigung der Frau (Hrsg.) *Schwangerenvorsorge und Reproduktionsmedizin als frauengesundheitspolitische Herausforderung.* Bremen, S. 41-49.

——, (2001) Assistierte Reproduktion: Probleme der Information, Aufklärung und zur Problematik neuer technischer Verfahren. In: Bundesministerium für Gesundheit (Hrsg.) Fortpflanzungsmedizin in Deutschland. Wissenschaftliches Symposium des Bundesministeriums für Gesundheit in Zusammenarbeit mit dem Robert Koch-Institut vom 24. bis 26. Mai 2000 in Berlin. *Schriftenreihe des Bundesministeriums für Gesundheit, Bd. 132* Baden-Baden. S. 256-264.

Kettner, M. (2000) Einleitung. In: Kettner, M. (Hrsg.) *Angewandte Ethik als Politikum.* Frankfurt a. M.

―――, (2001) Neue Formen gespaltener Elternschaft. *Aus Politik und Zeitgeschichte*, *27*, S. 34-43.

Kirchner-Asbrock, E. (2001) *Psychosoziale Beratung im Kontext pränataler Diagnostik. Stellungnahme im Rahmen der nichtöffentlichen Anhörung der Enquete- Kommission vom 5. März 2001.*

Klein, F. (1999) Kommentierung Art. 1 GG. In: Schmidt-Bleibtreu, B. & Klein, F. (Hrsg.) *Grundgesetz: Kommentar*, 9. Auflage. Neuwied/Frankfurt a. M.

Klein, R. (1990) IVF research: A question of feminist ethics. *Issues in reproductive and genetic engineering*, *3 (3)*, S. 243-251.

Klie, T. & Student, J. -C. (2001) *Die Patientenverfügung*. Freiburg i. Br.

Kliesch, S., Kamischke, A. & Nieschlag, E. (2000) Kryokonservierung menschlicher Spermien zur Zeugungsreserve. In: Nieschlag, E. & Behre, H. M. (Hrsg.) *Andrologie: Grundlagen und Klinik der reproduktiven Gesundheit des Mannes*. Heidelberg, S. 407-416.

Kloiber, O. (2001) Der Patient als Kunde − Der Arzt als Dienstleister. http://www.bundestag.de/gremien/medi/medi_oef5_1.html (18. 4. 2002).

Knoepffler, N. et al. (2000) Präimplantationsdiagnostik und therapeutisches Klonen: Was ist verantwortbar? *Forum TTN*, *4*, S. 20-40.

Koch, H. -G. (2001) Fortpflanzungsmedizin im europäischen Rechtsvergleich. *Aus Politik und Zeitgeschichte*, *27*, S. 44-53.

Koch, H. J. & Klug, B. (1998) Ethische Prinzipien für klinische Prüfungen bei Kindern und Jugendlichen. *Monatsschrift für Kinderheilkunde*, *4*, S. 342-346.

Koch, K. (2001) Risiken und Nebenwirkungen trägt das Kind. *Süddeutsche Zeitung*, 27. November 2001.

Koch, L. (1998) Two decades of IVF: Acritical appraisal. In: Hildt, E. & Mieth, D. (Hrsg.) *In vitro* Fertilisation *in the 1990s: Towards a medical, social and ethical evaluation*. Aldershot, S. 19-28.

Koch, L. & Zahle, H. (2000) Ethik für das Volk. Dänemarks Ethischer Rat und sein Ort in der Bürgergesellschaft. In: Kettner, M. (Hrsg.) *Angewandte Ethik als Politikum*. Frankfurt a. M.

Köhn, F.-M. & Schill, W.-B. (2000) An andrological approach to assisted reproduction. In: Rabe, T., Diedrich, K. & Strowitzki, T. (Hrsg.) *Manual on assisted reproduction*. Heidelberg u. a. 223-287.

Kollek, R. (2000) *Präimplantationsdiagnostik. Embryonenselektion, weibliche Autonomie und Recht*. Tübingen u. a.

Korff, W. (1998) Sozialethik. In: Korff, W., Beck, L. & Mikat, P. (Hrsg.) *Lexikon der Bioethik*. Gütersloh, Bd. 3, S. 377-388.

Korff, W., Beck, L. & Mikat, P. (Hrsg.) (1998) *Lexikon der Bioethik*, 3 Bde. Gütersloh.

Kröner, H. -P. (1997) Von der Eugenik zum genetischen Screening: Zur Geschichte der Humangenetik in Deutschland. In: Petermann, F., Wiedebusch, S. & Quante, M. (Hrsg.) *Perspektiven der Humangenetik*. Paderborn, S. 23-47.

Kühn, H. (2001) Finanzierbarkeit der gesetzlichen Krankenversicherung und das Instrument der Budgetierung. *Veröffentlichungsreihe der Arbeitgruppe Public Health, Wissenschaftszentrum Berlin, P 01-204*. http://skylla.wz-berlin.de/pdf/2001/p01-204.pdf (18. 4. 2002).

Kutzer, K. (2001) Sterbehilfeproblematik in Deutschland, Rechtssprechung und Folgen für die klinische Praxis, *Zeitschrift für Medizinrecht*, *19*, S. 77-79.

Kutzer, K. (2002) Rechtliche Aspekte der Sterbehilfe. In: Kolb, S. et al. (Hrsg.) *Medizin und Gewissen. Wenn Würde ein Wert würde*. Frankfurt a. M.

Kymlicka, W. (2000) Moralphilosophie und Staatstätigkeit. Das Beispiel der neuen Reproduktionstechnologien. In: Kettner, M. (Hrsg.) *Angewandte Ethik als Politikum*. Frankfurt a. M.

Lanz-Zumstein, M. (1990) *Die Rechtsstellung des unbefruchteten und befruchteten menschlichen Keimguts. Ein Beitrag zu zivilrechtlichen Fragen im Bereich der Reproduktions- und Gentechnologie*. München.

Laufs, A. (2001) Präimplantationsdiagnostik. Juristische Überlegungen. In: Bundesministerium für Familie (Hrsg.) *Fortpflanzungsmedizin in Deutschland*. Baden- Baden, S. 204-208.

Leibo, S. P. (1977) Fundamental cryobiology of mouse ova and embryos. In: Elliot, K. & Whealan, J. (Hrsg.) *The freezing of mammalian embryos (Ciba Foundation Symposium No. 52)*. Amsterdam, S. 69-96.

Lenoir, N. (1997) Nationale Ethikkommissionen in Europa — Möglichkeiten und Grenzen. In: Friedrich-Ebert-Stiftung (Hrsg.) *Braucht Deutschland eine Bundes-Ethik-Kommission? Dokumentation des Expertengesprächs Gentechnik am 11. März 1997 in Bonn*. Bonn.

Lenzen-Schulte, M. (2001) Mehr Fehlbildungen nach Sterilitätsbehandlung. *Frankfurter Allgemeine Zeitung*, 25. April 2001.

Ludwig, M. (2000) Herzinfarkt nach In-vitro-Fertilisation mit Embryotransfer. *Reproduktionsmedizin*, *16 (2)*, S. 169-170.

――, (2001) Medizinisch-biologische Grundlagen der PGD. *Hamburger Ärzteblatt*, 4, S. 192-193.

Ludwig, M. & Diedrich, K. (1999) Die Sicht der Präimplantationsdiagnostik aus der Perspektive der Reproduktionsmedizin. *Ethik in der Medizin*, *11*, Supplement 1, S. 38-44.

Ludwig, M. et al. (1999) Myocardial infarction associated with ovarian hyperstimulation syndrome. *The Journal of the American Medical Association*, *282 (7)*, S. 632-633.

Ludwig, M., Queißer-Luft, A. & Katalinic, A. (o. J.) *Gemeinsame Stellungnahme zu den Ergebnissen der deutschen multizentrischen ICSI follow up Studie.* Lübeck.

Luther, E. (1999) Selbstbestimmt sterben? *Marxistische Blätter*, *6*, S. 32-40.

――――, (2001a) Chancen und Risiken der Patientenautonomie. http://www.bundestag.de/gremien/medi/medi_oef5_1.html (18. 4. 2002).

Maak, N., Mejiss, J. & Schwägerl, C. (2001) Der Mensch im Zeitalter seiner technischen Reproduzierbarkeit. *Frankfurter Allgemeine Zeitung*, 27. Juli 2001.

Maio, G. (2001) Die Präimplantationsdiagnostik als Streitpunkt. *Deutsche Medizinische Wochenzeitschrift*, *126*, S. 889-896.

Maranto, G. (1998) *Designer-Babys: Träume vom Menschen nach Maß*. Stuttgart.

Max-Planck-Institut für internationales und ausländisches Strafrecht Freiburg (2001) *Übersicht über rechtliche Regelungen zur Fortpflanzungsmedizin in europäischen Ländern*. http://www.iuscrim.mpg.de/forsch/straf/referate/sach/MPI_Uebersicht_Fortpflanzungsmedizin.pdf (27. 03. 2002)

„Mehr Fertilitätsstörungen durch Spermieninjektion?" (2001) *Frankfurter Allgemeine Zeitung*, 27. Dezember 2001.

Mettler, L. (1995) Indikationsstellung und Prognose der In-Vitro-Fertilisation und des Embryotransfers. In: Tinneberg, H. -R. & Ottmar, C. (Hrsg.) *Moderne Fortpflanzungsmedizin*. Stuttgart/New York. S. 92-96.

Mettler, L. et al. (2000) Chirurgische Eingriffe bei weiblicher Sterilität und Infertilität. *Reproduktionsmedizin*, *16 (3)*, S. 194-201.

Michelmann, H. -W. (1995) Gewinnung und Aufarbeitung von Spermatozoen. In: Tinneberg, H. -R. & Ottmar, C. (Hrsg.) *Moderne Fortpflanzungsmedizin*. Stuttgart/New York, S. 117-122.

Mieth, D. (1999a) Präimplantationsdiagnostik − Eckpunkte einer zukünftigen Diskussion. *Ethik in der Medizin Band*, *11*, Supplement 1, S. 136-141.

――――, (1999b) Präimplantationsdiagnostik im gesellschaftlichen Kontext − eine sozialethische Perspektive. *Ethik in der Medizin*, *11*, Supplement 1, S. 77-86.

――――, (2000) *Stellungnahme im Rahmen der öffentlichen Anhörung der Enquete-Kommission vom 13. 11. 2000*. http://www.bundestag.de/gremien/medi/medi_ext.htm.

Ministerium der Justiz des Landes Rheinland-Pfalz (1999) *Präimplantationsdiagnostik. Thesen zu den medizinischen, rechtlichen und ethischen Problemstellungen. Bericht der Bioethik-Kommission des Landes Rheinland-Pfalz vom 20. Juni 1999*. Mainz.

Ministerium für Arbeit, Frauen, Gesundheit und Soziales des Landes Sachsen-

Anhalt (Hrsg.) (1997) *Bericht zur Fehlbildungserfassung in der Region Magdeburg 1980 – 1996*. http://www.med.uni-magdeburg.de/fme/zkh/mz/fehlbildungserfassung/Bericht_zur_Fehlbildungserfassung_1980_bis_1996.pdf (27. 3. 2002).

Müller, H. (1999) Should there be a uniform list of genetic diseases allowing access to PID? In: Hildt, E. & Graumann, S. (Hrsg.) *Genetics in Human Reproduction*. Aldershot, S. 47-54.

Nagy, Z. (1995) Using ejaculated, fresh, and frozen-thawed epidiymal and testicular spermatozoa gives rise to comparable results after intracytoplasmic sperm injection. *Journal of Fertility and Sterility, 63*, S. 808-815.

Nargund, G. et al. (2001) Cumulative conception and live birth rates in natural (unstimulated) IVF cycles. *Human Reproduction, 16 (2)*, S. 259-262.

National Commission for the Protection of Human Subjects of Biomedical and Behavioral Research (1979) *Belmont Report: „Ethical principles and guidelines for the protection of human subjects of research"*. Washington D. C.

Nave-Herz, R., Onnen-Isemann, C. & Osswald, U. (1996) *Die hochtechnisierte Reproduktionsmedizin. Strukturelle Ursachen ihrer Verbreitung und Anwendungsinteressen der beteiligten Akteure*. Bielefeld.

Neidert, R. & Statz, A. (1999) Zehn Thesen zur Präimplantationsdiagnostik. *Ethik in der Medizin, 11*, Supplement 1, S. 132-135.

Nieschlag, E. et al. (2001) *Schriftliche Stellungnahme zur Kryokonservierung. Stellungnahme anlässlich einer Anfrage der Vorsitzenden der Enquete-Kommission „Recht und Ethik der modernen Medizin" vom 12. November 2001 (unveröff.)*.

Nippert, I. (1999) Entwicklung der pränatalen Diagnostik. In: Pichlhofer, G. (Hrsg.) *Grenzverschiebungen. Politische und ethische Aspekte der Fortpflanzungsmedizin*. Frankfurt a. M., S. 63-80.

———, (2000) Vorhandenes Bedürfnis oder induzierter Bedarf an genetischen Testangeboten? Eine medizinsoziologische Analyse zur Einführung und Ausbreitung genetischer Testverfahren. In: Schmidtke, J. (Hrsg.) *Guter Rat ist teuer. Was kostet die Humangenetik, was nutzt sie?* München/Jena, S. 126-149.

———, I. (2001c) Was kann aus der bisherigen Entwicklung der Pränataldiagnostik für die Entwicklung von Qualitätsstandards für die Einführung neuer Verfahren wie der Präimplantationsdiagnostik gelernt werden? In: Bundesministerium für Gesundheit (Hrsg.) Fortpflanzungsmedizin in Deutschland. *Schriftenreihe des Bundesministeriums für Gesundheit, Bd. 132*. Baden- Baden, S. 293-321.

Nippert, I. & Horst, J. (1994) *Die Anwendungsproblematik der pränatalen Diagnose aus der Sicht von Beratenen und Beratern – unter besonderer*

Berücksichtigung der derzeitigen und zukünftig möglichen Nutzung genetischer Tests. Gutachten im Auftrag des Büros für Technikfolgen-Abschätzung (TAB) beim Deutschen Bundestag. TAB-Hintergrundpapier Nr. 2. Bonn.

Nippert, I. et al. (1997) Die medizinisch genetische Versorgung in Deutschland. *Medizinische Genetik*, 9, S. 188-205.

Nowak, R. (2001) Genetic roulette. Asmall problem for a man can become a disaster for his children. *New Scientist*, 172 (2321), S. 11.

Nygren, K. G. & Nyboe Anderson, A. (2001) Assisted reproductive technology in Europe, 1997. Results generated from European registers by ESHRE. The European IVF-monitoring programme (EIM), for the European Society of Human Reproduction and Embryology (ESHRE). *Human Reproduction*, 16 (2), S. 384-391.

Oktay, K., Kann, M. T. & Rosenwaks, Z. (2001) Recent progress in oocyte and ovarian tissue cryopreservation and transplantation. *Current Opinion in Obstretics and Gynecology*, 13, S. 263-268.

O'Neill, O. (1998) *Tugend und Gerechtigkeit*. Berlin.

Ottmar, C. (1995) Geschichtlicher Überblick über die Entwicklung und den Stand der Reproduktionsmedizin. In: Tinneberg, H.-R. & Ottmar, C. (Hrsg.) *Moderne Fortpflanzungsmedizin*. Stuttgart/New York, S. 1-6.

Palermo, G. et al. (1992) Pregnancies after intracytoplasmic injection of single spermatozoon into an oocyte. *Lancet*, 340, S. 17-18.

Passarge, E. & Rüdiger, H. W. (1979) *Genetische Pränataldiagnostik als Aufgabe der Präventivmedizin. Ein Erfahrungsbericht mit Kosten/Nutzen-Analyse.* Stuttgart.

Pichlhofer, G., Groß, J. & Henke, C. (2000) *Medizinische, rechtliche und kulturelle Aspekte der Eizellspende. Gutachten im Auftrag des Bundesministeriums für Gesundheit.* Berlin.

Picker, E. (2000) Menschenrettung durch Menschenzüchtung? *Juristenzeitung*, 14, S. 693-705.

Pickering, S. J. & Johnson, M. H. (1987) The influenze of cooling on the organization of the meiotic spindle of the mouse oocyte. *Human Reproduction*, 2, S. 207-216.

Pieper, M. (1998) Unter „anderen Umständen". Werdende Elternschaft im Zeichen neuer Verfahren der Pränataldiagnostik. In: Arbeitskreis Frauen und Gesundheit im Norddeutschen Forschungsverbund Public Health (Hrsg.) *Frauen und Gesundheit(en) in Wissenschaft, Praxis und Politik.* Bern, S. 236-247.

Porcu, E. (1997) Birth of a healthy female after intracytoplasmic sperm injection of cryopreserved human oocytes. *Journal of Fertility and Sterility*, 68,

S. 724-730.

Plate, F. (1998) *Zum zweiten Male gesamtdeutsch. Informationen zum Wahlverfahren.* http://www.bma.de/de/beauftragte/sozialversicherungswahl/information.htm (23. 4. 2002).

Precht, R. D. (1999) Zombie und Zauberstab. In: Drux, R. (Hrsg.) *Der Frankenstein-Komplex. Kulturgeschichtliche Aspekte des Traums vom künstlichen Menschen.* Frankfurt a. M., S. 167ff.

Rapp, R. (1999) *Testing women, testing the fetus. The social impact of amniocentesis in America.* New York/London.

Reibnitz, C. v. et al. (2001) *Der mündige Patient.* Weinheim.

Reinhard, P. & Wolff, U. (1995) Immunologische Aspekte. In: Tinneberg, H. -R. & Ottmar, C. (Hrsg.) *Moderne Fortpflanzungsmedizin.* Stuttgart/New York, S. 72-77.

Ricken, F. (1998) Gerechtigkeit. In: Korff, W., Beck, L. & Mikat, P. (Hrsg.) *Lexikon der Bioethik.* Gütersloh, Bd. 2, S. 71-73.

Ries, L. A. G. et al. (Hrsg.) (1998) *SEER cancer statistics review, 1973-1995.* National Cancer Institute, Bethesda, MD.

Rongieres-Bertrand, C. et al. (1999) Revival of the natural cycles in in-vitro fertilization with the use of a newgonadotrophin-releasing hormone antagonist (Cetrorelix). A pilot study with minimal stimulation. *Human Reproduction, 14 (3),* S. 683-688.

Rothberg, B. & Gould, E. (2001) Mapping a role for SNP's in drug development. *Nature biotechnology, 19,* S. 209-211.

Runnebaum, B. & Rabe, T. (Hrsg.) (1994) *Gynäkologische Endokrinologie und Fortpflanzungsmedizin, Bd. 2.* Berlin.

Sachverständigenrat für die Konzertierte Aktion im Gesundheitswesen (2001) Gutachten: Bedarfsgerechtigkeit und Wirtschaftlichkeit, 3 Bde. *Bundestagsdrucksachen 14/5660, 14/5661 u. 14/6871,* 21. 3. 2001 u. 31. 8. 2001.

Sancken, U. & Bartels, I. (1999) Der sogenannte Triple-Test. Ergebnisse und Erfahrungen aus einer 10 jährigen Laborroutine. *Reproduktionsmedizin, 15 (4),* S. 276-284.

Saretzky, T. (1997) Demokratisierung von Expertise? Zur politischen Dynamik der Wissensgesellschaft. In: Klein, A. & Schmalz-Bruns, R. (Hrsg.) *Politische Beteiligung und Bürgerengagement in Deutschland.* Bonn, S. 277-313.

Schill, W. -B. & Haidl, G. (1995) Andrologische Grundlagen der Fortpflanzungsmedizin unter Berücksichtigung möglicher Sterilitätsursachen. In: Tinneberg, H. -R. & Ottmar, C. (Hrsg.) *Moderne Fortpflanzungsmedizin.* Stuttgart/New York, S. 36-43.

Schindele, E. (1995) *Schwangerschaft. Zwischen guter Hoffnung und medizinischem Risiko.* Hamburg.

―, (1998) Moderne Schwangerschaften zwischen Machbarkeitswahn und Auslese. *Psychosozial*, *71 (1)*, S. 15-25.

Schmidtke, J. (1997) *Vererbung und Ererbtes ― Ein humangenetischer Ratgeber. Genetisches Risiko und erbliche Erkrankungen, vorgeburtliche Untersuchungen und Schwangerschaftsvorsorge, Vererbung und Umwelt, Gentests und Gentherapie*. Reinbeck bei Hamburg.

Schneider, I. (2001) Von „anderen Umständen" zur Embryonenforschung. Veränderte Blicke auf Schwangerschaft und Geburt. *epd-Dokumentation (Evangelischer Pressedienst)*, *15*, S. 25-46.

―, (2002) Überzähligsein und Überzähligmachen von Embryonen. Die Stammzellforschung als Transformation einer Kinderwunscherfüllungs-Technologie. In: Brähler, E., Stöbel-Richter, Y. & Hauffe, U. (Hrsg.) *Vom Stammbaum zur Stammzelle. Reproduktionsmedizin, Pränataldiagnostik und menschlicher Rohstoff*. Gießen.

Schöne-Seifert, B. (1999) Präimplantationsdiagnostik und Entscheidungsautonomie. *Ethik in der Medizin Band*, *11*, Supplement 1, S. 87-98.

Schröder, M. (2001) Die Institutionalisierung des Nationalen Ethikrates: Ein bedenklicher Regierungsakt? In: *Neue Juristische Wochenschrift*, *30*, S. 2144-2146.

Schröder, M. & Taupitz, J. (1991) *Menschliches Blut: verwendbar nach Belieben des Arztes? Zu den Formen erlaubter Nutzung menschlicher Körpersubstanzen ohne Kenntnis des Betroffenen*. Stuttgart.

Schroeder-Kurth, T. M. (1989) Indikationen für die genetische Familienberatung. *Ethik in der Medizin*, *1*, S. 195-205.

―, (1991) Ärztliche Indikation und Selbstbestimmung bei der vorgeburtlichen Chromosomendiagnostik. *Zeitschrift für Medizinrecht*, *9 (3)*, S. 128-131.

―, (1994) Rechtliche Aspekte genetischer Diagnostik - alles was Recht ist? *Medizinische Genetik*, *6*, S. 396-399.

―, (1999) Stand der Präimplantationsdiagnostik aus Sicht der Humangenetik. *Ethik in der Medizin*, *11*, Supplement 1, S. 45-54.

―, (2000) Pränatalmedizin, 1. Diagnostik. In: Korff, W., Beck, L. & Mikat, P. (Hrsg.) *Lexikon der Bioethik*, Bd. 3. Gütersloh, S. 45-51.

Schücking, B. (1994) Schwangerschaft ― (k)eine Krankheit? In: *Jahrbuch für kritische Medizin*, *23*, S. 22-35.

―, (2000) Schwangerenvorsorge und Reproduktionsmedizin ― ein gesundheitswissenschaftlicher Diskurs über medizinische und politische Konzepte. In: Bremische Zentralstelle zur Verwirklichung der Gleichberechtigung der Frau (Hrsg.) *Schwangerenvorsorge und Reproduktionsmedizin als frauengesundheitspolitische Herausforderung*. Bremen, S. 38-40.

Schumann, C. (2001) *Pränataldiagnostik — Erfahrungen mit Indikationsentwicklung und Beratung. Stellungnahme im Rahmen der nichtöffentlichen Anhörung der Enquete-Kommission vom 26. 03. 2001.*

Schuth, W., Neulen, J. & Breckwoldt, M. (1989) Ein Kind um jeden Preis? Psychologische Untersuchungen an Teilnehmern eines In-Vitro-Fertilisations-Programms. *Ethik in der Medizin, 1,* S. 206-221.

Scientific and Technological Options Assessment (1999) *Orphan Drugs.* www. europarl.eu.int/stoa/publi/167780/default_en.htm (26. 7. 2001).

Seehaus, D. et al. (2000) Neues in der assistierten Reproduktion. *Reproduktionsmedizin, 16 (2),* S. 103-115.

Siebzehnrübl, E. et al. (1997) Kryokonservierung im Zeitalter der „Assistierten Reproduktion". Erster Teil: Grundlagen. *Journal of Fertility and Reproduction, 3,* S. 20 ff.

Simon, W. E. (1995) Diagnose und Kontrolle der Schwangerschaft. In: Tinneberg, H. -R. & Ottmar, C. (Hrsg.) *Moderne Fortpflanzungsmedizin.* Stuttgart/New York, S. 132-135.

Singer, P. & Dawson, K. (1993) IVF technology and the argument from potential. In: Singer, P. (Hrsg.) *Embryo* experimentation. *Ethical, legal and social Issues.* New York, S. 76-89.

Sozialministerium des Landes Baden-Württemberg (1999) Stellungnahme zu dem Antrag der Abgeordneten Gerd Teßmer u. a. (SPD) Biomedizin. *Landtag von Baden-Württemberg-Drucksache 12/3781,* 24. Februar 1999.

Spitzer, M. et al. (1998) Untersuchungen zur Schädigung der Mikrotubuli unfertilisierter Eizellen bei der Kryokonservierung. In: Schirren, C. & Frick, J. (Hrsg.) *Fortschritte in der Reproduktionsmedizin und Reproduktionsbiologie.* Berlin, S. 282f.

Spranger, T. M. (2001) Fremdnützige Forschung an Einwilligungsunfähigen. Bioethik und klinische Arzneimittelprüfung. *Medizinrecht, 5,* S. 238-247.

Stackelberg, H. H. Freiherr v. (1980) *Probleme der Erfolgskontrolle präventivmedizinischer Programme — dargestellt am Beispiel einer Effektivitäts- und Effizienzanalyse genetischer Beratung (Inaugural-Dissertation zur Erlangung der wirtschaftswissenschaftlichen Doktorwürde des Fachbereichs Wirtschaftswissenschaften der Phillips-Universität zu Marburg).* Marburg.

Stahler, E. et al. (1976) Investigations into the preservation of human ovaries by means of a cryoprotectivum. *Archives of Gynecology, 221,* S. 339-344.

Statistisches Bundesamt/Robert Koch Institut (Hrsg.) (2001) Themenheft: Sterbebegleitung. *Gesundheitsberichterstattung des Bundes, 01/01.* http://www.gbebund.de (18. 4. 2002).

Stauber, M. (1996) *Diagnose und Therapie der Unfruchtbarkeit.* München.

Steger, K. (2001) Spermatogenese und Spermatogenesestörung. *Reproduktions-*

medizin, 17 (3), S. 137-148.
Stock, G. (2001) Unvermeidbare Designer-Babys. *Financial Times Deutschland,* 6. 12. 2001.
Strauß, B. et al. (2000) *Eine Untersuchung zur langfristigen Bewältigung von Kinderlosigkeit und zu deren Konsequenzen für psychosoziale Betreuungskonzepte (Projektbericht).* http://www.med.uni-jena.de/mpsy/kinderlos.htm (4. 12. 2001)
Striegler, A. (2002a) Wunschkind wird Therapiezweck. Großbritannien hat die Indikationen für die Präimplantationsdiagnostik erweitert. *Ärztezeitung,* 8. Januar 2002.
――――, (2002b) Familie in Leeds erhält Erlaubnis für Designer-Baby. Weitreichende Entscheidung der britischen „Human Fertilisation and Embryology Authority". *Ärztezeitung,* 25. Februar 2002.
Student, J. C. (1989) *Das Hospiz-Buch.* Freiburg i. Br.
Supp, B. (2002) Das Wunschkind. *Der Spiegel,* 7. Januar 2002.
Süssmuth, R. (1994) Wir können nicht so tun, als hätte es die Geschichte nicht gegeben. In: Daub, U. /Wunder, M. (Hrsg.) *Des Lebens Wert. Zur Diskussion über Euthanasie und Menschenwürde.* Freiburg i. Br.
Tanner, K. (2001) „Akzeptierte Abhängigkeit" Zur Rolle des Vertrauens in der Arzt-Patientenbeziehung. http://www.bundestag.de/gremien/medi/medi_oef5_1.html (18. 4. 2002).
Taupitz, J. (2001) Forschung am Menschen. Die neue Deklaration von Helsinki. *Deutsches Ärzteblatt, 98 (38),* A 2413-2420.
Testart, J. & Sèle, B. (1995) Towards an efficient medical eugenics: Is the desirable always the feasible? *Human Reproduction, 10,* S. 3086-3090.
Testart, J. & Sêle, B. (1999) Eugenics comes back with medically assisted procreation. In: Hildt, E. & Graumann, S. (Hrsg.) *Genetics in Human Reproduction.* Aldershot, S. 169-174.
Tinneberg, H. -R. (1995a) Gynäkologische Grundlagen der Fortpflanzungsmedizin unter Berücksichtigung möglicher Sterilitätsursachen. In: Tinneberg, H. -R. & Ottmar, C. (Hrsg.) *Moderne Fortpflanzungsmedizin.* Stuttgart/ New York, S. 45-48.
――――, (1995b) Möglichkeiten der Eizellgewinnung. In: Tinneberg, H. -R. & Ottmar, C. (Hrsg.) *Moderne Fortpflanzungsmedizin.* Stuttgart/New York, S. 113-116.
Trounson, A. & Kirby, C. (1989) Problems in the cryopreservation of unfertilized eggs by slow cooling in dimethyl sulfoxide. *Journal of Fertility and Sterility, 52,* S. 778-786.
Ulfkotte, U. (2001) Europäer aus der Retorte. Auch in Deutschland zehntausende Reagenzglasbefruchtungen. *Frankfurter Allgemeine Zeitung,* 5. Juli 2001.

„Unfruchtbarkeit oft überschätzt" (1995) *Frankfurter Allgemeine Zeitung*, 9. August 1995.

Van den Daele, W., Pühler, A. & Sukopp, H. (Hrsg.) (1996) *Grüne Gentechnik im Widerstreit. Modell einer* partizipativen *Technikfolgenabschätzung zum Einsatz transgener herbizidresistenter Pflanzen*, Weinheim.

Van der Ven, H. & Montag, M. (2001) *Schriftliche Stellungnahme zur Kryokonservierung. Stellungnahme anlässlich einer Anfrage der Vorsitzenden der Enquete- Kommission „Recht und Ethik der modernen Medizin" vom 12. Oktober 2001 (unveröff.)*.

Vollmann, J. (2000a) Die deutsche Diskussion über ärztliche Tötung auf Verlangen und Beihilfe zum Suizid. Eine Übersicht medizinethischer und rechtlicher Aspekte. In: Gordijn, B. & ten Have, H. (Hrsg) *Medizinethik und Kultur. Grenzen des medizinischen Handelns in Deutschland und den Niederlanden*. Stuttgart, S. 31-70.

——, (2000b) Therapeutische versus nicht-therapeutische Forschung. Eine medizinisch plausible Differenzierung? *Ethik der Medizin, 12*, S. 65-74.

Vollmann, J. & Knöchler-Schiffer, I. (1998) Patientenverfügungen in der klinischen Praxis. *Medizinische Klinik, 94*, S. 398-405.

Wagenmann, U. (2000) Warten auf die Krankheit. *Genethischer Informationsdienst, 139*, S. 38-40.

Walter-Sack, I. & Haeferlii, W. E. (2001) Arzneimittelsicherheit auch für Kinder. *Deutsches Ärzteblatt, 8*, B 378-380.

Walzer, M. (1994) *Sphären der Gerechtigkeit*. Frankfurt a. M.

Wegener, H. (2000) *Stellungnahme im Rahmen der öffentlichen Anhörung der Enquete-Kommission vom 13. November 2000*. http://www.bundestag.de/gremien/medi/medi ext.htm.

Weiß, M. (2000) Schwangerenbetreuung durch Hebammen — eine gesundheitsfördernde Alternative. In: Bremische Zentralstelle zur Verwirklichung der Gleichberechtigung der Frau (Hrsg.) *Schwangerenvorsorge und Reproduktionsmedizin als frauengesundheitspolitische Herausforderung*. Bremen, S. 38-40.

Welch, D. D. (1998) Social Ethics. Overview. In: Chadwick, R. (Hrsg.) *Encyclopedia of applied ethics*. San Diego, S. 143-151.

Wiese, G. (1994) *Genetische Analysen und Rechtsordnung unter besonderer Berücksichtigung des Arbeitsrechts*. Neuwied.

Wiesemann, C. (2000) *Stellungnahme im Rahmen der öffentlichen Anhörung der Enquete-Kommission vom 13. November 2000*. http://www.bundestag.de/gremien/medi/medi_ext.htm.

Wolbring, G. (2001) *Folgen der Anwendung genetischer Diagnostik für behinderte Menschen. Gutachten erstellt im Auftrag der Enquete-Kommission*.

Calgary. http://www.bundestag.de/gremien/medi/medi_ext.htm.

Woopen, C. (1999) Präimplantationsdiagnostik und selektiver Schwangerschaftsabbruch. *Zeitschrift für medizinische Ethik, 45*, S. 233-244.

Wunder, M. (2000a) Die neue Euthanasie-Debatte in Deutschland vor dem historischen und internationalen Hintergrund. In: Frewer, A. & Eickhoff, C. (Hrsg.) *„Euthanasie" und die aktuelle Sterbehilfedebatte.* Frankfurt/New York, S. 250-275.

――, (2000b) Schutz des Lebens mit Behinderung und biomedizinische Forschungsinteressen. *Geistige Behinderung, 2*, S. 138-149.

――, (2000c) *Nichteinwilligungsfähigkeit und medizinische Forschung.* http://www.bundestag.de/gremien/medi/medi_oef.html (12. 4. 2002).

――, (2001a) *Im Zweifel für das Leben? Zur Debatte um die Sterbehilfe und die Moral des Tötens.* http://www.bundestag.de/gremien/medi/medi_oef5_1.html (18. 4. 2002).

――, (2001b) Der Nürnberger Kodex und seine Folgen. In: Ebbinghaus, A. & Dörner, K. (Hrsg.) *Vernichten und Heilen.* Berlin, S. 476-490.

――, (2001c) Unrecht durch Ungleichbehandlung oder Gleichbehandlung im Unrecht? *Juristenzeitung, 7*, S. 344-345.

Wunder, M. & Neuer-Miebach, T. (Hrsg.) (1998) *Bio- Ethik und die Zukunft der Medizin.* Bonn.

Zentrale Ethik-Kommission bei der Bundesärztekammer (1997) Stellungnahme zum Schutz nichteinwilligungsfähiger Personen in der medizinischen Forschung. *Deutsches Ärzteblatt, 94 (15)*, B 811-812.

Zimmermann, M. et al. (1997) Die Behandlungspraxis bei schwerstgeschädigten Neugeborenen und Frühgeborenen an deutschen Kliniken. Konzeption, Ergebnisse und ethische Implikationen einer empirischen Untersuchung. *Ethik der Medizin, 7*, S. 56-77.

Zinke, E. & Morun, H. (2000) *Genetische Diagnostik und Arbeitsmedizin. Gemeinsame Stellungnahme der Industriegewerkschaft Metall und der Gewerkschaft ÖTV im Rahmen der nichtöffentlichen Anhörung der Enquete-Kommission vom 4. Dezember 2000.* http://www.bundestag.de/gremien/medi/medi_ext.htm.

解　説

原答申（最終報告書）の構成と本邦訳との対応は以下のようである
　はじめに
　A　序文
　B　倫理的な準拠点と法的な準拠点（上巻『人間の尊厳と遺伝子情報』第Ⅰ部）
　C　テーマ別各論
　　1　着床前診断（下巻第Ⅰ部）
　　2　遺伝子情報（上巻第Ⅱ部）
　D　議論と参加（下巻第Ⅱ部）
　E　残された課題（下巻第Ⅲ部）
　F　倫理的議論をさらに前進させるための全般的な提言（下巻第Ⅳ部）
　G　付録（詳細略，上巻 p. 234-235参照）
　本巻にはテーマ別各論のうち最も大部な「着床前診断」と，末尾のD，E，Fの部を収録した．以下，各部の概略を示す．

第Ⅰ部　着床前診断

第1章は生殖補助医療に関わる複合的テーマ群を多角的に考察している．生殖補助技術の発展の歴史とその実態（Ⅰ-Ⅲ），欧米，ドイツにおける生殖補助医療の臨床での実態（Ⅳ），「希望しても子供ができないという問題の射程とそれの扱い」（Ⅴ）などである．Ⅴのタイトルが「不妊症の問題」となっていない点に注意したい．不妊の医学的原因についてはⅢで触れられているが，ここでは「希望しても子供ができない」現象としてとらえ，問題の射程を社会学的，心理学的な視点から幅広く分析している．こ

の現象を単に医学的原因からのみとらえることは，考察を狭いものにし，事態の本質をとらえそこなうからだ。これらの多角的な分析を「結論」（VI）としてまとめた上で，最後に連邦議会に対して，生殖医療法制定を提言している（VII）。

第2章は着床前診断と密接に関係する出生前診断のこれまでの経験を総括している。主に羊水検査の適用拡大の歴史が焦点となる。出生前診断に法定医療保険が適用になったこと（1976年）。刑法218条aのいわゆる「胎児条項」が削除されたこと（1995年）。障害を持った子が生まれたことに対して親が医師に損害賠償を請求する「wrongful birth（間違った出生）訴訟」（1980年代後半以降）など。これらの影響で，「出生前診断がすべての妊婦に対して遺伝的リスクを解明するための通常手続きにまで発展した」経緯（p.104）が分析されている（III–IV）。このようになし崩し的に拡大した出生前診断の実態を見直し，適応事由を厳格化し，人類遺伝医学的および心理社会的カウンセリングを徹底する措置などを連邦議会に提言している（V）。

第3章で着床前診断の本題に入る。着床前診断の技術的実態，適用の実態などをふまえ（I），これの実施の是非をめぐる倫理的な議論を，きわめて多様な視点から考察している（II）。着床前診断は現在のドイツでは，胚保護法に抵触するため実施できないとの解釈が優勢である。これを実施可能にすべきか否かについては，明確な法制化が必要である（III）。この点で審議会は一致したが，着床前診断の許可／不許可については最終的に合意に至らなかった。末尾の「評価と提言」（V）は両論併記となり，着床前診断を限定的に許可する意見Aが3名（p.188），着床前診断を拒否する意見Bが16名（p.198）という審議委員の記名採決の結果が明記されている。結論を一本化できなかったが，議論の経過のなかで，着床前診断をめぐる論点がきわめて明確になったと言える。

わが国においても着床前診断をめぐって，すでにさまざまなことが生じている。現在これに関する規則は日本産科婦人科学会の会告[1]しかない。

---

1) 1998年10月の会告（「ヒトの体外受精・胚移植の臨床応用の範囲」についての見解，「着床前診断」に関する見解及び同細則を含む），これの「着床前診断」に関する見解に2006年2月「習慣流産に対する着床前診断についての考え方（解説）」が追加された。http://

しかしながら，生殖医療分野では，胚および患者の保護，子の福利と家族関係の安定の確保等々の観点からも，法律による規制は不可欠であろう。今後の法制化をめざす検討のなかで，日独の制度上の差異などを差し引いて考えても，われわれは本答申と多くの論点を共有している。本答申で明確にされた論点をふまえた上での政策決定が求められるであろう。

第II部　議論と参加

生命（いのち）の始まりから終わりにいたるまで生命（いのち）の扱いをめぐる多様なテーマで，かつてないほどさまざまな問題が発生している。それらはたいてい高度な先端医療技術を駆使したところで発生してくる。したがって，倫理的・法的な諸問題の検討においても，高度な専門的知識が必要とされる。つまり生命に関わる政策決定（生命政策 Biopolicy）には，専門家から政治への助言が必要である。

他方，生命（いのち）の扱いをめぐる諸問題は国民ひとりひとりに関わり，本来だれもが重大な関心をもたなければならないはずである。しかも，今日のような多元的な社会にあっては，多様な価値観や多様な倫理意識が議論のなかに反映されなければならない。専門家に学識経験豊かな助言を求めながらも，同時に，広く公共の討議空間のなかで議論と相互理解のプロセスをできるだけ広げるよう配慮しなければならない。

第II部はかかる生命政策の合意形成の構造を考察している。各国における国家レベルの生命倫理委員会のあり方（p.206-207表1），欧米における市民参加の実例（p.209表3）などを検討した上で，合意形成モデルを専門家モデル（Expertenmodell），利害関係者モデル（Stakeholder-Modell），共和主義モデル（Republikanisches Modell）の3つに類型化し，それらの長短を比較検討している。

わが国に眼を転じてみれば，現在生命政策の合意形成をめぐっては，困難な事態に陥っている。国の科学技術政策の基本戦略を決定する内閣府総合科学技術会議のもとに設置されていた生命倫理専門調査会が2004年6月，ヒトクローンES細胞作製と研究のための受精卵作製を「採決強行」によ

---

www.jsog.or.jp/参照．

って決定した。この後味の悪い結末ののち同会は解散し，その後2年以上を経た今も，「国の生命倫理の基本方針を審議する機関は不在のまま，それにかわる機関の構想すら話題になっていない」[2]状況である。生命倫理に関わる諸問題はきわめて多岐にわたりながら，同時に複雑に連関しあっている。生命倫理全般を総合的視点から検討する機関の不在は今後も深刻な影響をもたらすと懸念される。生命倫理専門調査会の破綻に学び，わが国における生命政策の制度設計について，基本の議論から仕切り直しが必要な状況である。第Ⅱ部はかかる検討にとって多くの教訓に満ちている。

第Ⅲ部　残された課題

本審議会が審議を尽くせずに残した課題がここにまとめられている。医療資源の分配（Ⅰ），同意能力のない人を被験者とする研究（Ⅱ），死の看取りと安楽死（Ⅳ），移植医療（Ⅴ），最後に全体を貫くテーマとして，医師―患者関係（第2章）。これらそれぞれに関わる問題点と課題が概括されている。審議未了の現況報告ではあるが，コンパクトである分，問題の出発点を手早く知る上で有益である。

これら残された諸課題は，2003年5月に設置された後継審議会「現代医療の倫理と法」[3]（後述）が取り組んできた。その成果は次の3報告書にまとめられ，連邦議会に答申された。

- 「患者による事前指示（Patientenverfügungen）」[4]（A4で72頁）2004年9月
- 「生体臓器提供（Organlebendspende）」（A4で100頁）2005年3月
- 「ドイツにおける重病者と死に行く人に対する緩和医療とホスピス業務によるケアの改善（Verbesserung der Versorgung Schwerstkranker und Sterbender in Deutschland durch Palliativmedizin und Hospizarbeit）」（A4で33頁）2005年6月

---

2) 島薗進『いのちの始まりの生命倫理――受精卵・クローン胚の作成・利用は認められるか』春秋社，2006年，p.16

3) http://www.bundestag.de/parlament/gremien/kommissionen/archiv15/ethik_med/index.html

4) 邦訳，ドイツ連邦議会答申『人間らしい死の自己決定』山本達監訳，知泉書館，2006年。

解　説

その他の課題にも取り組んだが，時間切れで報告書の取りまとめに至らなかった。これらのテーマを中心に，残された課題をまとめた

・「審議の状況について（Über den Stand der Arbeit）」（A4で136頁）が任期満了前の2005年9月，議会に提出された。

第IV部　倫理的議論をさらに前進させるための全般的な提言

ここでは，生命倫理をめぐる国内外の議論と生命政策のなかでの審議会活動のあり方の問題に触れている。政治日程が迫られているなかでの対応，意見が対立し合意形成が困難になった時の対応（I），国家レベルの審議会と公共空間における幅広い議論との対話（II），さまざまなレベルにおける国内外の生命倫理・生命政策論議の構造と，そのなかでの本審議会の位置づけについて提言している。合意形成が困難な時の対応など，いずれも現在のわが国にとって，教訓とすべき点が多いであろう。

本審議会のその後

最後に本審議会のその後の経緯について触れる。

本答申をまとめた「現代医療の法と倫理」審議会（Enquete-Kommission アンケーテ・コミシオン）は，ドイツ連邦議会第14期（1998年10月-2002年9月）の審議会（2000年3月-2002年9月）であった。ところが当時のシュレイダー首相は，研究規制の傾向が強い本審議会とは別に，バイオテクノロジーを推進する目的で，2001年5月に首相府のもとに国家倫理評議会（Nationaler Ethikrat）を設置した。そのため議会の審議会と政府の国家倫理評議会とが並び立つという二重構造になった。同一テーマが二つの審議機関によって検討され，あい対立する結論が出されるなど，ライバル的な関係に陥り，両会の間で正統性をめぐる論争も生じた（p.207および＊2参照）。

第15期連邦議会（2002年10月-2005年9月）にこの種の審議会を再び設置すべきかが議論になったが，連邦議会は結局，新たに「現代医療の倫理と法」[5]審議会を設置した（2003年5月-2005年9月）。2005年9月の総選挙後

---

5) 上巻 p.xv 脚注3参照。審議会名称が「法と倫理」から「倫理と法」へ変更になったのは，今後は倫理が重視されるというのではなく，じつは議会担当者の「単純な聞き間違

に発足した第16期連邦議会でも，同審議会の再々設置が話題となったが，連邦政府は，議会に審議会を再々設置せず，国家倫理評議会を改組して行政府と立法府の共同の倫理評議会として一本化する方針を打ち出した。政府は2006年8月11日の閣議で，国家倫理評議会を「ドイツ倫理評議会(Deutscher Ethikrat)」へ改組することを決定した。

「ドイツ国家倫理評議会設置法(Ethikratsgesetz)案」によれば，ドイツ倫理評議会は「生命諸科学のなかで提起される倫理的諸問題を精査検討する，専門家からなる独立した評議会(ein unabhängiger Sachverständigenrat zur Bewertung ethischer Fragestellungen in den Lebenswissenschaften)」である(§1(1))。委員24名のうち半数を議会が指名し，もう半数を政府が指名する形で(§5(1))，行政府と立法府共同の倫理評議会とする。ただし「連邦議会や州議会，連邦政府や州政府に属する」者は委員になれない(§4(3))。委員は「自然科学，医学，神学，哲学，倫理や社会，経済，法などに関する」各領域の専門家から選考される(§4(1))。「異なる倫理観や多様な意見が反映される」ように構成される(§4(2))。任期は4年で再任は1回まで(§5(2))。旅費は支給される(§10(1))が，無給の名誉職(ehrenamtlich)である。年間予算は200万ユーロ(約3億円)。

本法案は本年9月22日に連邦参議院を通過。まもなく連邦議会に上程され可決される見通しである。議会の審議会と政府の評議会という二重構造にようやく決着が着きそうである。

い」が原因であった(「南ドイツ新聞」2003．5．6)。

監訳者あとがき

　2001年11月本審議会を帝国議事堂委員会室で傍聴してから，はや5年になろうとしている。2002年春に公表された最終報告書（本答申）を見て，あまりの膨大さに度肝を抜かれた。これを全訳するなどということは，当初考えてもいなかった。傍聴した当日の議題であった「遺伝子情報」（上巻第Ⅱ部）だけでもと思って訳し始めた。結果的に全訳にまで駆り立てたのは，わが国とのあまりの差，そのカルチャーショックだったかも知れない。日本の生命倫理・生命政策はいまも「迷走」を続けている。本答申が扱った着床前診断をめぐる重要論点もさることながら，これだけ包括的なテーマを大部な報告書にまとめ上げたドイツ議会の政策努力と力量から何を学びとるかが問われているように思う。

　上巻刊行直後に後継の審議会「現代医療の倫理と法」が2004年8月17日公式記者発表で本邦訳を紹介してくれたのは，うれしかった。このなかで同審議会レシュベル会長（社会民主党議員）は次のような談話を発表した。

　日本の「仲間たちが審議会答申を邦訳するという労を引き受けたことに，わたしは大変な感銘を受けています。……この成果は，現代医療の諸問題に関するドイツ連邦議会審議会の仕事が高く評価されたことの新たな証であり，審議会の仕事が討論に重要な寄与をすることによって国境を超えて引き起こした幅広い国際的反響の証でもあると思います」。

　ドイツ議会の政策努力が，翻訳という形で他国に，しかも極東の異文化の地に受容されたことを喜んでいる。と同時に，英訳もないなかでの日本語版刊行に驚いている様子が伝わってくる。（プレスリリースはいまも連邦議会のホーム・ページに掲載されている。http://www.bundestag.de/parlament/gremien/kommissionen/archiv15/ethik_med/pressemitteilungen/2004-08-17.pdf）

上巻刊行からずいぶん月日が経過し，この間，知泉書館には幾度も問い合わせがあったと聞く．長らくお待ち頂いた読者の方々に遅くなったことをお詫び申し上げたい．
　本訳業をようやく完成できたことは，知泉書館の小山光夫社長と高野文子さんが本訳業の意義と緊要性を理解して下さったお陰である．お二人に心から感謝したい．

　2006年9月

　　　　　　　　　　　　　　　　　　監訳者　松　田　　純

　　翻訳分担
　　第Ⅰ部はじめに・第1章　多田茂
　　第Ⅰ部第2-3章　池田喬
　　第Ⅱ部　大河内泰樹
　　第Ⅲ-Ⅳ部　中野真紀
　　文献一覧・索引　小椋宗一郎
　　（全体を通じて補正・統一・訳注作成は松田が行なった）

索引

あ行

赤ちゃんを家に連れて帰れる割合（Baby-take-home-Rate） 38, 40, 65-66, 79, 82, 142, 193
「アダム・ナッシュ（Adam Nash）」の事例（米国） 136
アーレント，ハンナ 218
安楽死 170, 258 → 嘱託殺人，臨死介助
 消極的—— 246, 250
 直接的—— 246
 積極的—— 243-45, 247, 250
 間接的—— 246
生きる権利（生命権） 106, 152-54, 166-74, 176, 180, 181, 190, 192
「生きるに値しない（生きる価値のない）」 → 生の質，生命の価値評価 156, 169, 243, 247
医原性障害 175
医師・医療保険組合連邦委員会指針 46-48
医者－患者関係 24, 74, 112, 117, 225, 251, 255-60
医師による死への看取りについての諸原則（ドイツ連邦医師会） 248
医師法 41, 45, 82
異数性（染色体の） 35, 93, 102, 135-36, 138, 140 → ダウン症
一体となった二 165
遺伝子検査 27, 129, 131, 258
遺伝子治療 76, 207
遺伝子チップ 137
遺伝的リスク 96, 140, 156, 180, 194

遺伝病子孫予防法（ナチス） 99
医療化（脱医療化） 257, 259
医療技術アセスメント（HTA） 227-28
医療保険（法定の） 20, 43-44, 48-49, 53-57, 87-88, 97-98, 106-10, 112, 114, 124, 126, 149, 225-30, 259
 ——改革法（GRG） 54
 民間の—— 56, 185
インターネットの活用 206, 214, 265, 267
インフォームド・コンセント 50, 52, 78, 89, 91, 97, 117, 124, 126-28, 144, 232-34
HIV 47
X染色体遺伝病 102, 134-35, 137
X連鎖遺伝子変異 140
エンハンスメント（増強的介入） 77, 174, 197, 257
黄体形成ホルモン（LH） 7, 12
遺伝病
 重い—— 144-45, 149, 156, 174, 181, 195
親になる心構え 151

か行

介護 225, 243
カウンセリング 6, 46-49, 55-56, 73, 79-82, 97, 105, 107, 109-11, 116, 119-28, 144, 174, 182, 184, 186-87
 ——モデル（規定） 118, 164
 社会心理的—— 49, 53, 55, 67-68, 72, 87, 127, 149, 186
 遺伝（人類遺伝学的）—— 59, 97, 99-101, 111, 118-20, 124, 127, 186

索引

心理—— 66,69,73-74,89,192
核移植 76
覚醒昏睡 243,249
学問の自由 167-69
家系の分析 28
過剰刺激症候群 12,24,30
過剰排卵 7,12
家族のバランス保持 137,157
合併症 30,32,52,108,142,151
可罰性の阻却 181,185,186
鎌状赤血球貧血 132,135
癌 20,24,30,135
幹細胞 (ヒト胚性) 〔ES 細胞〕 23, 203,205,263-64
幹細胞 (生殖体の) 17,27
患者による事前指定 249-51
患者の自律 (自己決定) 117,170,243, 247,249,251,255-56,258
患者の諸権利 259
寛容 (宗教的) 204
緩和ケア (緩和医療) 244-46,248,252
奇形 (形成障害, 形成不全) 17,32-33, 56-60,94,142,249
技術評価 227-29
基本法 44,106,120,166-71,183,190, 192-93
キメラ 22-23
共和主義モデル 213,217-19
極体診断 34,133,138-39,150,192
巨大児 17
緊急事態 (苦境, 急迫) 155,186-87, 247
緊急避難 99
均衡の原則 (刑法) 167,180
クローニング 161 → 生殖クローニング, 「治療用」クローニング
クローン禁止条項 162
計画細胞 212
蛍光 in situ ハイブリダイゼーション 131 → FISH 法
経済化 (医療の) 257
刑法 23,44,105,163,165,167,170,180- 81,183-84,246-47
——第218条 96-97,99-100,118,121, 164-66,181,184,186,191,195
血友病A 134,135
ゲノム分析 207
研究の自由 167-69
健康 226-27,231
減数手術 (胎児殺害) 50,142
顕微手術 48
顕微授精 → 細胞質内精子注入
公衆との対話 265-68
公民社会 206,210,216
合理化の原則 227
高齢出産 → リスク (年齢的リスク)
顧客-奉仕者という視点 (医師-患者関係における) 257,259
誤診 132-33,142,148,193
個人化 (責任の) 77,159,193,195,226
国家倫理評議会ないし委員会 206
骨形成不全症 135
子 (子供)
——が自分の出自を知る権利 45,83
——願望 (子供がほしいという願い) 5,50,65-74,77,79-81,83,89,150, 156,191-92
(障害のない) 健康な——がほしいという願望 114,122,134,175-76,178
——の権利改善法 (KindRG) 29
——の幸福 83,145
——をつくる権利 168-69,190
孤立 242-44
婚姻と家族の保護 167,183,190
コンセンサス会議 210-11,266

さ　行

財 25,119,152,176,177,226
最小限の倫理 183
臍帯穿刺 93,95
細胞遺伝学的検査 93,101
細胞質内精子注入 (ICSI, 顕微授精) 7,9,14,19,28,32-34,40-42,50-60,62,

65-66, 75-76, 82, 85, 87
里子（里親）　74, 89, 139, 149-50, 191
差別（非差別，差別の禁止）　106, 160, 182, 185, 190, 193, 227
支援基金（障害をもつ子供の養育等のための）　123
子宮および子宮頸部の障害　26
子宮外妊娠　30
子宮内交換輸血　117
子宮内膜症　26, 33, 48
試験的治療　235
自己決定
　女性の――（権）　25, 155, 177
　生殖についての――（権）　45, 56, 149, 159, 167, 175-77, 190
実現可能ならやっていいという力学　228
実効性が不足する禁止　180, 183
実践的な整合表　198
質の保証（生殖補助技術の）　51, 60, 78, 82, 86, 88, 132
死の看取り　242-53
市民会議　86, 210-11, 267
市民との討論　86　→　公衆との対話
社会的プレッシャー（圧力）　25, 115, 159-60, 170, 172, 179, 193, 247
社会法典第5巻（SGB V）　44-45, 47, 54-55, 57, 87, 107, 109, 112, 227
シャルコー・マリー・トゥース病　135
絨毛生検　93, 95, 97, 104, 107-09, 138, 142
受精プロセス　15-16
受精能獲得　→　精子成熟
受精率　19, 62
手段化　157, 226　→　道具化
出生前遺伝子診断　91, 93, 96, 106, 115
守秘義務　255-56
傷害禁止原則　24
障害（をもつ子，障害者）　106, 115, 121-23, 125, 127-28, 140, 151, 155-60, 172, 175, 178-79, 182, 185-86, 190-91, 193-95, 216, 259

障害者団体　122
障害者自助運動　127, 159-60
条件としての善きもの　226
少子高齢化（人口統計学的変化）　225, 229, 255, 259
常設調査委員会　206-09, 217, 221, 266, 268
情報提供　20, 52, 78-79, 82, 89, 116, 121, 125-28, 233
職業の自由　167, 192
嘱託殺人　170, 243, 246-47
知らないでいる権利　122
人為的受精（体外受精，人工授精）　6, 44-48, 53-54, 57, 129, 143, 163
人格（権）　119, 238-39
人格の尊厳　154
新生児溶血性疾患　100, 109
神経管閉鎖障害　102
人権と生物医学に関する協約（EU）　232, 237, 241
侵襲的出生前診断　95, 103, 106, 114-15, 125
人体実験　22　→　臨床試験，同意能力のない人に対する研究
心理的葛藤（不妊の原因となる）　34, 68-69
心理的後遺症　32, 150
心理的負担　32, 49, 73, 115, 150, 182
人類遺伝学的相談　→　カウンセリング
膵繊維症　132, 134
膵臓嚢胞性線維症　135
水頭症　100
滑り坂論　161　→　ダム決壊
生化学的検査　93
成功率（生殖補助の）　48, 52-53, 57, 63-65, 78, 82, 87, 134, 136, 142, 150, 156-57, 193
精子
　――形成障害　27, 75
　――成熟（受精能獲得）　7, 8, 27-29, 47
　――提供　6, 76, 83, 204　→　非配偶

312　索　引

者間人工授精（AID）
　　——の採取　9,13,14,28-29
　　——パラメータ　18
　　——輸送障害　27
　顕微鏡下精巣上体——吸引術
　　（MESA）　14
　無——症　29,75
　精巣内——採取術（TESE）　14
脆弱X症候群　135
生殖医療ツアー　158,189
生殖遺伝学　75,77
生殖クローニング　86
生殖細胞系治療　161
生殖障害　157
　女性——　8,26,28,80
　男性——　8,10,27-29,80
生殖補助医療実施指針（ドイツ連邦医師会）　41,49-53,56,61,79
生殖能力不全　9
生殖補助（医療）　5-10,26-89,149
生殖補助技術（ART）　5-10,26-89
生殖補助治療周期（ART cycle）　39
精神医学　258
性選別　137,140,144,146,157,163,174,196
正統性（民主的—）　206,214-16,222,268
生の質　150-51,226
生命
　——維持措置　246-52
　——の価値評価　160,179,195
　——の発達段階　153,171,173
　——保護　164,171,180,192,247
　手続き的——保護　153,154
　漸進的または相対的——保護　153-54,169
責任　115,119,151,159,183,193,242
　医師の——　75,104,123,152,179
世話法　252
前核期　10
前核期受精卵（PN）　10,15,17-18,20-21,35,83-84

——の冷凍保存　10,20-21
前核診断　16
染色体
　——異常　3,19,33,35,102-03,111,129,136　→　異数性
　——の構造的異常　93,102
　家族性——異常　102-03,107,134
　——分析（異数性スクリーニング）59,101,107,117,129,131,141-42,196
先天異常についての欧州登録簿（EUROCAT）　33
全能性　130,143,147-48,152,162-63,168,173,189
選別（胚または胎児の）　16,77,96,115,121,125-26,129-30,135,138-39,142,145-46,152,155-57,160-61,166,168-69,176,180,184,187-88,190,192,194,197　→　性選別
選別診療　158
専門化支配　212,214
専門家の選任　214-15
専門家モデル　213-15
臓器移植（法）　22,25,224,243,253-54
早産　32
ソーシャル・ステーション　245
遡及的調査（データ）　58,62-64
組織提供　137,157,196
損害としての子　104-06,117-24,179,184　→　ロングフル・バース
尊厳　244,251-52　→人間の尊厳

　　　　　　た　行

体外受精　3-4,6-89,129,143,177,207
　→　人為的受精
待機期間　67,87,89
胎児頸部浮腫　113-15
胎児赤芽球症　109
対照研究　17,59
胎盤生検　95
対立遺伝子の一方の脱落　132　→　モ

ザイク形成
代理母　6, 22, 28, 76
多因子遺伝性疾患　33
ダウン症　97, 99, 101-02, 105, 113, 133, 136
多胎妊娠　16, 31-32, 35, 38, 40, 50, 142, 152, 175, 193
　——率　17, 31, 86, 88
ダム決壊　83, 184　→　滑り坂論
試し生殖　165-66
試し妊娠　165-66, 168, 177, 191
多様性（文化的）　204
単一遺伝性疾患　33, 93, 95, 102, 114, 117, 141
男女の平等　193, 209
知的財産保護　263-64
着床前診断（独 PID，英 PGD）　3, 5, 76-77, 91-199, 264
着床前診断に対する代案　138-39
着床率　17
超音波画像診断（スクリーニング）　59, 94, 103, 109-10, 112-13, 115, 117, 127
治療委任（医師への）　24, 112, 176, 179
治療用クローニング　22-25, 86, 161
DNA 鎖切断　93, 102
帝国保険法（RVO）　107
適応
　——の限定のための一般条項　156, 169, 185, 187, 195
　——カタログ（一覧表）　156, 178, 185, 187, 195
　体外受精の——　33-34, 81, 87, 145-46
　出生前診断の——　92, 105, 126, 187
　心理学的——　103, 111-12
　特発性——　80
　犯罪——　118
　着床前診断の——　133-38, 140-41, 156-57, 169, 178, 182, 194
　緊急事態に関する——　118
　胚芽病——　100, 118, 166
　医学的——　48, 50, 96, 99-100, 102, 118-19, 144, 155, 165, 167, 173, 175, 181, 184, 186, 188, 191
デザイナー・ベビー　157
デュシェンヌ型筋ジストロフィー　135, 163
転座　93, 102, 135
ドイツ体外受精登録簿　10, 21, 30-32, 35-37, 41-43, 51-52, 60-63
同意能力のない人に対する研究　232-42
討議文化　204-05, 218
道具化　25, 162, 235-36, 238　→　手段化
同情論　151
動物実験　7, 29, 85, 143
透明体　15, 19, 35
登録制度（生殖補助医療機関の）　60-61, 82, 187
トリプル〔マーカー〕テスト　94, 97, 103, 112-15, 125

な　行

二階級医療　88
二分脊椎症　102
担い手（基本権または人間の尊厳の）　166, 172, 176
乳癌（遺伝性）　135
尿路閉鎖症　100
人間の尊厳　119, 152-54, 166, 168-69, 171-73, 177, 180-81, 190, 192, 198, 227, 238, 248, 251
人間の生命（出生前の）　153, 171-72, 177, 180
妊娠
　取り消される——　115
　後期中絶　128, 188
　——中絶　54, 99-100, 115, 118, 120-23, 128, 138, 140, 142, 149, 151, 154-55, 159-60, 164-65, 172-73, 175, 181, 188, 190-91, 205
　——率　17, 19, 31, 38, 40, 53, 62-64, 140-42
　——をめぐる先取りされた葛藤　153,

155, 165-66, 177, 195
——をめぐる葛藤 153, 155, 166, 177, 181, 182-84, 186, 190, 197
認知症 259 → 同意能力のない人
妊婦および家族援助改正法 100

は 行

パーキンソン病 25
〔パーソン論〕 154, 172
胚 → 前核期受精卵，選別
　——保護 148, 152, 154-55, 165, 168, 176, 189-90, 192, 198
　——保護法 3, 6, 16, 18, 21-23, 28, 42, 44-45, 84, 88, 143, 147, 162-64, 170, 173, 185, 189, 198-99
　——培養 11, 16, 53
　——移植（ET） 6, 8-11, 17, 29, 32, 38, 47, 50-51, 53, 62-64, 74, 129, 132, 141, 143
　——移植の拒否 129, 141, 169
　——の〔道徳的〕地位 152, 177
　——の提供 28
　——の損傷 130, 131, 141
　——の消費 84, 152, 162, 197
　——の冷凍保存（KRYO） 7, 10, 39, 42, 47
　試験管内の—— 91, 126, 172, 176-77, 190, 192, 198, 204
　「余剰」—— 6, 18, 45, 84-85, 89, 148, 161, 185, 197
胚移植前の葛藤状況 182 → 高リスクのカップル
バイオ特許 264
胚盤胞 16, 88, 130, 143, 147, 155-57, 160-61
ハイブリッド 22-23
配分（医療資源または医療保険給付金の） 81, 112, 225-32
配分の正義 226
排卵抑制剤 11-12
排卵誘発 11, 12 → ホルモン刺激

パターナリズム（温情主義） 242, 256
発達障害 17, 32, 92, 94
母手帳 107, 110, 121, 124, 128
伴性遺伝病 163
反道徳的行為 23
ハンチントン病 134
BRCA1遺伝子 135
BRCA2遺伝子 135
PCR 法 130, 132
比較考量 99, 152-53, 168-69, 171-73, 177, 187, 192-93, 197, 204, 216, 233-34, 236, 238, 242
非指示的（カウンセリング） 116, 182
非治療型臨床研究 234
ヒト絨毛性ゴナドトロピン（HCG） 12-13, 113
「人の受精と胚研究法」（英国） 207
避妊 67, 70, 154-55
非配偶者間人工授精（AID） 29, 45, 54, 74, 76, 83, 138, 149-50, 191
ヒポクラテスの誓い 24
費用（生殖補助医療にかかる） 53-54
「費用-便益」計算（費用対効果分析） 98, 226
評価矛盾 162, 164
病気 227
病気に値しない遺伝的特徴 136
病気およびその素因に関する出生前診断についての指針（ドイツ連邦医師会） 116-17
ファンコニー貧血 136, 196
FISH 法 131, 132
不可侵性（心身を無傷に保つ権利，不可分性） 76, 78-79, 95, 106, 150, 155, 167, 177-78, 190
孵化補助（assisted hatching） 35
副作用（ホルモン治療による） 30
不妊 8-9, 33, 56, 66, 70-72, 87, 140
　——手術 47
　免疫が原因となって起こる—— 34, 48
　原発性—— 9

索　引

　　　続発性—— 9,39,71
不妊症 8,26-29,34,178
　　　特発性—— 34,48
不妊と平均以下の生殖能に関する欧州調査（ESIS） 67
フランクフルト事件 250
分子遺伝学的検査 34-35,93,95,117,188
分娩率 38,53,63-64,140-41
「平和選挙」（社会保険選挙における） 230
ベータサラセミア（地中海貧血） 135
ペリシㇰ事件 122
ヘリンの法則 32
ヘルシンキ宣言 234
報告義務（記録義務） 36-37,41,46,51-52,60-61,82,187
紡錘体 18
法定代理人または法定世話人の同意 236,238-39,249
法律化（医療の） 257
保健制度 225,228
補助 229-30
ホスピス 244-46,252
母性に関する指針（ドイツ連邦医師会） 92,94,107,110,117,124,127
母性の分裂（二重母性） 22,45,89
母体保護法 107
ポリメラーゼ連鎖反応 130 → PCR法
ホルモン刺激（卵巣の） 7,10-12,23-24,30,39-40,57,63-65,79,84,89,136,150,185
ホルモン治療 10,12,29-30,53,74
本人以外に役立つ研究 22,235,237-42

ま・や 行

前向き調査 51-52,58,61-64,82
「マスタートン（Masterton）」事例 137
未来工房 212

民主主義 203-05,213
無脳症 102
網膜色素変性症 135
モザイク形成（胚の） 16,132
薬事法（AMG） 240-41
融合（卵子と精子の） 172,176,180 → 受精プロセス
優性遺伝障害（疾患） 130,134,138,141,150
優生学 45,145,156,187
　　　自発的な—— 179
　　　積極的な—— 160-61
融和統合 159-60,194,212
養子縁組 49,74,89,139,149-50,191
羊水穿刺（羊水検査） 93,95,97-98,104-09,138,142,149-50
予防（病気の） 226

ら・わ 行

烙印（スティグマ） 156,159-60,169,179,187,194-95
卵成熟 10,12,29-30
卵管 26,28,48
　　——内接合子移植ないし胚移植（ZIFT bzw. EIFT） 9-10,39,47,75
　　——内配偶子移植（GIFT） 9,39,42,47,50,75
　　——閉塞 75
卵子
　　——提供 6,21-25,28,39,76,89,201
　　——の損傷 26,28
　　——の冷凍保存 17-21
　　——の採取 10-11,13,29,62-65,79,129,140-41
　　——の細胞質置換 76
　　——の市場（商取引） 25,84,89
　　——の体外成熟，体外培養（IVM） 13,30
卵母細胞 8,18-20,173

卵胞刺激ホルモン（FSH） 12
卵胞穿刺 10,13,24,64
利害（集団の――） 214-15
利害関係者モデル 213,215-17
リスク
　――の高い妊娠 93,107-08,126,173-74
　「高――のカップル」 96,126,133-34,138,140-41,144,149-50,156,159,176,178-83,191,194,196
　〔高齢出産の〕年齢的―― 80,96,103,111,133,136,140,196
　最小限の―― 237-40
流産 17,28,31,56-58,63-64,77,95,98,136,142

良俗に反する契約 121
臨死介助 242-53
臨時調査委員会（アドホック委員会） 206-08,221
臨床研究 234
臨床試験 85,235-36
冷凍保存（卵子，精子，受精卵等の） 7,10,17-21,39,42,47,54,63-65,76,82-85,197
劣性遺伝性疾患 134-35,138,141,150
連帯 160,229
ロングフル・バース（ライフ） 120,150
　→ 損害としての子

わが子を持つことへの権利 150

組織名索引

医師・医療保険組合連邦委員会（ドイツ）　46,55,60,92,107,124,231
「遺伝子技術の利点とリスク」審議会（ドイツ）　207
欧州連合理事会　232,237,241,251
国立疾病管理予防センター（米国，CDC）　39,40
国家倫理評議会（ドイツ）　209-10,267
生物医学と行動研究の被験者保護のための国家委員会（米国）　206
生命および保健衛生の諸科学のための国家倫理諮問委員会（フランス）　207
世界医師会　234
世界保健機構（WHO）　8
ドイツ科学助成財団連盟　86
ドイツ学術振興会（DFG）　92,97,98,101
ドイツ産婦人科学会　43,62
ドイツ診療記録情報研究所（DIMDI）　227
ドイツ体外受精登録機構　62
ドイツ婦人科内分泌学・生殖医学会（DGGEF）　62
ドイツ連邦医師会（BÄK）　37,41,49-53,56-57,61,79,97,103,111,116,124,126,188,238,248,267

ドイツ連邦生殖医療センター協会（BRZ）　43,55
ヒト受精胚および胚研究監視委員会（英国，HFEA）　19,137,144,196
人の受精と胚に関する研究のための審議会（英国，ウォーノック委員会）　207
フランクフルト上級地方裁判所　249-50
フランス毀損院（最高裁判所）　122
ベンダ委員会　29,207
ヨーロッパ生殖医学会（ESHRE）　14,131,140,193,196
ヨーロッパ人類生殖医学会（ESHRE）　36,37
ラインンラント・プファルツ州生命倫理委員会　157
連邦健康啓発センター（BZgA）　9,12,68,71
連邦憲法裁判所（BVerG）　45,120,164-65,169,171-73
連邦行政裁判所（BVerwG）　58
連邦通常裁判所（BGH）　97,99,104-05,118-20,246,249-50
連邦社会裁判所（BSG）　44,56-58
連邦保険医協会（KBV）　55
連邦保健省　46,188
連邦文部科学省　86

訳 者 紹 介

松田　純（まつだ・じゅん）**（監訳）**
1979年東北大学大学院文学研究科倫理学専攻博士課程単位取得。1995年文学博士。東北大学助手をへて現在静岡大学人文学部教授。1990-91年ドイツ，テュービンゲン大学哲学部客員研究員，2001年ボン大学「科学と倫理のための研究所」，ドイツ連邦文部科学省「生命諸科学における倫理のためのドイツ情報センター」客員教授。
〔主要著作等〕『遺伝子技術の進展と人間の未来——ドイツ生命環境倫理学に学ぶ』知泉書館，2005年，ドイツ連邦議会審議会答申『人間の尊厳と遺伝子情報——現代医療の法と倫理（上）』監訳，知泉書館，2004年，ヘーゲル『宗教哲学講義』翻訳，創文社，2001年，『神と国家——ヘーゲル宗教哲学』創文社，1995年，2003年補正版，『〈ケアの人間学〉入門』共著，浜渦辰二編，知泉書館，2005年，『共生のリテラシー——環境の哲学と倫理』共著，加藤尚武編，東北大学出版会，2001年など。

多田　茂（ただ・しげる）
1979年東京大学教養学部基礎科学科卒業，1992年法政大学大学院人文科学研究科，哲学専攻博士課程単位取得退学。1984年よりケルン大学に留学。1994-1999年イエナ大学講師，現在ケルン在住，ドイツ公認翻訳通訳者として活動。
〔共訳書〕ヘンク・スメイスタース『心理療法としての音楽療法』ヤマハミュージックメディア，2006年，ウルヒッヒ・ベーメ（編）『哲学の原点』未知谷，1999年，ハンス・ミヒャエル・バウムガルトナー『有限な理性』晃洋書房，1997年，ハンナ・アーレント『カント政治哲学の講義』法政大学出版局，1987年。
〔主要論文〕「自己意識の体系的歴史——ヘーゲルの精神哲学における方法的原理の展開」『哲学』日本哲学会，No.52，2001年，「直観と概念の相互包摂——『人倫の体系』の方法的原理とその論理的基礎」『倫理学年報』日本倫理学会，第49集，2000年。

池田　喬（いけだ・たかし）
東京大学人文社会系研究科博士課程単位取得退学。東京大学21世紀COE「共生のための国際哲学交流センター」特任研究員を経て，現在オーストリア政府給付奨学生としてウィーン大学留学中。
〔主要論文〕「行為・自己理解・世界内存在」東京大学大学院人文社会系研究科・文学部哲学研究室論集21，2003年，「身体と思考——経験の概念性および不確定について」『UTCP研究論集』第7号，2006年。

大河内　泰樹（おおこうち・たいじゅ）
一橋大学社会学研究科博士課程単位取得退学。日本学術振興会特別研究員を経て，現在法政大学・埼玉大学非常勤講師。
〔主要著訳書〕「魂（Seele）から精神（Geist）へ——ヘーゲル論理学における形而上学的心理学批判」岩佐茂・島崎隆編著『精神の哲学者　ヘーゲル』創風社，2003年，（研究紹介）「ルードヴィッヒ・ジープ『生命倫理学』」千葉大学『独仏生命倫理研究資料集（上）』2003年，ジャン＝リュック・ナンシー『ヘーゲル　否定的なものの不安』（共訳）現代企画室，2003年。

中野　真紀（なかの・まき）
1993年獨協大学外国語学部ドイツ語学科卒業。1999-2002年ボン大学付属ドイツ語コースおよび東洋言語翻訳科（日本語・韓国語専攻）で研修。2003年より製薬会社勤務をへて，現在ドイツ語，英語翻訳家。

小椋　宗一郎（おぐら・そういちろう）
2001年静岡大学人文社会科学研究科修士課程修了。現在一橋大学社会学研究科博士課程在学。2003年-2005年ルール大学（ボーフム）ヘーゲル研究所留学。
（翻訳）ヒレ・ハカー「フェミニスト生命倫理学」（松田純と共訳）『続・独仏生命倫理研究資料集』千葉大学，2004年など。http://www.geocities.jp/s_booker_o/index.htm に「ドイツと日本，世界での妊娠中絶問題」などを特集。

〔受精卵診断と生命政策の合意形成〕　　ISBN4-901654-85-3

2006年11月20日　第1刷印刷
2006年11月25日　第1刷発行

監訳者　松　田　　　純
発行者　小　山　光　夫
印刷者　藤　原　愛　子

発行所　〒113-0033 東京都文京区本郷1-13-2
電話03(3814)6161 振替00120-6-117170
http://www.chisen.co.jp
株式会社　知　泉　書　館

Printed in Japan　　　　　印刷・製本／藤原印刷